■视光师培养系列教材

眼镜验光与加工实训教程

第二版

主　编　亓昊慧
副主编　许　薇　欧阳永斌　王　炜
编　委　井　云（镇江市高等专科学校）
　　　　刘宜群（金陵科技学院）
　　　　李童燕（南京科技职业学院）
　　　　李新华（金陵科技学院）
　　　　欧阳永斌（金陵科技学院）
　　　　亓昊慧（金陵科技学院）
　　　　王　玲（金陵科技学院）
　　　　王　炜（南京中医药大学第二附属医院）
　　　　许　薇（金陵科技学院）
　　　　张　青（南京同仁医院眼科）

南京大学出版社

图书在版编目(CIP)数据

眼镜验光与加工实训教程 / 亓昊慧主编. —2版.
— 南京:南京大学出版社,2018.3(2022.6重印)
视光师培养系列教材
ISBN 978-7-305-19904-2

Ⅰ. ①眼… Ⅱ. ①亓… Ⅲ. ①眼镜检法-技术培训-
教材②眼镜-金属型材-加工-技术培训-教材 Ⅳ.
①R778.2②TS959.6

中国版本图书馆 CIP 数据核字(2018)第 020775 号

出版发行　南京大学出版社
社　　址　南京市汉口路 22 号　　邮　　编　210093
出 版 人　金鑫荣

丛 书 名　视光师培养系列教材
书　　名　眼镜验光与加工实训教程(第二版)
主　　编　亓昊慧
责任编辑　揭维光　吴　汀　　　编辑热线　025-83686531

照　　排　南京开卷文化传媒有限公司
印　　刷　常州市武进第三印刷有限公司
开　　本　787×1092　1/16　印张 14.5　字数 362 千
版　　次　2018 年 3 月第 2 版　2022 年 6 月第 2 次印刷
ISBN 978-7-305-19904-2
定　　价　45.00 元

网　　址:http://www.njupco.com
官方微博:http://weibo.com/njupco
官方微信号:njupress
销售咨询热线:(025)83594756

第二版前言

伴随着社会经济的腾飞,科教卫生事业的不断发展,近年来我国各层次的眼视光的教育事业几乎遍及祖国的各个地区。其中卫生类与理工类高校开展的本、专科层次、不同模式的眼视光技术专业教学也各有千秋。视光学的发展在中国相对起步较晚,其发展还要经过相当长的一段时间。在现阶段,各地的眼镜行业的从业人员构成了现有视光行业从业人员的主力军。由于历史条件的限制,现有从业人员系统的学习专业知识的比率还不足10%。因此,作为一项职业,眼镜验光员和定配工的职业资格认定是必需的也是极其重要的。

有别于其他出版社的眼视光技术高职高专教材,本套视光师培养系列教材旨在进行视光学基础及基本操作技能的知识普及,更好地适应多层次眼视光技术从业人员的知识需求。

本实训教程在原版的基础上,增补了散光软镜、透气硬镜及斜视检查等相关知识,更加注重基础理论与技能的衔接与训练,突出实用特色,结构合理,内容充实,编排新颖,深入浅出,图文并茂,详略得当,具有很高地科学性和实用性。

本教程可以作为眼视光技术专业本专科、高职高专学生进行职业师资格认证,眼镜行业从业人员职业技能培训和鉴定考核,眼视光相关人员及入门者的参考资料。

本教程是在金陵科技学院视光工程系全体教师及工作人员的通力协作下完成的。在此对所有为本教材编写工作做出贡献的同仁及在图片采集工作中提供帮助的黄芳芳、杨红花、孟娇、咸有龙同学表示衷心的感谢。

由于水平与时间所限,本教程难免存在许多不足之处,敬请读者指证。

编　者
2018 年 1 月

目　录

第一章　眼部检查

眼结构复杂精细,作为重要的感觉器官,眼球及其附属器官的结构和生理功能对视觉的形成具有重要的作用。眼部检查主要内容包括外眼一般检查,眼前段和后段的检查,眼附属器的检查及眼压检查等内容。眼部检查对于熟悉和认识视觉功能及视觉功能的评估具有重要的意义,同时也是验光、配镜及角膜接触镜验配的重要内容。

第一节　外眼检查

在没有裂隙灯的情况下,可以用放大镜加照明的方法检查眼外部结构。检查时令被检者直视前方,用笔灯依次观察眼睑、睑缘、睫毛等,注意睑裂大小及上眼睑位置是否正常,有无上睑下垂等表现,睫毛是否脱落,有无倒睫或乱睫等。然后令被检者向上、下、左、右方向转动眼球,充分暴露球结膜和巩膜,以供观察。在眼球下转时,翻开上睑,观察上睑结膜、球结膜是否有充血,上泪点位置是否正常。在眼球上转时,翻开下睑,观察下睑结膜、球结膜有无充血或其他异物,下泪点位置及泪点开口是否正常等。开大睑裂,观察角膜的大小,表面是否光滑,有无溃疡或疤痕等病变。观察瞳孔大小及光反射是否灵敏。观察双侧眼球大小、形状、位置是否对称等。向各方向转动眼球,观察双眼的运动幅度和方向是否大致相等。

实践一　翻转上眼睑

一、能力要求

本环节的目的是通过单手法或双手法翻转上睑,暴露上睑结膜及上穹窿结膜以便于观察。通过本实践环节的练习,达到熟练使用单手法或双手法翻转上眼睑,在自然光线下或使用裂隙灯进行睑结膜和上穹窿结膜检查的目的。

二、仪器准备

笔灯(或电筒),放大镜。

三、原理与方法

因上睑结膜囊位置较深,检查时需将上睑翻开,充分暴露睑结膜。上睑结膜中的睑板结构是上眼睑翻转过程中的主要支撑结构。翻转上眼睑的方法主要有两种(见图1-1)。

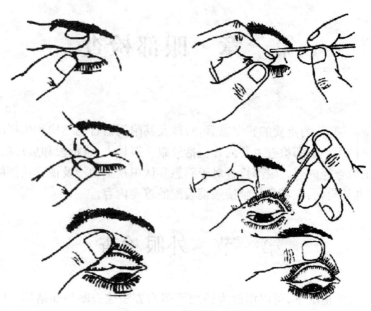

图 1-1　翻转上眼睑方法

1. 单手翻转法

嘱被检查者向下看,将一手的食指放在被检者上睑部的中央眉下凹陷处,拇指放在睑板前面中央稍上方靠近睑缘处(不要拉到被检者的睫毛),然后两指夹住眼睑皮肤等软组织,在把眼睑向前下方牵拉的同时,食指轻轻下压,拇指将上眼睑向上捻转,上睑即被翻转,暴露出被检眼的上睑结膜及上穹窿结膜。

2. 双手翻转法

让被检者向下看,以一手的拇指和食指夹住被检者眼睑中央处的睫毛根部上方的睑缘皮肤,向前下方牵引,以另一手的食指置于上睑上缘与眉的凹陷处,当牵引睫毛和睑缘向前向上翻时,眉下凹处手指向下稍压迫眼睑即被翻转。当另一手手指不能翻转上睑时,可用玻璃棒或棉签以代替被检眼眉下凹处的手指,会更易于翻转上睑。

检查穹窿部结膜时,于上睑翻转后,拇指将上睑睑缘轻压在眶缘上并向上牵引,同时嘱被检者用力向下注视,并以另一手指在下睑部轻轻向上推挤眼球,上穹窿部即可完全露出。

四、操作步骤

(1) 检查者与被检查者相对,嘱被检者眼向下方注视,但不要闭眼;

(2) 检查者伸出一手的食指和拇指,将食指放在被检眼上睑部的中央眉下凹陷处,拇指放在睑缘中央稍上方靠近睑缘处;

(3) 两指夹住眼睑皮肤等软组织,将上眼睑向前下方牵拉的同时食指轻轻下压,拇指将上眼睑皮肤轻轻向上捻转随即翻转起上眼睑;

(4) 或当一手夹住被检眼上睑皮肤,向下方牵引时,同时用另一手的食指(或玻璃棒、棉签)置于上睑上缘与眉的凹陷处,并向下压迫眼睑,则上睑即被翻转;

(5) 固定上睑并观察上睑结膜及上穹窿结膜,观察时可借助电筒和放大镜。

五、结果记录与分析

翻转上眼睑	熟练完成	完成一般	不熟练	不能完成
单手翻转法				
双手翻转法				

六、注意事项

（1）翻转眼睑时，对有角膜溃疡及眼球穿通伤的患者，切忌压迫眼球，以免造成更大的损伤。

（2）翻转眼睑时，拇指尽量不要碰到被检者的上睑睫毛，以免碰触被检者引起被检者泪液分泌增多，导致检查者手指湿滑，不利于翻转眼睑。

（3）翻转上眼睑前嘱被检者眼向下方看，尽量放松，但是不要闭眼。

第二节　眼前段检查

一、眼前段检查项目与内容

检查眼球前段常用的简单方法是斜照法，可借助手电筒和放大镜进行。即一手持带有聚光灯泡的手电筒，从眼的侧方距眼约 2 cm 处，聚焦照明检查部位，另一手持 13D 的放大镜置于眼前，检查角膜、前房、虹膜及晶状体。或者使用裂隙灯双目显微镜进行眼前段的检查。

（一）角膜

主要检查角膜大小、弯曲度、透明度及表面是否光滑，有无异物、新生血管及混浊（瘢痕或炎症），感觉如何，角膜后有无沉着物（keratic precipitates，KP）等。

1. 角膜荧光素染色

观察角膜上皮有无缺损及角膜混浊是否溃疡的常用方法。可用消毒玻璃棒沾无菌的 1%～2%荧光素钠液涂于下结膜囊，嘱受检者眨眼数次使荧光素钠分布于角膜表面，过 1～2 分钟后观察，黄绿色的染色可显示上皮缺损的部位及范围。或者使用荧光素染色条进行染色。

2. 角膜弯曲度检查

最简单的方法是观察 Placido 板在角膜上的映像有无扭曲。方法为：嘱受检者背光而坐，检查者一手持板，将板的正面向着受检眼睑裂，通过板中央圆孔，观察映在角膜上黑白同心圆的影像。正常者影像为规则而清晰的同心圆，呈椭圆形者表示有规则散光，扭曲者表示有不规则散光。如需测定角膜的曲率半径及屈光度，以便配戴眼镜，进行角膜屈光手术或人工晶状体植入术，则须用角膜曲率计或角膜地形图仪进行角膜参数的检查。

3. 角膜知觉的检查

简单的方法是从消毒棉签拧出一条细纤维,用其尖端从被检者侧面移近并触及角膜,如不引起瞬目反射,或两眼所需触力有明显差别,则表明角膜感觉减退,这多见于疱疹病毒所致的角膜炎或三叉神经受损者。

(二)巩膜

注意检查巩膜形状,有无黄染、充血、结节葡萄肿及压痛。

(三)前房

将手电灯光在外眦处侧照向内眦,如鼻侧虹膜全被照亮,为深前房;如鼻侧虹膜仅被照亮 1 mm 或更少,则为浅前房,有发生闭角型青光眼的潜在危险。

1. 房水性质检查

注意房水有无混浊,前房内有无积血、积脓。正常房水完全透明,但在眼内有炎症或外伤时,房水可能变混,或有积血、积脓或异物,明显者肉眼即可看到,轻度混浊肉眼不易看到,需借助裂隙灯检查。

将裂隙光源调成圆点状光束,用斜照法投射到角膜经前房至晶状体上,在光线的路径上,正常房水显极微弱的闪光,在房水混浊时,房水闪光增强,这种情况称闪光阳性或 Tyndall 征阳性,其程度也可以用＋、＋＋、＋＋＋表示。

2. 前房角检查

前房角的各种结构需利用裂隙灯和前房角镜来检查。

前房角镜下可见三部分,即前壁、后壁及隐窝。前壁最前为 Schwalbe 线,为角膜后弹力层终止处,呈白色、有光泽、略微突起;继之为小梁网,上有色素附着,是房水排出的通路,Schwalbe 管即位于它的外侧;前壁的终点为巩膜突,呈白色。隐窝是睫状体前端,呈黑色,又称睫状体带。后壁为虹膜根部。

3. 前房深度检查

正常前房轴深为 2.5～3 mm。通常前房角宽度与前房深度有直接关系,前房深度测定与闭角型青光眼的诊断有一定临床意义。

角膜厚度比较法:为测量周边前房深度,以角膜厚度作为度量标准。

方法为:裂隙灯光源与显微镜夹角为 $30°～45°$。光线照在 6 点角膜缘处令患者注视光源,观察最周边部角膜后壁与虹膜之间的距离,即为周边前房深度,以该处角膜厚度(corneal thickness,CT)为计量单位,如相当于 1、1/2、1/3……角膜厚度。94％正常人＞1/2CT,其中 3/4 为 1～1.5CT,仅 6％≤1/2CT。

(四)虹膜

观察颜色、纹理、隐窝,有无新生血管、色素脱落、萎缩、结节,有无与角膜前粘连、与晶状体后粘连,有无根部离断及缺损,有无震颤(晶状体脱位)。

（五）瞳孔

两侧瞳孔是否等大、形圆，位置是否居中，边缘是否整齐。检查瞳孔和各种反射对于视路及全身病的诊断都有重要意义，包括：

1. 直接对光反射

在暗室内用手电筒照射受检眼，该眼瞳孔迅速缩小的反应。此反应需要该眼瞳孔反射的传入和传出神经通路共同参与。

2. 间接对光反射

在暗室内用手电筒照射另侧眼，受检眼瞳孔迅速缩小的反应。此反应只需要受检眼瞳孔反射的传出途径参与。

3. 相对性传入性瞳孔障碍

亦称 Marcus - Gunn 瞳孔。直接对光反射与间接对光反射分离。譬如左眼传入性瞳孔障碍时，用手电筒照射右（健）眼时，双眼瞳孔缩小，患眼瞳孔由于间接反射而缩小；随后移动手电筒照在左（患）眼上，双眼瞳孔不缩小，因左眼传入性瞳孔障碍；以 1 s 间隔交替照射双眼，健眼瞳孔缩小，患眼瞳孔扩大。这种体征特别有助于诊断单眼的球后视神经炎等眼病。

4. 集合反射

先嘱被检者注视一远方目标，然后改为注视 15 cm 处视标，此时两眼瞳孔缩小，伴有双眼集合。

（六）晶状体

观察晶状体是否透明，如有混浊要注意部位、形状、颜色、范围及程度，有无脱位，有无晶状体，自然晶状体或人工晶状体情况，位置是否正常。必要时散大瞳孔检查。

二、应用裂隙灯双目显微镜进行眼前段检查

（一）裂隙灯简介

裂隙灯双目显微镜简称裂隙灯或裂隙灯显微镜，主要由裂隙照明系统、观察系统、运动滑台系统和头架系统组成。裂隙灯显微镜的基本测试原理是集中光线的充分利用。首先由裂隙照明系统投射出一个裂隙像，此时照亮被检眼，同时将眼球被聚焦部位做一光学切面，检查者通过双目立体显微镜来观察该光学切面内组织的病变情况。用它可在强光下放大 10～25 倍检查眼部病变，不仅能使表浅的病变看得十分清楚，而且通过旋转裂隙系统对眼球做不同的光学切面，可判断眼内各层次组织的病变情况。在临床检查中，可根据需要调节出一定形状、一定颜色的裂隙像，投射到被检眼需查处，在运动滑台系统和头架系统的配合下，检查者可通过双目立体显微镜清楚地观察此处的情况。附加前置镜、接触镜、前房角镜、三面镜，还可检查前房角、玻璃体和眼底。再配备前房深度计、压平眼压计、照相机等，其用途更为广泛。

（二）裂隙灯基本原理

裂隙灯显微镜的基本原理是：将具有高亮度的裂隙光带，持一定角度照入眼的被检部位，从而获得活体透明组织的光学切片；通过双目立体显微镜进行观察，就可以看清被检组织的细节，原因主要因为光学切片所包含的超显微质点（就是那些小于显微镜分辨极限的微小质点）产生了散射效应。

显微系统和照明系统的机械连接采用共焦共轴系统。共焦：裂隙系统和显微系统对定焦面调焦。共轴：即无论裂隙臂或显微臂如何转动，显微镜中观察的裂隙不会动（或在二臂成大角度时有轻微变形和移动）。

1. 裂隙灯的光学结构原理

裂隙灯显微镜的观察系统为双目立体显微镜，其光学结构原理如图1-2所示。

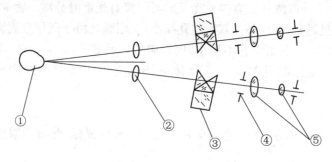

图1-2　裂隙灯显微镜的光学结构原理
① 被检眼　② 物镜　③ 转像棱镜　④ 目镜视场光阑　⑤ 目镜

裂隙灯的照明系统采用柯拉照明系统。具体如图1-3所示。

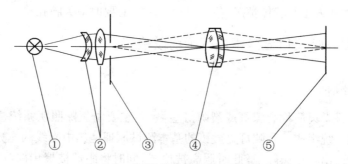

图1-3　裂隙灯显微镜的照明系统
① 光源　② 聚光镜　③ 裂隙　④ 投射镜　⑤ 定焦面

柯拉照明系统由聚光镜、投射镜两组透镜组成，灯丝经聚光镜成像在投射镜上——灯丝光路，光阑经投射镜成像在被照明表面——光阑光路。特点：可控制亮度，照明均匀。

图1-4中，光源①经过聚光镜②会聚照亮了裂隙③，由③投射出一裂隙像，经拨盘④、⑤和投射物镜⑥、反射镜⑦后成像于被检眼⑧需查部位，形成一明亮的光学切面，检查者通过双目立体显微镜⑨观察此部位的组织情况。

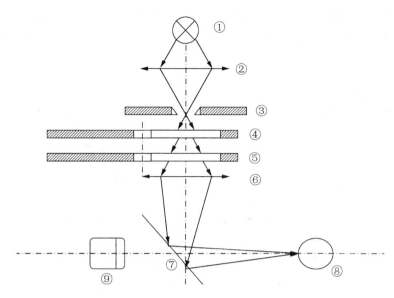

图 1-4 裂隙灯显微镜的光学结构原理图解

图中①为光源,采用高亮度卤素灯,保证了裂隙像的明亮;②为聚光镜,采用一组凸透镜组合而成,保证了光线亮度的集中和像质的纯净;③为裂隙缝,由两个平直刀组成,通过两个刀口的平移可调节裂隙宽度,调节范围为 0~12 mm,且可绕光轴做 360 度旋转;拨盘④上有数个孔,直径分别为 0.2、1、4、6、8、12 mm;拨盘⑤上放置钴蓝片、绿色滤色片各一个,且有一个空档,直径均为 12 mm。调节③可控制裂隙像的宽窄,调节④可控制裂隙像的高度,③、④配合可得到一定宽度、一定高度的裂隙像。为了使裂隙像成像清晰,裂隙像以缩小比例成在被检眼处,缩小比为 1.5;由于裂隙像最高为 12 mm,故投到被检眼的最高裂隙像为 8 mm,恰为暗室中瞳孔自然扩大的直径值,使光线充分进入眼内;调节⑤选择色片是做特殊检查用。例如,将钴蓝片旋入光路,这时光路中传递出去的裂隙光为蓝色短波光线,可用于观察荧光素钠染色结果。

2. 裂隙灯的机械结构

头架系统可支撑被检者头部,其上有升降旋钮,通过控制旋钮可调整被检查眼的高低位置,以保证被检眼位置正确。头架与运动滑台一起安装在仪器台上。

(三)应用裂隙灯双目显微镜进行眼前段检查

1. 裂隙灯的操作方法

常用的裂隙灯操作方法有直接焦点照明法和弥散光线照明法。弥散光线照明法用于总体观察眼睑、睫毛、结膜、角膜、巩膜、虹膜和瞳孔的状况。直接焦点照明法,即将灯光焦点与显微镜焦点联合对在一起,将光线投射在结膜、巩膜或虹膜上,可见一境界清楚的照亮区,以便细微地观察该区的病变。将裂隙光线照在透明的角膜上,呈一种乳白色的光学切面,借此可以观察其弯曲度、厚度,有无异物或角膜后沉着物,以及浸润、溃疡等病变的层次和形态。用直径很小的圆锥光束照射可用于观察前房炎症细胞及前房闪辉,又称 Tyndall 现象,即在房水中蛋白质增加,可见角膜与晶状体之间有一乳白色的光带,也可检查房水中有无细胞。再将焦点向后移还可观察晶状体有无混浊及混浊所在的层次,以及前 1/3 玻璃体内的病变。为了发现和检查某些特殊的体征,还可选择采用角膜缘分光照明法、后部反射照明法,镜面反光照明法,间接照明法等。裂隙灯照明方法示意图如图 1-5 所示。

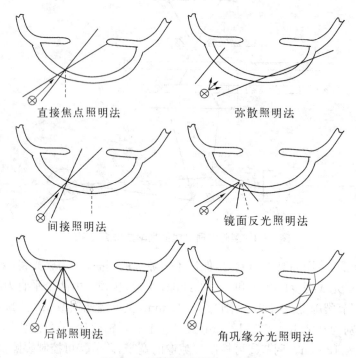

图 1-5　裂隙灯照明法示意图

2. 应用裂隙灯进行眼前段检查:

(1)检查前的准备:调整好仪器和目镜的焦距,使被检者座位舒适,头部固定于颌托和额靠上,在暗室环境下进行检查。

(2)按照从前向后、先右后左的顺序,采用直接焦点照明法及弥散光照明法进行眼前段检查。

(四)裂隙灯应用中的维护与常见故障的排除

1. 换光源

光源损坏:首先要按说明书中要求的光源规格更换。仪器的光源多为卤钨灯,但不要以为仅仅换一个新的光源即可,一定要将灯丝的位置装在光路的中心。检验的方法是:装上灯后,前后左右轻微移动灯的位置,看裂隙的情况,当裂隙像光照最均匀最亮时,固定光源。

2. 显微镜目镜镜头因长期使用而染上灰尘油污

可先用胶皮喷头吹去尘土,再用镜头纸将其擦拭干净,若仍有油污,可沾无水酒精擦洗。

3. 照明系统与显微系统不同轴

即裂隙臂或显微臂出现旋转,裂隙像跑出显微镜视野或不能在视野中央。以苏州产 TLX-Ⅱ型裂隙灯显微镜为例,其修理方法,插上调焦棒,找到顶部装有 450 反射镜的照明系统的套桶,在此套桶外壁下部有 4 个紧固螺丝,拧松后可轻轻旋转,转动套桶,使裂隙光照在对焦棒中央,而后上紧螺丝,转动裂隙臂,即可见裂隙像始终呈现在棒上同一位置,这种情况即为需要的同轴同焦。

4. 裂隙像有毛刺或位置不在圆形光阑的中央

一般裂隙和调节用的手轮是装在一起的。要排除这两种故障就必须将这部分整体拆下,裂隙像有毛刺,一般是裂隙片上粘有脏物造成,清洗去脏物即可。清脏物时一定注意不能用镜头纸或带毛的棉花,要用干净光滑的纸或专用于擦树脂镜片、CD 盘的镜布来擦拭。若通过显微镜观察,裂隙缝不在中央,可以通过调节裂隙大小的螺旋同轴上的厚度大小不等的圆片的位置来完成。当裂隙成像在显微镜的上方或下方,不在中央时,可通过调整显微镜水平调整螺钉,使其裂隙缝呈现在显微镜屏幕中央。

5. 裂隙大小不能固定

裂隙是由两个平等刀片组成,两刀片间装有弹簧,其作用是使两刀片闭合。裂隙大小就是通过调节前面讲的夹在裂隙间的厚度不等的圆片来完成。对应厚度越厚,裂隙越宽,也就是说,除了最薄处(即裂隙闭合时)裂隙大小螺旋始终受一个要使它转向裂隙闭合的旋转力。要使裂隙大小固定,厂家一般是在旋钮内壁加一个毡垫,外有压紧弹簧,毡垫与仪器壁产生摩擦,以阻止其自行转动。所以,裂隙大小不能固定时,只要旋紧压在毡垫的弹簧即可。若此法不灵,可通过取下旋钮,换厚毡垫的方法,以保证隙宽固定。

实践二　应用裂隙灯进行眼前段检查

一、能力要求

本环节的目的是认识裂隙灯显微镜,掌握应用裂隙灯进行眼前段检查,通过学习了解裂隙灯显微镜的一般构造、原理,掌握裂隙灯显微镜的基本使用方法,包括直接焦点照明法和弥散光线照明法。达到熟练应用裂隙灯显微镜进行眼前段结构眼睑、泪点、结膜、角膜、瞳孔、前房、虹膜、晶状体、前部 1/3 玻璃体等的检查。

二、仪器准备

裂隙灯显微镜(如图 1-6 所示)。

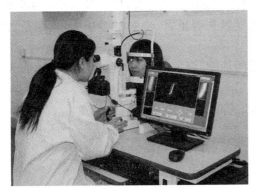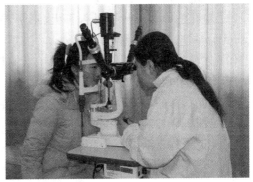

图 1-6　裂隙灯检查

三、原理与方法

（1）裂隙灯显微镜的基本测试原理是集中光线的充分利用，首先由裂隙照明系统投射出一个裂隙像，此时照亮被检眼，同时将眼球被聚焦部位作一光学切面，检查者通过双目立体显微镜来观察该光学切面内组织的病变情况。通过旋转裂隙系统对眼球做不同的光学切面，可判断眼内各层次组织的病变情况。

（2）常用的裂隙灯操作方法有直接焦点照明法和弥散光线照明法。弥散光线照明法用于总体观察眼睑、睫毛、结膜、角膜、巩膜、虹膜和瞳孔的状况。用直接焦点照明法检查时将灯光焦点调节到与显微镜焦点完全一致，用较窄的聚焦光线照射形成光学切面，可显示角膜、晶状体的深度，局部的神经、血管，晶状体混浊程度及前房角的情况；用较宽的聚焦光线照射形成平行六面体；用直径很小的圆锥光束照射可用于观察前房炎症细胞及前房闪辉。

（3）根据需要还可采用巩膜缘分光照明法、后部照明法等。

四、操作步骤

（1）检查前的准备。调整好仪器和目镜的焦距，使被检者座位舒适，头部固定于颌托和额靠上，在暗室环境下进行检查。

（2）在良好的照明下，系统地按解剖部位的顺序进行眼前段检查并记录结果。检查时先右眼后左眼，从外向内，以免遗漏。先采用弥散光照明法总体观察眼睑、睫毛、结膜、角膜、巩膜、虹膜和瞳孔的状况，再用直接焦点照明法检查时，将灯光焦点调节到与显微镜焦点完全一致，用较窄的聚焦光线照射形成光学切面，观察角膜、前房、虹膜、瞳孔、晶状体、前部玻璃体。

（3）眼睑的检查。包括皮肤色泽，有无浮肿、肿物、疤痕等，有无先天异常或位置异常，睑缘是否正常等。

（4）泪点的检查。泪点有无外翻、狭窄或闭塞。

（5）结膜的检查。观察结膜是否透明光滑，有无充血、出血、贫血、水肿、乳头肥大、滤泡增生、疤痕、结石、分泌物、睑球粘连等。

（6）角膜的检查。是否透明，有无异物、新生血管及混浊（瘢痕或炎症）、KP等。

（7）前房的检查。前房的深浅及房水是否透明。应用圆锥光线，检查房水有无混浊等。

（8）瞳孔的检查。瞳孔是否等大、形圆，光反射是否正常，位置是否居中，边缘是否整齐、有无后粘连，有无其他异常等。

（9）虹膜的检查。颜色是否正常，有无虹膜的萎缩、新生血管，有无结节或肿块，有无前后粘连，有无离断或震颤。

（10）晶状体的检查。晶状体有无混浊，混浊的部位、色泽，有无脱位等。

（11）前 1/3 玻璃体的检查。是否透明。

（12）记录检查结果。

五、结果记录与分析

	右　眼	左　眼
眼睑		
泪器		
结膜	充血（　）　结石（　） 乳头（　）　滤泡（　） 分泌物（　）	充血（　）　结石（　） 乳头（　）　滤泡（　） 分泌物（　）
示意图		
角膜	透明（　）　不透明（　） KP（　）　新生血管　（　）	透明（　）　不透明（　） KP（　）　新生血管　（　）
前房	深度（　）　房水闪辉（　）	深度（　）　房水闪辉（　）
瞳孔	直径（　）　位置（　） 对光反射（　）	直径（　）　位置（　） 对光反射（　）
虹膜	纹理（　）　粘连（　）	纹理（　）　粘连（　）
晶状体	透明（　）	透明（　）
玻璃体	透明（　）	透明（　）
其他		
要求	顺序是否准确　　　操作是否规范	动作是否熟练

六、注意事项

（1）向被检者详细说明检查的目的和方法，消除被检者的紧张心理，争取被检者的良好配合。

（2）嘱被检者正视前方，不要注视裂隙灯光，以减少眼部刺激，避免因为灯光的刺激导致被检者过度疲劳、流泪影响检查。

第三节　眼后段检查

一、正常眼底特点

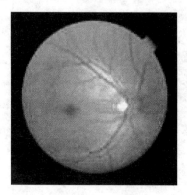

图 1-7　正常眼底图

正常视网膜透明,因可透见下方的色素上皮及脉络膜而呈现橙红色(见图 1-7)。视乳头的视网膜脉络膜平面略呈椭圆形,淡红色,边界清楚。视乳头中央有凹陷,色泽稍淡,称为生理凹陷,亦称为视杯。视杯的直径与视乳头直径的比,称杯/盘比(C/D),正常 C/D 一般 ≤ 0.3;若 C/D > 0.5,则可能为青光眼杯。

视网膜中央动脉色鲜红,静脉色暗红,动静脉管径之比为 2:3。

黄斑部位于视乳头颞侧 2 个视乳头直径稍偏下处,呈暗红色、无血管,其中心在灯光照射下有一针尖样的反光点,称为中心凹反射。

二、眼底检查项目

1. 视神经乳头

观察形态、大小、颜色、境界、血管状况、杯/盘比例,有无缺损,有无隆起或病理性凹陷(以屈光度数表示,屈光度相差 3D 约相当于高起或陷下 1 mm)。

2. 视网膜血管

观察血管走行状态,有无扭曲、怒张、闭塞或搏动,有无微血管瘤,动脉管壁的反光度,管腔大小,动静脉的比例及交叉处情况,管壁有无白鞘等。

3. 黄斑部

观察黄斑部中心凹光反射,黄斑中心凹附近情况:有无水肿、渗出物、出血、色素、裂洞(孔)或囊样变性。

4. 视网膜

观察颜色是否透露脉络膜,有无水肿、渗出、出血、游离色素、萎缩、瘢痕、新生物、新生血管和脱离等。

三、应用直接眼底镜进行眼底检查

1. 眼底镜的种类

眼底检查常用检眼镜进行,检眼镜分为有直接和间接两种。

直接检眼镜所见眼底为正像,放大约 16 倍。可以观察视盘和后极部眼底的微小病变:如微血管瘤、小的渗出、色素改变、小动脉扩张等。检查时通常可不散瞳,若需详细检查则应散瞳。又由于其放大倍率较高,所见范围较小,照明有限,且只能单眼观察,所见眼底像缺乏立体感。

双目间接检眼镜放大倍数小,可见范围大,所见为倒像,双目观察,照明良好且亮度可调,具有鲜明的立体感,一般需散瞳检查。间接检眼镜辅以巩膜压迫器,可看到锯齿缘,有利于查找视网膜裂孔。因其能在较远距离检查眼底,可直视下进行视网膜裂孔封闭及巩膜外垫压等操作。

2. 直接眼底镜的构造及原理

(1)直接眼底镜简介

直接眼底镜(见图1-8、图1-9、图1-10)包括照明系统和观察系统两部分。照明系统包括光源、集光镜、光阑圈、投射镜及反射镜。光阑圈分为大、中、小3种光斑(见图1-11),大

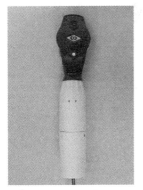
图1-8　直接眼底镜正面图

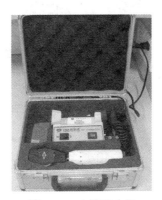
图1-9　直接眼底镜

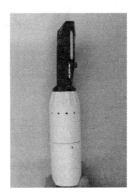
图1-10　直接眼底镜侧面

大光斑

小光斑

中心注视光斑

裂隙光

无赤光

图1-11　直接眼底镜光斑示意图

光斑用于散瞳检查,中光斑用于一般检查,小光斑反光较小一般用于检查黄斑部。此外还有裂隙光,无赤光,中心注视光斑等。无赤光滤片对于观察黄斑部更为清晰,适于用来检查眼底血管及出血情况。观察系统包括观察孔和透镜盘。透镜盘中由+20D～-30D等各种屈光度的透镜依次排列,用来矫正检查者和被检者的屈光不正,也可用于判断眼底病变凸起或凹陷的程度。

(2)直接检眼镜的光学原理

以苏州医疗器械厂生产的 YZ6A 型投射物镜—反射镜式检眼镜为例进行介绍。如图1-12所示,为检眼镜的光学结构原理图,由部件①～⑥组成。光源①发出光线,经聚光镜②会聚成像于光阑③处,又经析光镜④使部分光线反射照亮⑨补偿镜片读数窗,另一部分透过④投射到投射物镜⑤后,以平行光的形式射出,又经反射镜⑥投射到被检眼⑦,经被检眼屈光系统后,会聚成像于眼底,将眼底照亮。

其中①照明光源为 6V 5W 的白炽灯泡;②为聚光镜,一个平凸透镜,光焦度为+20.0D,为减少像散,平的一面朝向灯泡;③为光阑拨盘,盘中有4档,其中3个通孔,直径分别为3、

2.6、1.5mm,还有一直径为 2.6mm 的孔中置入一无赤光滤色片。观察眼通过补偿镜片⑩观察被照亮的被检眼的眼底,屈光指标显示旋入的补偿镜片的屈光度。其中,⑧为屈光补偿盘;⑨为补偿镜片读数窗;⑩为补偿镜片,共 25 档,包括:±1、±2、±3、±4、±5、±6、±8、±10、±12、±16、±20、－25、－35D 及一个空档。补偿镜片用于补偿被检眼和观察眼的屈光不正。某个补偿镜片旋入光路,则相应的标示数字在⑨处被照亮。

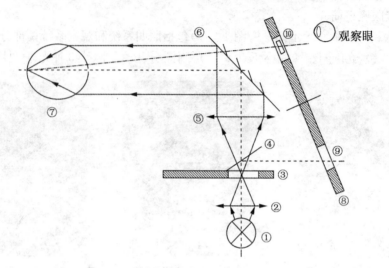

图 1－12　直接检眼镜的光路图

四、应用直接眼底镜进行眼后段检查

直接眼底镜眼底检查顺序及内容如下。

1. 彻照法

此法主要用于观察眼的屈光间质(角膜、房水、晶状体、玻璃体)有无混浊。方法为将直接眼底镜屈光度镜片转盘拨到＋8～＋10D,距被检眼 10～20 cm。正常时,瞳孔区呈橘红色反光,如屈光间质有混浊,红色反光中出现黑影;此时嘱患者转动眼球,如黑影移动方向与眼动方向一致,表明其混浊位于晶状体前方,反之,则位于晶状体后方,如不动则在晶状体内。

2. 眼底检查

进行视网膜检查时,需将屈光度转盘拨到"0"处,检查者单手持眼底镜,检查眼距被检眼 2 cm 处,因检查者及受检者屈光状态不同,需拨动转盘看清眼底为止。嘱患者向正前方注视,检眼镜光源经瞳孔偏鼻侧约 15°可检查视盘,再沿血管走向观察视网膜周边部,最后嘱患者注视检眼镜灯光,以检查黄斑部。

3. 眼底检查记录

视盘大小形状(有否先天发育异常)、颜色(有否视神经萎缩)、边界(有否视盘水肿、炎症)和病理凹陷(青光眼);视网膜血管的管径大小、是否均匀一致、颜色、动静脉管径比例(正常 2∶3)、形态、有无搏动及交叉压迫症;黄斑部及中心凹光反射之情况;视网膜有否出血、渗出、色素增生或脱失,描述其大小形状、数量等。明显的异常可在视网膜图上绘出。

实践三　应用直接眼底镜进行眼后段检查

一、能力要求

本环节的目的是认识直接眼底镜,掌握应用直接眼底镜进行眼后段检查,主要是视网膜结构的检查,了解直接眼底镜的一般构造、原理,掌握直接眼底镜的基本使用方法。达到熟练应用直接眼底镜进行眼屈光介质及眼底视网膜检查的目的。

二、仪器准备

直接眼底镜。

三、原理与方法

(1) 采用彻照法观察眼的屈光间质(角膜、房水、晶状体、玻璃体)有无混浊。方法为将直接眼底镜屈光度镜片转盘拨到+8～+10D,距被检眼 10～20 cm(见图1-13)。正常时,瞳孔区呈橘红色反光,如屈光间质有混浊,红色反光中出现黑影;此时嘱患者转动眼球,如黑影移动方向与眼动方向一致,表明其混浊位于晶状体前方,反之,则位于晶状体后方,如不动则在晶状体内。

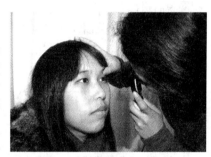

图 1-13　直接眼底镜检查

(2) 将屈光度转盘拨到"0"处,进行眼底视网膜检查。距受检眼 2 cm 处,根据检查者及受检者屈光状态不同,拨动转盘至看清眼底为止。嘱患者向正前方注视,检眼镜光源入瞳孔偏鼻侧约15°可检查视盘,再沿血管走向观察视网膜周边部,最后嘱患者注视检眼镜灯光,以检查黄斑部。

(3) 依据所见眼底情况画出眼底图。

四、操作步骤

(1) 进入暗室或半暗室,向被检者说明即将检查的项目。如被检者配戴眼镜嘱其将眼镜摘下。

(2) 嘱被检查者坐在舒适的检查椅上,双眼睁开注视前上方固定目标。被检者的眼略低于检查者的眼。

(3) 检查者手持直接眼底镜,且将持检眼镜手的食指放在检眼镜镜片的转盘上,以便随时调整屈光度,其余的手指握住镜柄。

(4) 检查者与被检者位置错开,即先用检查者的右眼观察被检者的右眼,然后用检查者的左眼观察被检者的左眼。检查右眼时,检查者右手持眼底镜,站在被检者右侧,检查左眼时,左手持镜,站在被检者的左侧。

(5) 按照先右后左的顺序进行检查,如被检者为单眼患病,可以只检查患侧。

(6) 用彻照法检查眼屈光间质有无混浊。方法是将检眼镜的转盘拨到+8～+10D,距被检眼 10～20 cm,将检眼镜灯光射入瞳孔,正常屈光间质透明的在瞳孔区呈现均匀一致的橘红色反光。然后由远而近依次观察被检眼的角膜、前房、晶体及玻璃体(一直可以看到离正视眼底约 4 mm 处)。

(7) 如被检者屈光间质有混浊改变,则在橘红色的反光中可见到黑影,此时嘱被检者转动眼球,漂浮的黑影是玻璃体的混浊,固定的黑影是角膜或晶状体的混浊。

(8) 随后,将眼底镜的转盘拨向"0"的方向,逐渐靠近被检眼,以不触及睫毛为原则,充分调整转盘,直到看清眼底为止。

(9) 嘱患者向正前方注视,检查者将眼底镜放在被检眼颞侧使光线呈约 15°～20°角射入被检眼,此时检眼镜光源入经瞳孔落在视网膜偏鼻侧约 15°处,可看到视盘。

(10) 视乳头上有视网膜中央动、静脉通过,其分支为鼻上、鼻下、颞上、颞下四个方向分布于视网膜上。看到视盘后,光线再沿四个血管走向观察视网膜周边部,最后嘱被检者注视检眼镜灯光,以检查黄斑部。

(11) 或者检查者轻微地转动检眼镜,使光线沿被检眼视线方向照射视网膜,可看到在被检眼底视网膜后极部有一直径约 2 mm 的反光点,此处为黄斑部中心凹,反光点为黄斑中心凹反光。

(12) 记录检查结果,绘出观察到的眼底简图。

五、结果记录与分析

项　目	右　眼	左　眼
屈光介质有无混浊	无(　) 有(　) 角膜(　) 房水(　) 晶状体(　) 玻璃体(　)	无(　) 有(　) 角膜(　) 房水(　) 晶状体(　) 玻璃体(　)
中心凹反光点	有(　) 无(　)	有(　) 无(　)
视盘及视杯	视盘色泽(　) C/D(　/　)	视盘色泽(　) C/D(　/　)
视网膜血管	动静脉管径比值(　/　) 交叉压迹(　) 静脉搏动(　)	动静脉管径比值(　/　) 交叉压迹(　) 静脉搏动(　)
视网膜	出血(　) 渗出(　) 水肿(　)	出血(　) 渗出(　) 水肿(　)
眼底示意图		
要求	顺序是否准确　　　操作是否规范	动作是否熟练

六、注意事项

(1) 检查需尽量在暗室中进行,使瞳孔散大,便于观察。观察自然瞳孔时不适宜用大光斑。

(2) 检查者如没有立即看到视盘,可以根据看到的血管的管径按照从细到粗的方向逐渐移动,直到找到视盘。

(3) 检查视网膜周边部时,可嘱被检者眼球向相应方向转动。

（4）检查视网膜血管时可按照颞上、颞下、鼻上、鼻下的顺序进行。

（5）即时记录检查结果并绘制相应眼底检查图。

第四节　眼附属器检查

一、眼睑

观察眼睑皮肤的颜色，有无红肿、瘀血、气肿、疤痕或肿物，有无内翻或外翻。两侧睑裂是否对称，上睑提起及睑裂闭合是否正常。睫毛是否整齐，方向是否正常、有无变色、脱落，根部有无充血、鳞屑、脓痂或溃疡等。

二、泪器

注意泪点有无外翻或闭塞；泪囊区有无红肿压痛或瘘管，挤压泪囊有无分泌物自泪点溢出。若有泪溢症，常可采取下列方法检查泪道有无阻塞。

1. 荧光素钠试验

将1%～2%荧光素纳液滴入结膜囊内，2 min后用棉签在外鼻鼻孔处沾染，或擤涕，如带绿黄色，即表示泪道可以通过泪液。

2. 泪道冲洗

用小注射器套上6号钝针头，向下泪小点注入生理盐水，如患者诉有水流入口、鼻或咽部，并感觉到咸涩感，亦表示泪道可通过泪液。

3. X线碘油造影或超声检查

可进一步了解泪道阻塞的部位及泪囊大小，以便考虑手术问题。

如出现眼部干涩等症状，常采用下列方法检查泪液的分泌量和稳定性。

1. Schirmer试验

用一条5 mm×35 mm的滤纸，将一端折弯5 mm，置于下睑内侧1/3结膜囊内，其余部分悬垂于皮肤表面，轻闭双眼，5 min后测量滤纸被泪水渗湿的长度。若检查前点了表麻药，该试验主要评价副泪腺的作用，短于5 mm为异常；如不点表麻药，则评价泪腺功能，短于10 mm为异常。

2. 测量泪膜破裂时间（BUT）

通过裂隙灯钴蓝色滤光片观察，在球结膜颞下方滴2%荧光素钠一滴，嘱患者眨眼数次使荧光素均匀分布在角膜上以后，再睁眼凝视前方，不得眨眼，检查者从被检者睁眼时起立即持续观察被检者角膜，同时开始计时，直到角膜上出现第一个黑斑（泪膜缺损）时为止，如短于10 s则表明泪膜不稳定。

三、结膜

将眼睑向上下翻转检查睑结膜及穹窿部结膜，注意其颜色，以及是否透明光滑，有无充血、水肿、乳头肥大、滤泡增生、疤痕、溃疡、睑球粘连，有无异物或分泌物潴留。

检查球结膜时，以拇指和食指将上下眼睑分开，嘱被检者向上下左右各方向转动眼球，观察有无充血，特别注意区分睫状充血（其部位在角膜周围）与结膜充血（其部位在球结膜周边部),有无疱疹、出血、异物、色素沉着或新生物。

四、眼球位置及运动

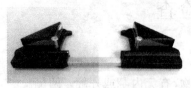

图 1-14　Hertel 突眼计

注意两眼直视时角膜位置是否位于睑裂中央,高低位置是否相同,有无眼球震颤、斜视。眼球大小有无异常、有无突出或内陷。

检测眼球突出的简单方法是使被检者采取坐位,头稍后仰,检查者站在患者背后,用双手食指同时提高被检者上睑,从后上方向前下方看两眼突度是否对称。如需精确测量眼球前后位置是否正常,并记录其突出的程度,可用 Hertel 突眼计(见图 1-14)测量,即将突眼计的两端卡在被检者内侧眶外缘嘱其向前平视,从该计反光镜中读出两眼角膜顶点投影在标尺上的 mm 数。我国人眼球突出度正常平均值为 12~14 mm,两眼差不超过 2 mm。

检查眼球运动时,嘱被检者向左右、上下及右上、右下、左上、左下八个方向注视,以了解眼球向各方向转动有无障碍。

五、眼眶

观察两侧眼眶是否对称,触诊眶缘与球周有无缺损、压痛、肿物及异常搏动等。

第五节　眼压检查

一、眼压

眼球内容物作用于眼球壁及内容物之间相互作用的压力,称为眼压。正常人的眼压稳定在一定范围内,以维持眼球的正常形态,同时保证了屈光间质发挥最大的光学性能。正常眼压的范围为 10~21 mmHg(1.333 至 2.793 kPa)。双眼的眼压可以有一定差异,但以不超过 5 mmHg 为正常,24h 眼压波动以不超过 8 mmHg 为正常。

眼压的稳定对眼的健康至关重要。作为常见的致盲性眼病青光眼的发生与发展,眼压升高是其主要的危险因素。从预防和诊断、治疗的角度来讲,检查和监测眼压对于每一个健康人和每一个青光眼患者都是非常重要的。

二、眼压的测量

眼压测量包括指测法及眼压计测量法。

(一)指测眼压法

指测眼压法是最简单的定性估计眼压的方法,需要一定的临床实践经验。测量时嘱患者两眼向下注视,检查者将两手食指尖放在上眼睑皮肤面,两指交替轻压眼球,估计眼球硬度。初学者可触压自己的前额、鼻尖及嘴唇,粗略感受高、中、低 3 种眼压。记录时以 Tn 表示眼压正常,用T_{+1}～T_{+3}表示眼压增高的程度,用 T_{-1}～T_{-3}表示眼压稍低的程度。

（二）眼压计测量法

眼压计分为压平式眼压计和压陷式眼压计两大类。

1. 压陷式

压陷式眼压计是用一定重量的眼压测杆使角膜压成凹陷,在眼压计重量不变的条件下,压陷越深其眼压越低,其测量值受到眼球壁硬度的影响。

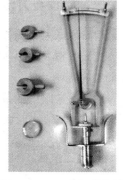

Schiotz 眼压计(见图 1－15)是目前在我国应用较为广泛的仪器。此眼压计为压陷式,其刻度的多少取决于眼压计压针压迫角膜向下凹陷的程度,所以测出的数值受到眼球壁硬度的影响。在眼球壁硬度显著异常者(如高度近视眼)会给偏低的数据,用两个砝码测量后查表校正可消除眼球壁硬度造成的误差。

2. 压平式

图 1－15　Schiotz 眼压计

压平式眼压计是将角膜压平,根据角膜压平的面积或压力大小又可分两种。

一种以 Goldmann 压平眼压计为代表,此类原理为固定压平面积,压平同样大小面积所需力小者眼压亦小。压平式眼压计测量眼压时,使角膜凸面稍稍变平而不下陷,眼球容积改变很小,因此不受眼球壁硬度的影响。

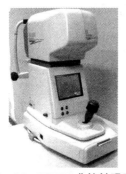

Goldmann 压平眼压计是目前国际通用的标准眼压计,它是附装在裂隙灯显微镜上,用显微镜观察,坐位测量。在测量时仅使角膜压平而不下陷,所以不受眼球壁硬度的影响。Perkin 眼压计为手持式压平眼压计,检查时不需裂隙灯显微镜,受试者取坐位、卧位均可。

另一种以 Maklakow 压平式眼压计为代表,此类原理为压力固定(眼压计重量不变),压平面积越大眼压越低,这种眼压计测量时眼球容积的影响较大,所测得的眼压值受眼球壁硬度的影响。

图 1－16　NIDEK 非接触眼压计

此外还有非接触眼压计(如图 1－16 所示),其原理是利用可控的空气脉冲,其压力具有线性增加的特性,使角膜中央压平到一定的面积,通过监测屏幕感受角膜表面反射的光线,并记录角膜压平到某种程度的时间,将其换算眼压值。其优点是避免了眼压计接触角膜所致的交叉感染,可用于角膜表面麻醉剂过敏的患者。缺点是所测数值不够准确。

实践四　指测眼压法

一、能力要求

本环节的目的是掌握应用指测法进行眼压的粗略定性检测,通过学习了解眼压的基础知识及眼压的测量方法,达到熟练规范的应用指测法进行眼压定性检查的要求。

二、仪器准备

无特殊要求。

三、原理与方法

(1) 眼球内容物作用于眼球壁及内容物之间相互作用的压力即为眼压。

(2) 正常人的眼压稳定在一定范围内,以维持眼球的正常形态,同时保证了屈光间质发挥最大的光学性能。

(3) 正常眼压的范围为 10~21 mmHg。双眼的眼压以不超过 5 mmHg 为正常,昼夜眼压存在差异,24 小时眼压波动以不超过 8 mmHg 为正常。

四、操作步骤

(1) 进入暗室或半暗室,向被检者说明即将检查的项目。

(2) 用指测法初步检查眼压,排除异常眼压状况。

(3) 让被检者向下看,检者用两手食指在上睑上部外面交替轻压眼球,其余四指轻轻扶在被检者额头或脸颊以固定食指。

(4) 检查时先右后左,比较两眼的眼压,并和正常眼压相比较。正常眼压如按鼻尖;眼压高者触之较硬,如按前额;眼压低者触之柔软,如按嘴唇。

(5) 记录眼压水平为正常、较高、很高、稍低或很低(T_n,T_{+1},T_{+2},T_{-1},T_{-2})。

五、结果记录与分析

项　目	右　眼		左　眼
指测眼压			
要求	顺序是否准确	操作是否规范	动作是否熟练

六、注意事项

(1) 以 T_n 表示眼压正常,用 T_{+1}~T_{+3} 表示眼压增高的程度,用 T_{-1}~T_{-3} 表示眼压稍低的程度。

(2) 检测时,被检者眼要向下方看,保证手指按在被检眼巩膜上而不是角膜上。

(3) 按压时双手食指要交替按压,但交替时不可以抬离被检眼上睑皮肤,也不要用力压迫,以免伤及被检眼。

(4) 此法检测结果粗略,要靠相对丰富的临床经验才可获得相对准确的检测结果。若需要获得较准确的眼压值,还需使用眼压计进行眼压测量。

第二章 视功能检查

人眼具有良好的视觉功能,主要表现在对二维空间的精细辨别能力及三维空间的感知能力。视功能检查是眼科学及视光学的重要内容,对于眼科疾病的诊断,视觉功能的评估具有重要的意义。视功能检查包括视力、视野、色觉、明暗适应、对比敏感度、立体视觉等内容。熟悉和掌握视功能的常用检查方法对于眼科和视光从业人员而言都是极其重要的技能。

第一节 视力与视力检查

一、视力

视力,即视觉敏锐度,指视觉器官对物体的精细辨别能力。主要反映黄斑中心凹的视功能。

视力好坏直接影响人的工作及生活能力,临床上≥1.0 的视力为正常视力,发达国家将视力<0.5 称为视力损伤,作为能否驾车的标准。世界卫生组织(WHO)的标准规定,一个人较好眼的最佳矫正视力<0.05 时为盲,较好眼的最佳矫正视力<0.3、但≥0.05 时为低视力。

视力可分为远、近视力,远视力指 5m 处观察视标的视力,一般正常远视力要达到 1.0。近视力为阅读视力,一般检查距离为 30 cm。

视力也可分为中心视力,周边视力和立体视力。中心视力反应黄斑中心凹的分辨能力。即人们通常查看视力表所确定的视力,包括远视力(在 5 m 以外看视力表)和近视力(在 30 cm处看视力表)。当远近视力达到 0.9 以上时,才能说明其中心视力正常。通常近视患者远中心视力差,近中心视力一般正常,远视患者远近视力皆可能异常。

周边视力反映的是视网膜黄斑中心凹以外视网膜感光细胞的分辨能力。当眼注视某一目标时,非注视区所能见即周边视力,其所见到的范围称为视野,俗称"眼余光"。一般来说,正常人的周围视力范围相当大,两侧达 90°,上方为 60°,下方为 75°。近视、夜盲患者的周围视力比较差,一些眼底病也可致周围视力丧失。

立体视力即眼的立体视功能。立体视是人类有别于其他动物的最高级的视功能,是双眼视觉的最高等级。良好的立体视需要以单眼的中心视力为基础,通过大脑的融合形成的空间知觉,可以辨别物体的远近、大小、明暗以及径深等。有些人中心视力正常,但立体视力却异常,这在医学上称之为立体盲。在医学上,只有当中心视力、周边视力和立体视都符合生理要求时,才能算做视力正常。

临床诊断及视残等级一般是以矫正视力为标准,矫正视力即验光试镜后的视力。

二、视力表的设计原理与种类

1. 视力表的设计原理

视力表是根据视角的原理设计的。所谓视角就是由外界两点发出的光线,经眼内结点所形成的夹角(就是外界物体的二点射入眼内相交时所形成的角度)。正常情况下,人眼视网膜上黄斑中心凹间隔的两个视锥细胞能分辨出两点间的最小距离所形成的视角为最小视角,即一分视角(见图2-1)。视力表就是以一分视角为单位进行设计有效的检测视力而来的。

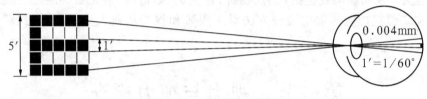

图2-1　一分视角示意图

2. 视力表的种类

视力表根据设计原理分为国际标准视力表和对数视力表。

(1) 国际标准视力表

国际标准远视力表在我国的应用范围很广。国际标准视力表是以"E"字为视标,其笔画宽度与间隔均为1分视视角,视标E的边宽为5分视角,缺口宽度为3分视角,视标排列共12行,视标的递增率为调合集数,视力为等差级数(0.1~1.0),以小数记录。

(2) 对数视力表

对数远、近视力表是我国缪天荣在1958年提出设计的,又称5分制对数视力表(见图2-2)。将视力分成5个等级,视标为E字或C字、共14行。对数远视力表,是以5 m距离测试,能辨第11行,为标准视力,记以5.0。视标按几何级数增加,视标每增加1.26倍,视力的对数就减小0.1,即视力记录按算术级增减。

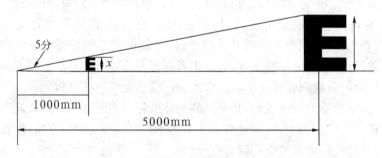

图2-2　5分制标记

国外的LogMAR视力表(最小分辨角的对数表达)也是采用对数法进行试标等级的分级,但它的表示方法与缪氏对数视力表不同,其区别见表2-1。对数分级的视力表设计科学,利于科研统计,而临床医生习惯于小数及分数的记录。所以,现代视力表的试标设计是采用对数分级,而记录时几种方法均采用。

此外,国外临床试验通常采用美国糖尿病视网膜病变早期治疗研究(Early Treatment

Diabetic Retinopathy Study, ETDRS)组设计的视力检查法,其视力检查采用对数视力表,视标增率为 1.26,每隔 3 行视角增加 1 倍,如小数记录行 1.0、0.5、0.25、0.125。该视力表共 14 行,每行 5 个字母,检查距离 4 米,从最大的字母第一行逐字识别,识别 1 字为 1 分。全部识别为满分 100 分,相当于视力 2.0。如能正确读出≥20 个字母(>0.2 视力时),记分时在读出的字母个数上再加 30 分;当视力<0.2 时,在 1 米处检查。记分为 4 米时正确读出的字母数加在 1 m 处正确读出的字母数。如在 1 m 处不能正确读出字母,则记录光感或无光感。

表 2-1 各种视力记录方式的比较

Snellen 分数记录	缪氏法 (5 分记录法)	小数记录	LogMAR 最小 分辨角视力表达	ETDRS 记分
20/800	3.4	0.025	1.6	1～5
20/667	3.5	0.03	1.5	6～10
20/500	3.6	0.04	1.4	11～15
20/400	3.7	0.05	1.3	16～20
20/333	3.8	0.06	1.2	21～25
20/250	3.9	0.08	1.1	26～30
20/200	4.0	0.1	1.0	31～35
20/160	4.1	0.125	0.9	36～40
20/125	4.2	0.16	0.8	41～45
20/100	4.3	0.2	0.7	46～50
20/80	4.4	0.25	0.6	51～55
20/63	4.5	0.32	0.5	56～60
20/50	4.6	0.4	0.4	61～65
20/40	4.7	0.5	0.3	66～70
20/32	4.8	0.63	0.2	71～75
20/25	4.9	0.8	0.1	76～80
20/20	5.0	1.0	0	81～85
20/16	5.1	1.25	−0.3	86～90
20/12.5	5.2	1.6	−0.2	91～95
20/10	5.3	2.0	−0.1	96～100

3. 近视力表

近视力表是用以检查调节状态下视力及测量近点距离的图表。可了解调节力的程度,协助诊断屈光不正或眼病,近视力表除上面介绍的标准近视力表、兰氏(Landolt)环近视力表、对数视力表外,还有耶格(Jager)表、转盘式自带光源近视力表等。转盘式自带光源近视力表有光照稳定,显示清晰,使用方便,适用范围广等优点。

4. 视标的种类

视标的形态有多种，最常见的视标为 Snellen"E"字形、英文字母或阿拉伯数字，还有 Landolt 带缺口的环形试标，儿童使用的简单图形视标等。

(三) 视力检查

1. 视力检查方法与注意事项

(1) 视力表须有充足的光线照明，远视力检查的距离为 5 m，近视力检查的距离为 30 cm。

(2) 检查时两眼先后进行，先右后左，可用手掌或小板遮盖另眼，但不要压迫眼球。

(3) 检查者用杆指着视力表的视标，嘱被检者说出或用手势指出该视标的缺口方向，逐行检查，确定被检者的最佳辨认行。

(4) 记录视力状况，先右后左。

2. 远视力的检查

(1) 正常视力标准为 1.0。如被检者视力低于 1.0 时，须加针孔板检查，如视力有改进则可能是屈光不正，戴小孔镜可降低屈光不正的影响，故此查小孔视力可做眼病筛查的手段。如患者有眼镜，应检查戴镜的矫正视力。

(2) 如果被检者在 5 m 处不能识别视力表上最大视标(0.1 行)，则嘱患者逐步向视力表走近，直到能识别视标为止。此时再根据 $V=d/D$ 的公式计算，如在 2 m 处才看清 50 m(0.1 行)的试标，其实际视力应为 $V=2\ m/50\ m=0.04$。

(3) 如被检者在距离视力表 1 m 处仍不能识别最大的视标时，则进行指数检查。检查距离从 1 m 开始，逐渐移近，直到能正确辨认为止，并记录该距离，如"指数/30 cm"。如指数在 5 cm 处仍不能识别，则改为检查手动。如果被检者直到眼前手动不能识别，则改为检查光感。光感检查时，在暗室中用手电照射被检眼，另眼须严密遮盖不让透光，测试被检者眼前能否感觉到光亮，记录"光感"或"无光感"(no light perception, NLP)，并记录看到光亮的距离，一般到 5 m 为止。对有光感者还要进行光源定位检查，嘱被检者向前方注视不动，检查者在受试眼 1 m 处，上、下、左、右、左上、左下、右上、右下变换光源位置，用"＋"、"－"表示光源定位的"阳性"、"阴性"。

3. 近视力的检查

视力检查只检查远视力是不完整的。单就远视力检查并不足以说明被检者的视力情况，检查视力除检查远视力外，还应该检查近视力，这样可以大致了解患者的屈光状态，例如近视眼患者，近视力检查结果好于远视力结果；老视或调节功能障碍的患者远视力正常，但近视力差；同时还可以比较正确地评估患者的活动及阅读能力，例如有些患者虽然远视力很差而且不能矫正，但如将书本移近眼前仍可阅读书写。

近视力检查一般用标准近视力表。近视力检查早期应用的 Jaeger 近视力表分 7 个等级，从最小的试标 J1 到最大的试标 J7。50 年代徐广第参照国际标准远视力表的标准，1.0 为 1′角的视标，研制了标准近视力表，使远、近视力表标准一致，现广泛应用于临床。

4. 婴幼儿及儿童视力检查

小于 3 岁的被检者由于语言及智能发育的限制，不能配合检查者按照一般的视力检查方法进行,故对于这部分人群进行视力检查时需耐心诱导观察。新生儿有追随光及瞳孔对光反应的能力,可用一光源或色彩鲜艳的物体放在新生儿眼前观察新生儿的反应大概判断其视力情况;1月龄婴儿有主动浏览周围目标的能力;3个月时可双眼辐辏注视手指。另外常用交替遮盖法发现患眼,当遮盖患眼时患儿无反应,而遮盖健眼时患儿试图推开遮挡或躲避遮挡。

专业婴幼儿视觉保健机构可采用视动性眼球震颤(OKN),或优选注视法(PL)以及视觉诱发电位(VEP)进行婴幼儿视力的检测。视动性眼震仪检查法是将黑白条栅测试鼓置于婴儿眼前。在转动鼓时,婴儿双眼先是随着测试鼓顺向转动,随之骤然逆向转动,故称之为视动性眼球震颤。逐渐将测试鼓条栅变窄,直至被检婴儿不产生视动性眼前震颤为止,即为婴儿的评估视力。优选注视法一般根据婴儿观察不同注视卡的反应,根据注视卡上条栅的宽窄,换算成视角,再得出相应的视力。视觉诱发电位检测记录闪光刺激对视皮层的诱发电位,以此来判断婴幼儿的视力情况,是一种客观的视力检测方法。

实践五　远视力检查

一、能力要求

本环节是要求应用标准对数视力表进行视力检查,通过此项训练熟练掌握规范的远视力检查方法与步骤,达到视力检查的规范性、准确性和科学性。

二、仪器准备

标准对数视力表灯箱,视标指示杆,遮挡板。

三、原理与方法

视力表的设计原理,要求被检者距离标准对数视力表距离为5 m,在5 m处能看到视力表的1.0行为正常。

远视力的检查要按照从视力表的最上一行视标开始,逐渐向下的顺序进行。注意针孔视力检查对于屈光不正的鉴别性作用。

四、操作步骤

(1)检查者接通标准对数视力灯箱视力表的电源,打开控制开关,保证视力表有充足的光线。

(2)被检者站在距离视力表5 m远的位置,先用小挡板遮挡左眼,进行右眼的视力检查。

(3)检查者用杆指着视力表的视标,从上向下逐行指,让被检者说出或用手势指出所指视标的缺口方向,逐行检查,确定被检者的最佳辨认行。

(4)如被检者视力低于1.0时,须加针孔板进行检查,如视力有改进则可能是屈光不正。

（5）如果被检者在 5 m 处不能识别视力表上最上面一行的最大视标（0.1 行），则嘱患者逐步向视力表走近，直到能识别视标为止。此时再根据 V=d/D 的公式计算，如在 2 m 处才看清 50 m（0.1 行）的试标，其实际视力应为 V=2 m/50 m=0.04。

（6）如被检者在距离视力表 1 m 处仍不能识别最大的视标时，则进行指数检查。

（7）如指数在 5 cm 处仍不能识别，则改为检查手动。

（8）如果被检者直到眼前手动不能识别，则改为检查光感。

（9）光感检查时，在暗室中用手电照射被检眼，另眼须严密遮盖不让透光，测试被检者眼前能否感觉到光亮，记录"光感"或"无光感"。并记录看到光亮的距离。

（10）光定位检查。嘱被检者向前方注视不动，检查者在受试眼 1 m 处，上、下、左、右、左上、左下、右上、右下变换光源位置，用"＋"、"－"表示光源定位的"阳性"、"阴性"。

五、结果记录与分析

项　目		眼　别	
		右眼（OD）	左眼（OS）
远视力	裸眼视力		
	矫正视力		
要求	顺序是否准确	操作是否规范	动作是否熟练

六、注意事项

（1）用挡板或手掌遮挡一只眼的力量要适度，不要用力压迫眼球。

（2）电源照明充足。

（3）不要忽视针孔视力检查。

（4）检查顺序要按照先右后左进行，视力的记录也要按照此顺序。

（5）如患者有眼镜应检查戴镜的矫正视力。

（6）辨认视标时，0.1～0.4 行视标每一个视标都不允许认错；0.5～0.6 行视标允许每行有一个认错，记录为 0.5^{-1}；0.7～1.0 行视标允许每一行中有两个认错，记录为 1.0^{-2}。

（7）提醒被检者检测时不要眯眼、斜眼或偷看，严禁在被检者辨认错误时给予被检者暗示等。

（8）视标指示杆的头端不要太细，且涂成深色，以避免指示不清。

实践六　近视力检查

一、能力要求

本环节是要求应用标准对数近视力表进行近视力检查，通过此项训练熟练掌握规范的近视力检查方法与步骤，达到视力检查的规范性、准确性和科学性。

二、仪器准备

标准对数近视力表,视标指示杆,遮挡板。

三、原理与方法

(1)视力表的设计原理,要求被检者距离标准对数近视力表距离为 30 cm,在 30 cm 处能看到近视力表的 1.0 行为正常。

(2)检查一般先进行远视力检查,后进行近视力检查。近视力的检查要按照从视力表的最上一行视标开始,逐渐向下的顺序进行。

四、操作步骤

(1)检查者将标准对数近视力表放置在检查台上,并保证视力表有充足的光线。

(2)被检者坐在检查台一侧,眼距离视力表约 30 cm 远的位置,先用小挡板遮挡左眼,进行右眼的近视力检查。

(3)检查者用指示杆指着视力表的视标,从上向下逐行指,让被检者在 3 s 内说出或用手势指出所指视标的缺口方向,逐行检查,被检者能说出的最下一行视标标示的视力即为被检者的近视力。

五、结果记录与分析

项　目		眼　别	
		右眼(OD)	左眼(OS)
近视力	裸眼视力		
要求	顺序是否准确	操作是否规范	动作是否熟练

六、注意事项

(1)用挡板或手掌遮挡一只眼的力量要适度,不要用力压迫眼球。

(2)视力表照明充足。

(3)近视力检查是检查裸眼视力,如被检者原来戴镜,则应摘下眼镜检查,同时应记录被检者所带镜片的度数,以供参考。

(4)检查顺序要按照先右后左进行,视力的记录也要按照此顺序。

(5)标准近视力检查的一般检查距离为 30 cm,但是对于某些有明显的近视等屈光不正的被检者可以适当调整检查的距离,直到被检者能看到最小视标的合适的距离,记录视力水平及检测距离。如:1.0/10 cm。

(6)提醒被检者检测时不要眯眼、斜眼或偷看,并严禁在被检者辨认错误时给予被检者暗示等。

(7)视标指示杆的头端不要太粗,以免指示不清。

第二节　色觉与色觉检查

一、色觉的概念

自然界任何的白色可见光即由红、橙、黄、绿、青、蓝、紫等单色光所组成。这些色光所排列成的色带称为光谱。

自然界的色彩是丰富的，人眼所看到的物体的颜色取决于物体对照射他们的光线的反射、吸收和透射的程度。如白光照射在某物体上，物体将光线全部反射，此物体就呈现白色，相反，如果物体全部吸收了照射在物体表面的光线，则此物体会呈现黑色，如果物体能透过全部光线，则物体呈现无色透明的状态。

色觉是人类视觉的基本功能之一。对于图像和物体的检测具有重要意义。人眼可见光线的波长是 390～780 nm，一般可辨出包括紫、蓝、青、绿、黄、橙、红 7 种主要颜色在内的120～180 种不同的颜色。色觉的产生有赖于颜色对人眼视网膜感光细胞主要是视锥细胞的刺激及视觉神经的相互作用。色觉的产生是人眼高度进化的结果，不是所有动物都具有色觉。由于视细胞中视锥细胞在视网膜的分布特点，视网膜的感色区域也有所不同。黄斑部对色最敏感，越到周边其辨色力越弱以至消失。视网膜的感色范围以蓝色为最大，紫色最小，一般的顺序为蓝色、黄色、红色、绿色和紫色。

由物理学可知，红、绿、蓝 3 种色光作适当混合，可以产生白光以及光谱上的任何颜色。关于色觉的机理，目前多用"三原色学说"来解释。这个学说认为，在视网膜上存在着分别对红、绿和蓝三种光线的波长特别敏感的三种视锥细胞或相应的感光色素，当不同波长的光线入眼时，可引起敏感波长与之相符或相近的视锥细胞发生不同程度的兴奋，于是在大脑视觉中枢产生相应的色觉；三种视锥细胞若受到同等程度的刺激，则产生白色色觉。

二、色觉障碍

人类生活在五彩缤纷的世界，颜色会使我们的生活变得更加丰富多彩。正常人能辨别各种颜色，凡不能准确辨别各种颜色者为色觉障碍。如缺乏色觉或色觉不正常，就是色盲或色弱。色盲是由于缺乏某种视锥细胞而出现的色觉紊乱，包括红色盲、绿色盲、蓝色盲和全色盲（单色觉）几种类型。其中红色盲和绿色盲较为多见，习惯上统称红绿色盲，患者不能分辨红、紫、青、绿各色，仅能识别整个光谱中的黄、蓝两色。全色盲极少见，患者视物只有明暗之别，犹如观黑白电影一样。色弱患者三种视锥细胞并不缺乏，但对某种颜色的分辨力较弱。色弱多为后天性的，与健康及营养条件有关，可以防治。色弱者主要表现辨色能力迟钝或易于疲劳，是一种轻度色觉障碍。色盲有先天性及后天性两种，先天性者由遗传而来，后天性者为视网膜或视神经等疾病所致。偶见于服药之后，如内服山道年可以发生黄视，注射洋地黄可以发生蓝视。色盲大多数由遗传决定，尚无特效疗法，其发生率男性约为 8％，女性0.5％。色觉异常的人，不能从事美术、化学、医学和交通运输等工作，否则不仅影响工作质量，还会造成严重的损失和事故。

三、色觉检查

颜色有三种属性,即色调、亮度和饱和度。色调是区别颜色的主要特征。色调取决于光波的波长,波长不同,色调也不同。亮度和饱和度是同一种颜色在亮度上的区别。如黄色有淡黄和深黄之分,其色调虽然相同,但是亮度有明显差异。饱和度主要是指颜色的纯度,光谱上的色最纯即是饱和度最高。颜色的色调、亮度和饱和度三者是既独立又相互影响的,要综合分析。

色觉检查为主觉检查,有以下方法:假同色图、色相排列法、色觉镜等。

1. 假同色图

假同色图又称色盲本(见图2-3)。在这类图片中含有由相同亮度、不同颜色的斑点组成的数字或图形,以及有不同亮度、相同颜色的斑点组成的数字或图形。主要包括示教图、检查图和鉴别图三类图片。示教图是正常人和色觉异常者都能辨认的,不能辨认则可能是后天的色觉异常或伪色盲。检查图主要用于

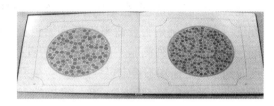

图 2-3　假同色图

鉴别被检者色觉是否正常,正常人是以色调来辨认图,色盲者则是靠亮度和饱和度而不是色调来辨认。鉴别图用于鉴别红或绿色觉异常。

应用假同色图进行色觉检查时需在自然光线下进行,图标距离眼约40 cm～50 cm。此种方法操作简便,几分钟即可完成,但不能够当作判断色觉缺陷严重程度的唯一方法,适用于普通的色觉普查及体格检查的色觉检查。正常人根据颜色来辨认,通常在5s内可以辨认;色盲者仅能根据明暗来辨认;色弱者也能够正确辨认,但会表现出辨认困难、辨认时间延长等。以上结果均可通过假同色图的说明表来判断是何种色觉异常。

2. 色相排列法

色相排列法一般是检查者将色相子依次以色彩最相近进行排列,依据色相子排列顺序正确与否判断有无色觉异常,以及色觉异常的性质和程度。常用方法有FM-100色彩试验及D-15色盘实验。

FM-100色彩试验是常用的色相排列法的方法。由美国心理学家Farnsworth在1949年设计完成,含85个色相子,要求在亮度和饱和度保持恒定的情况下检测。将排好色相子背面的编号记在记录单上,并记分作图。FM-100色彩试验的85个测试色相子分别装在4个盒子内,三个盒子各放21个色相子,第四个盒子放22个色相子,共计85个。每盒内的色调样品包含色调圆周的1/4,每个盒两端各有一个固定的参考色相子。每个盒末端的固定色相子与下一个盒子始端的色相子的色调是相近的。

测试时,在人工照明下,先遮住一只眼,两眼分别测试。每盒两端各固定有一个参考色相子,被检者从22个色相子中挑选一个色调与参考色最接近的色相子放在左侧固定色相子后面,依次把22个测试色相子逐一排好。第一个和最后一个必须与盒子两端固定色相子的色调相近,每一个色相子都与相邻两个的色调相近。技术员依次记录被检者排列的色相子的标号。4个盒子分别测试。依据测试的色相子的排列号与标准序号的差值记为错误数,统计并输入电脑进行分析,电脑会得出测试结果。总错误数越大表示色觉障碍越严重。

　　D-15色盘检测法包括15个色相子,原理同FM-100色彩试验。将被检查者的排列结果记在记分纸上,正常人能将一组色相子排成一个圆环,而异常者则会以不同的顺序排列它们。如有2条或2条以上的跨线与红、绿、蓝混淆轴相平行的异常者分别定为红、绿、蓝色异常;若跨线较多,排列又无规则,则定为全色盲。D-15色盘检测法简单,仪器便于携带,适合大规模临床普查。但灵敏度、准确性不如色盲镜,色盲镜可查出色觉轻度异常者,该法可能无法检出。测验结果也相对有偏差,其对红、绿色觉障碍者检测的可重复性大约为80%,如检测结果为5条以下的跨线时应再次检测以确定结果。

　　3. 色觉镜检查

　　色觉镜是精确检查色觉的仪器,能精确诊断红色—绿色的色觉缺陷。由于色觉缺陷者不能区分红、绿、黄色,色觉镜即利用红绿光适当混合后可形成黄色光的原理,根据被检者调配红绿光的比例是否合适来判断有无色觉障碍,以及色觉障碍的类型和程度。色盲镜与假同色图及色相排列测验不同的是,后两者所使用的是表面色,表面色多为混合色,在色调、亮度及饱和度方面均不稳定,易导致测验的偏差。色盲镜使用的是色光,不仅能正确诊断各种色觉异常的类型,还可进一步较准确的测定辨色能力。色盲镜的缺点为使用比较麻烦,需专门人员操作,检查较费时间,且较昂贵。另外,对老年人、儿童及明显视力障碍者,检查困难。

实践七　应用假同色图进行色觉检查

一、能力要求

　　本环节是要求应用假同色图进行色觉检查,通过此项训练掌握色彩的基本知识,假同色图的原理和使用方法,及如何应用假同色图进行色觉检查的方法与步骤。

二、仪器准备

　　假同色图。

三、原理与方法

　　(1)假同色图,又称色盲本。在这类图片中既含有由相同亮度、不同颜色的斑点组成的数字或图形,也有不同亮度、相同颜色的斑点组成的数字或图形。

　　(2)主要包括示教图、检查图和鉴别图三类图片。示教图是正常人和色觉异常者都能辨认的,不能辨认则可能是后天的色觉异常或伪色盲。检查图主要用于鉴别被检者色觉是否正常,正常人是以色调来辨认图,色盲者则是靠亮度和饱和度而不是色调来辨认。鉴别图用于鉴别红或绿色觉异常。

四、操作步骤

　　(1)在自然光线或良好人工照明条件下,将假同色图平放在桌面或检查台上。

　　(2)被检者与检查图相距50 cm左右,视线尽量与检查图垂直。一般双眼同时检查,也可双眼分别检查。

（3）用示教图向被检者说明如何辨认图片。

（4）检查者翻动色盲本,嘱被检者辨认检查图中的数字或图形。

（5）被检者能在 5 s 内正确读出为正常,读错者为色盲,辨认时间延长但能正确辨认者为色弱。如开始能正确辨认,但又出现反复,或出现错误的辨认结果,也判定为色弱。

（6）根据色盲本内的附带说明,判断是何种色盲或色弱。

（7）记录检查结果并核对。

五、结果记录与分析

项　目	眼　别	
	右眼（OD）	左眼（OS）
色　觉		
要　求	顺序是否准确　　　操作是否规范　　　动作是否熟练	

六、注意事项

（1）检查者不要随意翻动检查图,以免影响检测的准确性。

（2）检测环境中不要有红绿色或其他颜色的背景,以免干扰检查结果。

（3）色盲本要注意保持清洁和完整,避免因翻动次数过多,或用力不当损坏色盲本。

第三节　视野与视野检查

一、视野

视野是指眼向前方固视时所见的空间范围,相对于视力的中心视锐度而言,它反映了黄斑中心凹以外视网膜的视功能,又称为周边视力。视野可以分为中心视野和周边视野。距注视点 30° 以内的范围称为中心视野,30° 以外的范围为周边视野。

视野同视力一样是人眼一项非常重要的视功能。视野的好坏直接影响人的工作及生活,视野狭小者不能驾车或从事较大范围活动的工作。世界卫生组织规定视野小于 10° 者,即使中心视力正常也属于盲。

二、正常视野

人类在两眼同时注视时,大部分视野是互相重叠的。正常单眼动态视野的范围为颞侧约 90°、下方约 74°、鼻侧约 65°、上方约 56°。在视野中有一近似竖椭圆形区域为生理盲点,生理盲点中心位于注视点颞侧 15.5°,水平中线下 1.5° 处,其垂直径为 7.5°,横径为 5.5°。生理盲点的大小及位置因人而稍有差异。在生理盲点的上下缘均可见到有狭窄的弱视区,为视神经乳头附近大血管的投影。各种颜色视野范围大致为白色视野＞蓝色视野＞红色视野＞绿色视野。

三、病理性视野

在视野范围内,除生理盲点外,出现其他任何暗点均为病理性暗点(见图2-4)。

1. 向心性视野缩小

视野向中心逐渐缩小,最后可仅保留中心的很小范围的视野,称为管状视野。

2. 偏盲

(1) 同侧偏盲

(2) 颞侧偏盲

(3) 扇形视野缺损:

① 扇形尖端位于生理盲点,为中心动脉分支栓塞或缺血性视盘病变。

② 扇形尖端位于中心注视点为视路疾患。

③ 象限盲为视放射的前部损伤。

④ 鼻侧阶梯为青光眼的早期视野缺损。

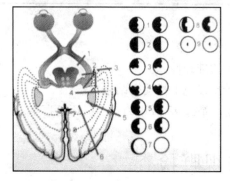

图2-4　不同部位视路病变视野缺损示意图

(4) 暗点:

① 中心暗点位于中心注视点,常见于黄斑部病变,球后视神经炎,中毒性、家族性视神经萎缩。

② 弓形暗点多为视神经纤维束的损伤,常见于青光眼,有髓神经纤维,视盘先天性缺损,视盘玻璃膜疣,缺血性视神经病变等。

③ 环形暗点见于视网膜色素变性,青光眼。

④ 生理盲点扩大见于视盘水肿、视盘缺损、有髓神经纤维、高度近视眼。

既然许多眼病及神经系统疾病可引起视野的特征性改变,所以视野检查在疾病诊断中有重要意义。视野检查的设备和方法随着科技的进步在不断地发展。

四、视野检查的发展与分类

1. 视野计的发展

视野计的发展分为3个阶段:

(1) 早期为手动的中心平面视野计和周边弓形视野计。

(2) 第二阶段始于1945年,以Goldmann半球形视野计的产生为标志,它仍属于手工操作的动态视野计,其特点是建立了严格的背景光和刺激光的亮度标准,为视野定量检查提供了标准。

(3) 第三阶段为70年代问世的自动视野计,利用计算机控制的静态定量视野检查。

2. 视野检查的种类分动态及静态视野检查

(1) 动态视野检查:即传统的视野检查法,用不同大小的视标,从周边不同方位向中心移动,记录下被检者刚能感受到视标出现的点,将不同方位探测到的这些点连线构成了某一视标检测的等视线。由几种不同视标检测的等视线绘成了类似等高线描绘的"视野岛"。动态视野的优点是检查速度快,适用周边视野的检查;缺点是小的、旁中心相对暗点发现率低。

(2) 静态视野检查:在光标不动的情况下,通过由弱至强逐渐增加光标亮度,来确定视野中某一点从不可见到刚刚可见的光阈值的视野检测方法。被检者刚能感受到的亮度即为该点的视网膜光敏感度或光阈值。电脑控制的自动视野计,使定量静态视野检查快捷、规范。

五、视野检查方法

1. 对照法

对照法是以检查者的正常视野与受试者的视野作比较,以确定受试者的视野是否正常。

检查方法为检查者与被检者面对面而坐,距离约 1 m。检查右眼时,受检者遮左眼,右眼注视医生的左眼。而医生遮右眼,左眼注视受检者的右眼。检查者与受检者的眼位等高。医生将手指置于自己与患者的中间等距离处,分别从上、下、内、外、内上、内下、外上、外下各方位向中央移动,嘱患者发现手指出现时即告之,这样医生就能以自己的正常视野比较患者视野的大致情况。此法的优点是操作简便,不需仪器;缺点是不够精确,且无法记录供以后对比,而且只能初步测量视野周边的界限,不能检查其中的缺损区,即暗点。一般适用于视野的粗测及卧床者、小儿等。

2. Amsler 方格表检查法

Amsler 方格表是用于对中心注视区(约 10°范围内)的视野进行检查。Amsler 方格表是边长 10 cm 的黑纸板,用白线条划分为 5 mm 宽的 400 个正方格,方格的线条均匀笔直,方格大小相等,板中央有一白色小圆点即为检查时的注视目标(见图 2-5)。

Amsler 方格表检查距离为 33 cm,每个方格相当于 1°视野。检查时被检者应戴矫正眼镜,注视中心白色固视点,并回答检查者的问题:① 是否看到板中央的白色小圆点;② 是否看见整个 Amsler 方格表,包括 4 个边和 4 角;③ 是否有某处方格模糊或消失;④ 所有小方格是否都是正方形,是否有某处的线条弯曲或变形等。

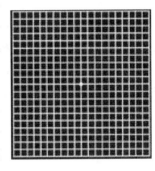

图 2-5　Amsler 方格表

Amsler 方格表检查法简单、迅速、准确,Amsler 方格表便于携带。对检查黄斑部很有价值,同时对 10°范围内的中心暗点、旁中心暗点以及视物变形区的检测也很方便。

3. 视野计检查法

(1)平面视野计:又称正切视野计,是简单的中心 30°动态视野计。该视野计一般采用黑色绒布制成无反光布屏,屏布大小约 1 m 或 2 m,视野屏中心为注视点,屏两侧水平径线 15°~20°,用黑线各缝一竖圆示生理盲点。检查时用不同大小的视标绘出各自的等视线。

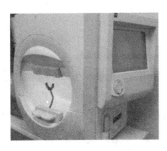

图 2-6　Zeiss 视野计

(2)弧形视野计:是简单的动态周边视野计。其底板为 180°的弧形板,半径为 33 cm,其移动视标的钮与记录的笔是同步运行的,操作简便。

(3)Goldmann 视野计:为半球形视屏投光式视野计,半球屏的半径为 33 cm,背景光为 31.5asb,视标的大小及亮度都以对数梯度变化。视标面积是以 0.6log 单位(4 倍)变换,共 6 种。视标亮度以 0.1log 单位(1.25 倍)变换,共 20 个光阶。此视野计为以后各式视野计的发展提供了刺激光的标准指标。

（4）自动视野计（见图 2-6）：电脑控制的静态定量视野计，有针对青光眼、黄斑疾病、神经系统疾病的特殊检查程序，能自动监控受试者固视的情况，能对多次随诊的视野进行统计学分析，提示视野缺损是改善还是恶化。

六、视野检查的影响因素

视野检查属于心理物理学检查，反映的是患者的主观感觉。临床在检查视野时经常会由于被检者的精神状态、疾病情况、仪器的性能及被检者对于此项检查的适应性等因素影响检测的结果。总结起来，影响视野检查结果的因素主要有三方面。

1. 受试者方面

精神因素［如警觉、注意力、视疲劳及视阈值波动（是前面所叙因素的结果）］；生理病理因素（如瞳孔直径、屈光间质混浊、屈光不正等）。

2. 仪器方面

存在动态与静态视野检查法的差异，平面屏与球面屏的差异，单点刺激与多点刺激的差异等。此外，背景光及视标不同，视阈值曲线就不同，如视标偏大，背景光偏暗，其视阈值曲线较平；反之，阈值曲线较尖。因而，随诊检测视野有否改变必须采用同一种视野计。

3. 操作方面

不同操作者检查方法和经验不同；为了使视野图典型化或判断先入为主，人为地改变了视野的真实形态，造成假阳性；因时间、精力的限制，操作单调，有时检查敷衍草率，造成假阴性。自动视野由电脑程序控制检测过程，无人为操作的偏差，但是自动视野初次检查的可靠性较差，受试者有一个学习、掌握的过程。

实践八　对比法检查视野

一、能力要求

本环节是要求应用对比法进行视野的粗略检查，通过此项训练掌握视野的基本知识，视野的检查方法和原理，及应用对比法进行视野检查的方法与步骤。

二、仪器准备

遮挡板，视标（手电筒或指示标）。

三、原理与方法

（1）以检查者的正常视野为参照，检查者与被检者面对而坐，距离约 1 m。

（2）检查右眼时，受检者遮左眼，右眼注视医生的左眼。而医生遮右眼，左眼注视受检者的右眼。检查者与受检者的眼位等高。

（3）医生将手指（或手电筒）置于自己与患者的中间等距离处，分别从上、下、内、外、内上、内下、外上、外下各方位向中央移动，并以检查者本人的正常视野作比较记录被检者的视野范围。

四、操作步骤

（1）检查者与被检者相对而坐或站立，被检者背光。两者眼位在同一水平，相距约 1 m。

（2）检查者告知被检者始终注视检查者双眼，并将视标从上、下、内、外、内上、内下、外上、外下不同的方向的外周向中央移动，当视标进入被检者视线内时，要求其马上报告。

（3）比较检查者与被检者看到视标的位置，判断被检者的视野的大致情况。

（4）若被检者与检查者看到视标的位置大致一致，则视野正常；如若不一致，在检查者已看到视标时被检者尚不能看到视标，则视野减小。

五、结果记录与分析

检查项目	双眼视野范围		
对照法视野检查			
要求	顺序是否准确	操作是否规范	动作是否熟练

六、注意事项

（1）检查者的视野正常。

（2）检查时被检者要精力集中，始终注视检查者的双眼，不能闭眼，不能随意转动眼球。

（3）被检者看到视标时要马上报告，不要迟钝。

（4）此方法只能作为粗略的视野检测方法，不够精确。

实践九　Amsler 方格检查

一、能力要求

本环节是要求应用 Amsler 方格表进行中心注视区 10°范围内视野的检查，通过此项训练掌握中心、旁中心暗点的测定方法，以及 Amsler 方格检查对黄斑疾病检查的重要意义，并能够熟练地掌握应用 Amsler 方格进行视野检查的方法与步骤。

二、仪器准备

遮挡板，Amsler 方格表。

三、原理与方法

（1）Amsler 方格表是用于对中心注视区（约 10°范围内）的视野进行检查。

（2）Amsler 方格表是边长 10 cm 的黑纸板，用白线条划分为 5 mm 宽的 400 个正方格，方格的线条均匀笔直，方格大小相等，板中央有一白色小圆点即为检查时的注视目标。

（3）Amsler 方格表检查距离为 33 cm，每个方格相当于 1°视野。

（4）检查时被检者应戴矫正眼镜，注视中心白色固视点，并回答检查者的问题。① 是否看到板中央的白色小圆点；② 是否看见整个 Amsler 方格表，包括 4 个边和 4 角；③ 是否有某处方格模糊或消失；④ 所有小方格是否都是正方形，是否有某处的线条弯曲或变形等。

（5）根据被检者所见的情况判断中心视野的损害程度，为临床提供诊断依据。

四、操作步骤

（1）将 Amsler 方格表放置在检查台上，保证充足的照明。

（2）检查距离为 33 cm。左右眼分别检查。

（3）嘱被检者戴矫正眼镜，面对检查台而坐，同时注视 Amsler 方格表中央的白色小圆点。

（4）询问被检者是否看到表格中央的小圆点。如看不清或看不见小圆点者为相对性或绝对性中心暗点。并请被检者指出方格表中看不清或看不见的区域。

（5）询问被检者是否看见整个 Amsler 方格表，包括 4 个边和 4 角；是否有某处方格模糊或消失；所有小方格是否都是正方形，是否有某处的线条弯曲或变形等。并请被检者指出表格中看不清或看不见的区域，及线条的弯曲变形情况。

（6）如发现表格中线条有弯曲或变形，可大致判断被检者黄斑部有水肿等病变；如有线条扭曲，方格大小不等，线条缺失或被暗影遮挡等现象则提示黄斑部视网膜病变，需进一步结合临床及其他相关检查进行诊断。

五、结果记录与分析

检查项目	眼　别	结　果
Amsler 方格表检查	OD	
	OS	
要求	顺序是否准确	操作是否规范	动作是否熟练

六、注意事项

（1）此项检查为主观检查，需向被检者仔细说明此项检查的方法和作用，并取得被检者良好的配合。

（2）被检者应戴矫正眼镜进行检查。

（3）准确记录检查结果。

第四节　暗适应及检查

一、暗适应

当人从强光下进入暗处时，最初一无所见，之后慢慢适应，逐渐能看清暗处的物体，这种人眼视网膜对光的敏感度逐渐增加并达到最佳状态的过程，称为暗适应。暗适应检查可反映光觉的敏锐度是否正常,可对夜盲症状进行量化评价。正常人最初 5 min 的光敏感度提高很快,以后渐慢,8~15 min 时提高又加快,15 min 后又减慢,直到 50 min 左右达到稳定的高峰。在 5~8 min 处的暗适应曲线上可见一转折点(称为 Kohlrausch 曲),其代表视锥细胞暗适应过程的终止,此后完全是视杆细胞的暗适应过程。

二、暗适应的产生

暗适应的产生与视紫红质的合成有关,这一点已经得到确认。视紫红质是视杆细胞外节中所含的感光色素,由维生素 A 醛和视蛋白相结合而成,是暗适应的物质基础。在光的作用下,视紫红质褪色、分解为全反-视黄醛和视蛋白。在视黄醛还原酶和辅酶 I 的作用下,全反-视黄醛又还原为无活性的全反-维生素 A,并经血流入肝脏,再转变为顺-维生素 A。顺-维生素 A 再经血入眼内,经视黄醛还原酶和辅酶 I 的氧化作用,成为有活性的顺-视黄醛,在暗处再与视蛋白合成视紫红质。在暗处视紫红质的再合成,能提高视网膜对暗处弱光线的敏感性。在上述光化学反应中,如果缺乏维生素 A 等,就会导致视紫红质再合成发生障碍,引起暗适应功能降低或消失,于是在弱光线下(晚上),看不见东西,临床上称夜盲症。

三、暗适应的检查

暗适应的检查可以反映视网膜光觉的敏感度是否正常,判断引起暗适应异常的原因。检查暗适应的方法较多,对比法相对简单,但检查结果可靠性较差,暗适应计检查相对复杂,但结果较可靠。

1. 对比法

由被检者与暗适应正常的检查者同时进入暗室,分别记录在暗室内停留多长时间才能辨别周围的物体,如被检者的时间明显长,即表示其暗适应能力差。

2. 暗适应计

常用的有 Goldmann‐Weekers 计、Hartinger 计、Friedmann 暗适应计等,其结构分为可调光强度的照明装置及记录系统。通常在做 5~15 min 的明适应后,再做 30 min 的暗适应测定,将各测定点连接画图,即成暗适应曲线。

第五节 立体视与立体视检查

一、双眼视觉

立体视觉,即三维空间知觉,又称深度感觉,是双眼视觉中最高级的功能。一个具有正常视觉功能的人,不仅能看到周围物体的形状、颜色和运动,还能感知物体的远近、明暗、凹凸、径深等。

双眼同时注视一个物体时,感知为单一物像的视觉过程即为双眼视觉,又称为双眼单视。也就是说,一个外界物体的形象,分别落在两眼视网膜的对应点上(主要是黄斑部),神经兴奋沿着视觉传入的路径到达大脑视觉中枢,在大脑皮质的高级中枢把两眼的视觉信号分析、综合成一个完整的,具有立体感的视觉映像的过程。

二、双眼视觉产生的条件

双眼单视是一种高级的视觉功能,需要一定的条件才可以形成,简单总结有以下几点。

(1) 双眼皆位于眼前部,两眶轴有固定的大约45°的夹角。

(2) 每眼有相当的单眼注视的能力。且能同时感知外界的同一物体的形象,没有单眼抑制。

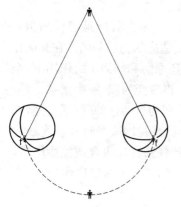

图2-7 正常视网膜对应(黄斑)

(3) 双眼的视力基本相当,要在0.5以上。两眼能同时接受物像,且物像的形状、大小、颜色、明暗等必须一致或相近。

(4) 两眼的黄斑中心凹具有共同的视觉方向,双眼的视网膜对应关系正常(见图2-7)。

(5) 具备融合能力,包括感觉性融合和运动性融合两部分。运动性融合能通过眼球位置的转动使得物像落在两眼视网膜非对应点时也能合二为一形成融像。

(6) 双眼视野比每一个单眼视野的范围要大且能大范围的重叠。双眼视野可以弥补单眼视觉的局部缺陷。

(7) 视神经必须部分交叉,完全交叉或完全不交叉到对侧的都不能形成双眼单视。

三、双眼视觉的分级与立体视

双眼视觉是一个完整的生理功能,在临床为了诊断和治疗的方便,将其分为三级:同时知觉、融合、立体视。

立体视觉是在同时知觉和融合功能的基础上比较独立的一种最高级的双眼视觉部分。立体视觉的形成是由于两眼在观察一个立体(三维)物体时,该物体在两眼视网膜上成像存在一定差异,形成双眼视差,两眼的视觉刺激以神经兴奋的方式传到大脑皮层,产生立体知觉。立体视又分为中心立体视和周边立体视。

四、立体视检查

1. 立体视检查的意义

立体视是人眼所特有的高级的空间视觉功能,与人们的日常生活和工作关系密切。临床立体视的检查具有很重要的意义。

(1) 许多特殊职业如飞行员、运动员、显微外科医生、精密仪器制造人员等必须具备优良的立体视觉。因此在这些从业人员的选拔上都要经过立体视的严格检查。

(2) 许多双眼视异常的患者在诊断和治疗中进行立体视测试具有重要的价值。既可以对疾病的诊断提供依据,也可以判断疾病治疗的效果。如斜视、集合功能不足、人工晶体植入术及屈光手术术后等。

(3) 可以通过立体视的检查帮助诊断神经系统的病变。

2. 立体视的检查方法

立体视觉的检测指标一般以立体视锐度来描述,立体视锐度是以深度觉阈值的倒数来表示的,人眼能分辨的最小视差,一般认为是6~10 s。但是目前临床能查出的立体视锐度一般在 40~60 s。

立体视的检查都是以双眼视差的原理为基础。临床立体视的检查一般利用二维平面图形的检查方法。检查时需要将两眼的视野进行分离,分离视野可通过同视机镜筒,偏振光眼镜或红绿眼镜等方法实现。常用的检查仪器包括同视机(见图 2-8)、Titmus Stereo Test 图卡(见图 2-9),TNO 随机点立体图,随机点立体视觉检查图(1984 年由颜少明和郑竺英研制)(见图 2-10)等。

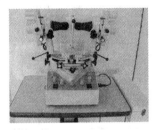 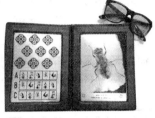 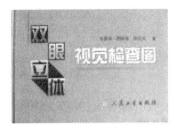

图 2-8 同视机　　　图 2-9　Titmus 立体视检查图卡　图 2-10　随机点立体视检查图

同视机法:用同视机检查的是看远的双眼视觉。使用不同的画片可检查三级功能。Ⅰ:同时知觉画片可查出主观斜视角和客观斜视角。如主观斜视角等于客观斜视角为正常视网膜对应,如二者相差 5°以上则为异常视网膜对应。Ⅱ:融合画片为一对相同图形的画片,每张图上有一不同部分为控制点。先令受检者将两画片重合并具有控制点,再将两镜筒臂等量向内和向外移动,至两画片不再重合或丢失控制点。向内移动范围为辐辏,向外移动范围为分开,二者相加为融合范围。正常融合范围为:辐辏 25°~30°,分开 4°~6°,垂直分开 2△~4△。Ⅲ:立体视觉画片双眼画片的相似图形有一定差异,在同视机上观察有深度感。

实践十　应用随机点立体视检查图进行立体视检查

一、能力要求

本环节是要求应用随机点立体视觉检查图进行立体视锐度的检查,通过此项训练掌握立体视锐度的涵义及立体视锐度检查的意义,并能够熟练地掌握应用随机点立体视觉检查图进行立体视锐度检查的方法与步骤,判断被检者是否具有良好的立体视觉。

二、仪器准备

随机点立体视觉检查图,红绿眼镜。

三、原理与方法

(1) 立体视的检查都是以双眼视差的原理为基础。

(2) 立体视的检查一般利用二维平面图形的检查方法。检查时需要将两眼的视野进行分离,分离视野可通过同视机镜筒,偏振光眼镜或红绿眼镜等方法实现。

(3) 立体视觉的检测指标一般以立体视锐度来描述,目前临床能查出的立体视锐度一般在 40~60 s。

四、操作步骤

(1) 检查时保证充足的照明。

(2) 打开检查图,向被检者说明检查图的特点及如何进行检查。

(3) 嘱被检者带上红绿眼镜,手持检查图,眼距离检查图 40 cm。

(4) 被检者观察检查图卡,从视差大的图形开始检查,正确识别后按顺序检查。

(5) 继续辨认,直到被检者连续两次给出错误答案即停止检查,并记录测试结果。

(6) 每图均配有既定的立体视锐度参考值。记录能辨认的最小立体视锐度值。正常者为 40 秒。

(7) 交叉视差和非交叉视差分别检查,并分别记录结果。

五、结果记录与分析

检查项目	立体视锐度结果		
随机点立体视检查图	交叉视差:		
	非交叉视差:		
要求	顺序是否准确	操作是否规范	动作是否熟练

六、注意事项

(1) 此项检查为主观检查,需向被检者仔细说明此项检查的方法和作用,并取得被检者良好的配合。

(2) 被检者如有屈光不正应戴矫正眼镜后再进行检查。

(3) 随机点立体视检查图分交叉视差与非交叉视差两类图形,检查时都应该检查,且只有两种检查结果都正常,才能认为立体视正常。

实践十一　应用 Titmus Stereo Test 图卡进行立体视检查

一、能力要求

本环节是要求应用 Titmus Stereo Test 图卡进行立体视锐度的检查,通过此项训练掌握立体视锐度的涵义及立体视锐度检查的意义,并能够熟练地掌握应用 Titmus Stereo Test 图卡进行立体视锐度检查的方法与步骤,判断被检者是否具有良好的立体视觉。

二、仪器准备

Titmus Stereo Test 图卡,偏振光眼镜。

三、原理与方法

(1) 立体视的检查都是以双眼视差的原理为基础。

（2）立体视的检查一般利用二维平面图形的检查方法。检查时需要将两眼的视野进行分离,分离视野可通过同视机镜筒,偏振光眼镜或红绿眼镜等方法实现。

（3）立体视觉的检测指标一般以立体视锐度来描述,目前临床能查出的立体视锐度一般在 40～60 s。

四、操作步骤

（1）检查时保证充足的照明。

（2）打开检查图,向被检者说明检查图的特点及如何进行检查。

（3）嘱被检者戴上偏振光眼镜,手持检查图,眼距离检查图 40 cm。

（4）被检者观察检查图卡,从右侧的"大苍蝇"开始,做立体视锐度的粗查。由于交叉视差的作用,正常人会感觉到"大苍蝇"浮起来,嘱被检者伸手去抓"大苍蝇"的翅膀,被检者的手应抓在图卡与被检者双眼之间的空间中。如不在则不正常。如将图卡上下颠倒,则"大苍蝇"是陷入图卡内。

（5）继续辨认,嘱被检者观察左侧下方的 A、B、C 小动物视标,此三排视标每排有 5 只动物,并且只有一只是立体的。询问被检者那一个动物凸起来了,如果被检者不能确定,则鼓励其猜测,如正确也认为结果有效。

（6）继续辨认图卡左侧上方的 9 个菱形图案,每个菱形中有 4 个小圆圈,嘱被检者向前面检查的方法一样说出 4 个小圆圈中是否有一个小圆圈是凸起来的,直到被检者连续两次给出错误答案即停止检查,并记录测试结果。

（7）每图均配有既定的立体视锐度参考值。记录能辨认的最小立体视锐度值。正常者为 40 秒。

五、结果记录与分析

检查项目	立体视锐度结果		
随机点立体视检查图	交叉视差:		
	非交叉视差:		
要求	顺序是否准确	操作是否规范	动作是否熟练

Titmus Stereo Test 图卡不同视标对应的立体视锐度[单位:秒弧角（″）]

视标	立体视锐度	视标	立体视锐度
苍蝇	3 000	4	140
A	400	5	100
B	200	6	80
C	100	7	60
圆圈 1	800	8	50
2	400	9	40
3	200		

六、注意事项

（1）此项检查为主观检查，需向被检者仔细说明此项检查的方法和作用，并取得被检者良好的配合。

（2）被检者如有屈光不正应佩戴矫正眼镜后再进行检查。

（3）Titmus Stereo Test 图卡上下颠倒时，所看到的图形会由凸起来变为凹下去，检查时需要注意这一点。

第六节　瞳孔的反射与瞳孔的检查

一、瞳孔

瞳孔位于虹膜中央，直径约为 2.5～4 mm，双侧瞳孔等大等圆，可调节进入眼内光线的强度。不同年龄段的人群瞳孔大小有一定差异，新生儿和老年人瞳孔较小，近视眼的瞳孔比正视眼大，远视眼瞳孔比正视眼小。瞳孔的大小在正常情况下也会发生微小的变化，如在情绪激动、受到惊吓时会出现瞳孔散大，在熟睡或深呼吸时瞳孔会缩小。

虹膜上有环行瞳孔括约肌受副交感神经支配和放射状的瞳孔开大肌受交感神经支配，能调节瞳孔的大小。瞳孔括约肌（平滑肌）呈环形分布于瞳孔缘部的虹膜基质内，受副交感神经支配，司缩瞳作用。瞳孔开大肌（平滑肌），受交感神经支配，司放大瞳孔的作用。当在强光下时，瞳孔缩小；在弱光下，瞳孔会扩大。

二、瞳孔的反射

1. 瞳孔光反射

当可见光进入眼内时所引起的瞳孔收缩现象，称为瞳孔对光反射。

光反射分为直接光反射和间接光反射。可见光照射一侧瞳孔，瞳孔收缩的现象称为瞳孔的直接对光反射。一眼接受光照时，无光照的另一眼瞳孔同时收缩的现象称为瞳孔的间接对光反射。

瞳孔光反射的主要作用是调节进入眼内的光线。强光下，瞳孔缩小，弱光下，瞳孔相对扩大，维持进入眼内光线的相对恒定。

2. 近反射（集合反射）

双眼注视近物时，会同时引起眼球瞳孔缩小、调节增强和辐辏的三联动现象，称为瞳孔近反射，又称集合反射。

三、瞳孔的检查

（1）观察被检者瞳孔大小，形状，双侧是否等圆、等大。

（2）直接对光反射：右手持手电筒，光源自外侧迅速移向瞳孔，同时观察同侧瞳孔有无立即缩小，移开光源后瞳孔有无迅速复原。先检查左侧，然后以同样方法检查右侧。间接对光反射：右手持手电筒，左手隔开两眼，光源自外侧移向瞳孔，同时观察对侧瞳孔受检者有无立即缩小,移开光源瞳孔有无迅速复原。先检查左侧,后检查右侧。观察瞳孔大小改变的幅度和速度并记录。

(3) 集合反射:嘱受检者注视 1 m 以外的目标(通常是检查者以右手食指竖立,指尖向上与双眼同一高度),然后将目标逐渐移近眼球(距眼球约 10 cm 处),观察双侧眼球有无内聚,瞳孔有无缩小。

实践十二　瞳孔光反射检查

一、能力要求

本环节是要求应用手电筒进行瞳孔直接和间接光反射的检查,通过此项训练掌握瞳孔光反射的特点及检查的意义,并能够熟练地掌握应用手电筒进行瞳孔直接和间接光反射的方法与步骤,判断被检者瞳孔光反射的速度与幅度等。

二、仪器准备

手电筒,远距离视标。

三、原理与方法

(1) 虹膜上有环行瞳孔括约肌受副交感神经支配和放射状的瞳孔开大肌受交感神经支配,能调节瞳孔的大小。

(2) 当在强光下时,瞳孔缩小;在弱光下,瞳孔会扩大。

(3) 当可见光进入眼内时所引起的瞳孔收缩现象,称为瞳孔对光反射。光反射分为直接光反射和间接光反射。可见光照射一侧瞳孔,瞳孔收缩的现象称为瞳孔的直接对光反射。一眼接受光照时,无光照的另一眼瞳孔同时收缩的现象称为瞳孔的间接对光反射。

(4) 观察瞳孔大小改变的幅度和速度并记录。

四、操作步骤

(1) 在相对暗的环境下进行检查。检查者距离被检者约 25～30 cm,但不能挡住被检者的视线。

(2) 指导被检者注视远距离视标。

(3) 将手电筒的灯光照向右眼瞳孔,观察右眼瞳孔的大小和该眼瞳孔缩小的速度,重复两次。

(4) 将手电筒的灯光照向右眼瞳孔,观察左眼瞳孔的大小和该眼瞳孔缩小的速度,重复两次。

(5) 将手电筒的灯光照向左眼,重复步骤 3、4。

(6) 手电筒的灯光从右眼移到左眼,在两眼间移动,在每眼前各停留 3～5 s,观察光刚照射时各眼瞳孔的反应,并重复 2～3 次。

(7) 在测试的整个过程中,注意观察瞳孔的形状是否为圆形,大小是否相同,记录瞳孔反应的速度和幅度。

五、结果记录与分析

检查项目	速　度	幅　度
瞳孔直接对光反射		
瞳孔间接对光反射		

要求	顺序是否准确	操作是否规范	动作是否熟练

改变幅度:3=瞳孔明显缩小,2=瞳孔中度缩小,1=瞳孔轻度缩小,0=无改变
改变速度:缓慢缩小"－",迅速缩小"＋"

六、注意事项

(1) 检测环境为半暗室。
(2) 手电筒照射瞳孔和离开瞳孔时检查者要注意观察。
(3) 被检者如戴眼镜,检查时要摘掉眼镜。

第三章 客观屈光检查

屈光检查简称验光,指眼屈光不正度的检测。通过各种主观、客观屈光检测方法,确定在调节静止状态下,将被测眼矫正到正视状态时所需要的矫正镜度。正视状态即平行光线经过矫正镜片及眼屈光系统后形成焦点同时焦点落在视网膜上。屈光检查可分为:主观屈光检查、客观屈光检查。

客观验光是验光的初始阶段。客观验光是指在不需要被检查者的主观视力应答条件下,检查者直接根据被检眼的眼底反光和影动特点或屈光要素的检测来判断被检眼屈光状态的一种方法。临床主要包括检影验光法,电脑验光仪,角膜曲率测量,摄影验光等方法。因为无须被检者告知其视觉感受,对于不具备配合主观屈光检查所需要的行动、理解与表达能力及其他原因的被检者也可以进行检测。

本章主要讨论电脑验光仪及检影法。

第一节 电脑自动验光仪

一、电脑验光仪概述

电脑验光仪最早出现在 20 世纪 70 年代,起源于美国,由美国宇航局科学家发明制作,用于检查宇航员的视力,是集光、机、电子及计算机于一身的高科技产品。随着电子技术的发展,不同类型、不同功能的自动验光仪相继出现。常用的有台式和便携式等。

电脑验光仪主要用于检测眼屈光不正,客观检查眼的屈光状态,亦可用于检测调节力、裸眼及矫正视力、瞳孔距离等。电脑验光仪多数选用红外线或激光技术,光波波长在 $800 \sim 950$ nm 之间,配合电子计算机装置,使用时不需要散瞳,对眼睛刺激较小。

二、电脑验光仪的分类及工作原理

电脑验光仪有主观型与客观型(及两用型)之分。主观型根据被检者调整测试视标至清晰时的位移,以判断屈光不正的程度。现在应用的以客观型电脑验光仪居多。尽管客观型电脑验光仪的型号、生产的厂商不同,其工作原理也不尽相同,但概括起来主要有三种原理:谢纳原理、焦度计原理和检影镜原理。根据双针孔成像原理,改变进入眼内的光线聚散度,使视标清晰地成像在视网膜上,据以判断眼的屈光度为谢纳原理。或由检查者通过一套特定的装置,将光线射到视网膜上,根据眼底反光聚散度来判定屈光为检影镜原理。或者在眼前加一个光学系统,使远点移到眼前适当距离,来判断屈光不正。

电脑验光仪的主要结构包括:升降工作台、定位系统、验光仪主机(放松调节与固视系统、移动光斑系统、测量系统)三大部分。由红外线发射器发出红外线,通过光学系统投射到角膜和视网膜上,由此再经过光学系统反射到探测器,将测得的信号转变为电压,经过电子计算机系统,将测得的各种数据用数字显示出来,并可将数据经过热敏打印器打印输出。

三、电脑验光仪使用注意事项

电脑验光仪由于设计的缺陷,会受到很多因素的限制,如被检眼的瞳孔大小、屈光不正程度、瞬目的频率等。当被检眼的这些因素超出一定的范围,电脑验光仪便不能正常工作。同时,电脑验光仪对工作环境中温度与湿度的要求也很高,如若工作环境不良,会直接影响仪器的灵敏度和准确度。因此在使用电脑验光仪时,要对仪器进行检测,及时修正仪器的误差。

实践十三　电脑验光仪的使用

一、能力要求

本环节的目的是掌握应用电脑验光仪进行眼屈光状态的检测,通过学习了解电脑验光仪的使用方法,达到熟练规范的应用电脑验光仪进行眼屈光检查的要求。

二、仪器准备

电脑验光仪。

三、原理与方法

(1)电脑验光仪多数选用红外线或激光技术,光波波长在 $800\sim950$ nm 之间,配合电子计算机装置,使用时不需要散瞳,对眼刺激较小。它是根据双针孔成像原理(谢纳原理)设计而成的,是屈光检查技术和电子计算机结合起来的验光仪器,故称电脑验光仪。

(2)电脑验光仪通过改变进入眼内的光线聚散度,使视标清晰地成像在视网膜的反射面上,据此估计眼的屈光度;或由检查者通过一套特定的装置,将光线射到视网膜上,根据眼底反光聚散度来判定屈光(检影镜原理);或者在眼前加一个光学系统,使远点移到眼前适当距离,来判断屈光不正(焦度计原理)。

(3)电脑验光仪主要用于检测屈光不正,客观检查其屈光状态。

四、操作步骤

(1)连接电源,松开电脑验光仪的位置锁定旋钮,打开电源开关,电脑验光仪进入自检状态。待自检结束后进入检测程序。

(2)根据检测需要设置不同的检测模式和参数,如角膜曲率、人工晶体、打印模式等。

(3)嘱被检者自然坐下,调整升降台高度,使被检者能有舒适的检测位置。然后将下颌放在托架上,头部靠在支撑架上,头位自然放正,调整被检者眼与电脑验光仪主机上高度标志或与弧形的支架上的眼位高低标志对齐。

（4）先进行右眼测量，按下测量按钮，结果将被显示在屏幕上（见图 3 - 1），如果打印开关放置在"ON"或"AUTO"，结果将被打印。（ON：每次测量结束后，结果被打印出来。AUTO：每三次或四次测量后，单独的结果和平均值将被自动计算和打印出来。）

（5）重复上述步骤，进行左眼测量。

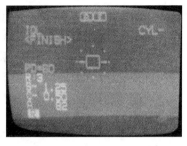

图 3 - 1 电脑验光仪面板显示

五、结果记录与分析

项 目	次 数	右眼（OD）	左眼（OS）	瞳距（PD）
电脑验光仪进行屈光检测	一			
	二			
	三			
	平均			
要求	顺序是否准确	操作是否规范		动作是否熟练

六、注意事项

（1）耐心告诉被检者检查的方法与目的，消除其紧张心理。在检测时不要频繁眨眼，头位要保持正位，不要来回摆动。

（2）要根据不同型号仪器的特点进行参数的设置。设置之前要仔细阅读仪器的说明书。

（3）使用电脑验光仪进行屈光检测时可以不用在暗室中，但是光源不要直接照射被检眼。

（4）遇到电脑验光仪不能检测出的屈光度时，要及时选择其他的屈光检查方法。

（5）对儿童和屈光间质混浊的患者，电脑验光仪测试的误差较大，甚至不能检查出屈光度数。因此不能将电脑验光仪测定的屈光度数作为配镜处方的唯一根据。

第二节 检影验光

检影作为验光过程初始阶段的一个重要步骤，其提供的眼屈光程度的参考数据是下一步精确主观验光的基础。在一些不能很好进行配合的儿童、老人、智力低下、听力障碍的人群中，检影验光测得的数据可直接作为配镜处方的重要依据。因此，检影验光作为一种最重要的客观验光的方法在临床的应用非常广泛。掌握检影验光的方法（主要是静态检影），是每一位视光从业人员必须掌握的一项基本技术。

一、检影验光与检影镜的发展

检影验光全称视网膜检影，简称检影法，是客观验光的主要方法。检影验光法已经有131年的历史了，最初是由 William Bowman 于 1859 年偶然间发现。他用 Helmholtz 检眼镜检查圆锥角膜散光时，无意间发现一种由眼底反射出来，并有特殊运动的光。经过研究，

直到 1873 年才由 Cuignet 首先发明检影镜(平面反光镜)用于临床。1878 年,M. Mengin 用
"远点理论"阐述了检影法的原理,并一直当作检影的理论基础沿用至今。1881 年 Parent 提
出了视网膜检影一词。1927 年,Copeland 发明了带状光检影镜并申请了专利,使得检影的
技术和理论广泛的应用于临床。顾名思义,视网膜检影实际上是利用光线经过视网膜反射
后形成影像的明暗及运动规律来判断屈光状态的一种验光方法。

二、检影在验光中的地位与作用

(一)检影的分类

根据检影时工作状态可将检影分为静态检影和动态检影。

静态检影是指验光时,被检查者的调节、集合与检查者的工作距离处于相对或绝对静止
状态的检影方式。

动态检影是指检影时,被检者的调节与集合随着检影的工作距离改变而改变,调节、集
合与工作距离始终处于活动状态的一种检影方式。

(二)检影验光的作用

(1)动态检影可以快速确定屈光状态。通过动态检影寻找远点和对调节幅度的判断可
以简单快速的确定屈光状态和程度。

(2)静态检影可以确定光度范围。通过寻找中和点可以较为准确的判断光度范围。

(3)动态检影可以简单确定调节近点离中和点的位置,可以用来判断调节幅度。

(4)静态检影可以用于调节性近视初查。静态检影的被检眼属光度应为中和时的光度
减去工作距离的倒数,其本质为在被检眼屈光度上加上一个符合检影距离的正透镜,以达到
中和点。我们知道在眼前加上一个正透镜可以使调节放松,因此,静态检影时的调节可以得
到一定量的放松,如果检影结果明显低于实际的近视度数时,可能存在调节性近视。

(5)检影的同时可以进行屈光间质的检查。屈光间质的状态对验光有着重要的意义,
我们可以利用检影来快速的确定屈光间质有无问题,主要通过对阴影位置及活动性的判断
来确定屈光间质的状态。

三、检影验光的常用仪器及使用方法

(一)检影镜

1. 检影镜的分类

检影镜基本可以分为两种类型:点状光检影镜和带状光检影镜。点状光检影镜发出的

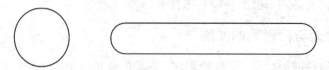

图 3-2　点状光与带状光

光为圆形,带状光检影镜发射的光束是带状光(如图3-2所示)。带状光检影镜发出的带状光可以改变出射光的聚散度,其散开光束做一般屈光检查,会聚光束做高度屈光不正检查,在检影时发挥其不同的功能。同时还可以使出射光通过套筒的旋转改变360°方向,以方便检查各子午线的屈光状况。

2. 检影的原理

检影是利用检影镜对眼球内部照明,光线从视网膜反射回来,这些反射光线经过眼球的屈光成分后发生了改变,通过检查反射光线的聚散度可以判断眼的屈光度。检影的原理可用图3-3表示。

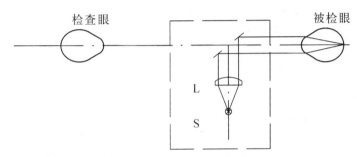

图3-3　检影的光学成像原理

检影镜的光学成像原理为:光源S发出光线,经投射物镜L后光线发生会聚,又经反射镜后光线投向被检眼,检查眼通过反射镜上一窥孔观察由被检眼睛眼底反射回的映光情况。

3. 带状光检影镜的结构和用法

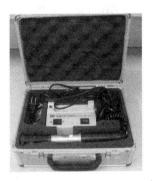 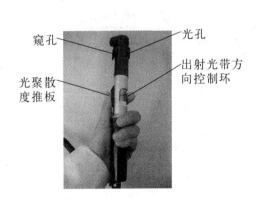

图3-4　带状光检影镜

目前实践中普遍应用带状光检影镜,其光学结构分为投射系统和观察系统两部分。机械结构包括检影镜的头部、套管及手柄三部分(见图3-4)。其光学结构特点如下。

(1) 投射系统:主要用于照明视网膜,包括光源、聚光镜、反射镜及聚光套筒四部分。

(2) 观察系统:观察系统主要用来观察视网膜反光,检影镜发出的光线进入眼内,经视网膜反射后又进入检影镜,再通过反射镜光圈从检影镜后的观察窥孔里进入检查者眼内,检查者即可以通过移动带状光检影镜观察到视网膜反射光的移动情况来判断被检眼的屈光状态。

4. 带状光检影镜的使用

（1）带状光检影镜的移动方向：带状光检影镜的移动始终与出射光带的方向相垂直。

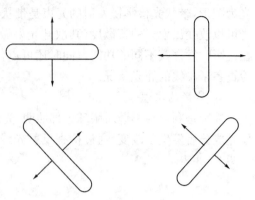

（2）向下推动带状光检影镜手柄上方的推板，可以改变出射光的聚散度，使得出射光呈会聚状，光带变细、变亮，可用于检查高度屈光不正，此时观察到的影动与不移动推板时宽光带下观察到的影动特点相反。

（3）用食指朝同一方向推动出射光带方向控制环，可以使出射光带旋转 360°，并可以停在任何选定的子午线位置（见图 3-5）。

图 3-5　带状检影镜移动方向与出射光带的关系

（二）检影练习模型眼

检影验光是一项重要的技术，也可以说是一门艺术。检影验光的准确性有赖于检影者扎实的基本功以及需要验光师不断地在应用中体会与分析，才可以达到熟练、精确的检影。但对于初学者来说，上述要求不易达到，需要反复训练，细心揣摩，才能掌握检影法的真谛。所以对于初学者，人眼的屈光状态复杂多变，而且不能当作合适的练习对象，必须借助一个能够充当"人眼"的工具以供练习之用。这个工具就是检影练习模型眼，俗称为"模拟眼"（见图 3-6）。

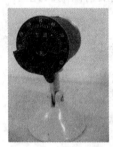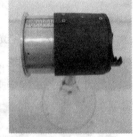

图 3-6　检影练习模型眼

模拟眼能够模拟正视、近视、远视及散光等各种屈光状态，并且能够模拟大、中、小瞳孔供练习者使用。模拟眼的外形如筒状，前面有一凸透镜镜片，为模拟眼的屈光系统。凸透镜前有光圈，模拟眼的瞳孔，直径分为 2 mm、4 mm、6 mm 三档。后部的镜筒可通过拉伸改变其长度，其上有刻度（-5～+4），代表屈光度可以从 -5D 到 +4D 进行调整。筒状结构的最前面上方有根据 TABO 标示法标记的轴位 0～180度，每格代表 5 度，套筒前面的镜片槽可以同时放置三片镜片。

（三）镜片箱与试镜架

验光时一般要使用镜片进行中和，大多可采用镜片箱。规范来讲，检影是验光的初始阶段，检影验光时应采用综合验光仪上的镜片来进行中和。但实际工作中，镜片箱的使用还是非常广泛的。一般验光镜片箱按镜片数量分类：104 片、158 片、232 片、266 片等。另有根据实际使用的要求定制的镜片箱，镜片的数量可以不同。检影练习用的镜片箱一般镜片数量较少。验光镜片箱按镜片直径分类：22 mm、26 mm、36.5 mm、38 mm 等。验光镜片箱按镜片材质分类：塑料圈、金属圈。验光镜片箱常见的为皮箱包装、木箱包装等（见图 3-7）。

验光镜片箱内主要镜片包括：正负球镜片、柱镜片、三棱镜片、辅助镜片等。

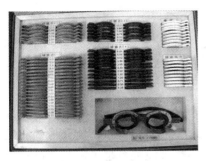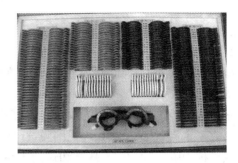

图3-7　不同规格镜片箱

（1）球镜片：球镜片是使近轴的平行光束会聚于一个点的镜片，各轴线位置的屈光力相等。凸镜片用于矫正远视和老视；凹镜片用于矫正近视。

（2）柱镜片：柱镜片使近轴的平行光束会聚于两条分离的、相互正交的焦线上，分凸柱镜片和凹柱镜片两种，用于矫正散光。

（3）棱镜片：镜片切面呈楔型，光线透过后，其底面屈折，物象向棱尖移位。可将没有刻线的一测靠近患者眼，用做隐斜视和斜视矫正及检查并可锻炼肌力。

（4）辅助镜片包括：黑片、磨砂片、针孔片、裂隙片、平光片、十字片、有色片、马氏杆片、交叉柱镜片、双棱镜片等。

四、带状光检影验光

带状光检影验光在临床上应用广泛。本节主要介绍应用带状光检影镜进行静态检影的理论与方法。

（一）准备工作与注意事项

检影需要在暗室中进行。检影时验光人员需采取坐位，上身挺直，尽量养成右手持镜，左手插片、换片的习惯。右臂自然弯曲，右手握在检影镜手柄上，另一手放在同侧大腿上，两腿弯曲，小腿垂直向下，放松。开始检影前，检查检影镜电源是否接通，打开电源，电源指示灯亮，且检影镜可发出带状光。检影人员自身的屈光不正需要先矫正后才可开始检影，否则会影响被检者的检影结果。

检影镜要紧靠检查者的眉弓或镜架上（戴眼镜的检查者），保证检影时经过窥孔的视网膜反光能对准并进入检查者的瞳孔，以方便观察。检影镜用完后放回原处，切断电源。所插镜片每用完一片后放回镜片箱原来的位置。结束时检查所有镜片数量和顺序以备下次使用。

临床检影常用小瞳检影和散瞳检影。散瞳检影常用的睫状肌麻痹药物多为托品酰胺，14岁以下者可以用1%的阿托品眼膏，散瞳检影后，待被检者调节恢复后还要进行验光复查。

检影是一项精细的工作，人眼的屈光状态也是复杂而精细的，此项技术需要验光人员勤加练习。初学者练习时结合模拟眼，进过反复多次实践、分析、总结，在实践中不断提高检影的水平。

（二）检影验光的原理与方法

1. 远点

检影验光的理论基础为"远点"理论。在检影验光的过程中，我们始终以眼的远点作为重要的参照。

眼在调节静止的状态下，光线从视网膜黄斑中心反射回来经过眼的屈光系统折射后在眼外形成一个焦点，这个焦点与视网膜黄斑中心形成"共轭"的焦点（即物和像的相互对应），这一点也称为眼的"远点"。从物和像的关系角度来看，共轭关系是可逆的。视网膜检影就是利用了视网膜被照亮处发出的光线在远点成像的原理，通过观察瞳孔区光影的动态确定被检眼远点的位置，从而判断被检眼的屈光状态的过程。

从屈光学角度来看，眼在调节静止状态下，外界的平行光进入眼内，经过屈光系统折射后恰好能聚焦于视网膜上，称为正视。如聚焦在视网膜前，则为近视，如聚焦在视网膜后，则为远视。散光根据两条主子午线的成像特点，分为单纯近视散光、单纯远视散光、复合近视散光、复合远视散光、混合散光。

自然界中的平行光源来自于无穷远，正视眼即为无屈光异常，其黄斑的共轭点即正视眼的远点在无穷远。近视眼的屈光力过强，与黄斑共轭的点位于近视眼与无穷远之间的某一个点，这点的位置与近视的屈光度有关，即为 1/屈光度，单位为 m。远视眼由于成像在视网膜后方，其黄斑对应的共轭点在无穷远以外。不同屈光状态远点如图 3-8 所示。近视可以通过在眼前添加凹透镜（发散透镜）使远点变为无穷远，远视可以通过在眼前添加凸透镜（会聚透镜）使远点也变为无穷远。散光的两条主子午线的远点可参照近视或远视的球性屈光不正的特点。

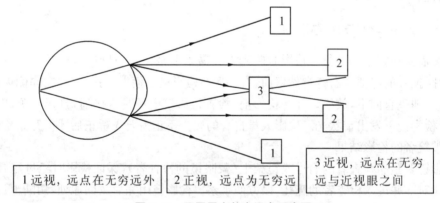

| 1 远视，远点在无穷远外 | 2 正视，远点为无穷远 | 3 近视，远点在无穷远与近视眼之间 |

图 3-8　不同屈光状态远点示意图

2. 工作距离镜与人工近视

（1）工作距离

从屈光学远点理论可以得知，检影时的理想距离应该是距被检眼无穷远。但是无穷远距离的照明不存在，检查者也不可能在无穷远的距离来观察被检眼，更不可能在无穷远处通过更换添加在眼前的镜片来检测被检眼的屈光度。因此，在实际检影中我们应该选择一个合适的距离来方便我们检影，我们称之为工作距离。工作距离一般选择 0.5 m、0.67 m 或 1 m。

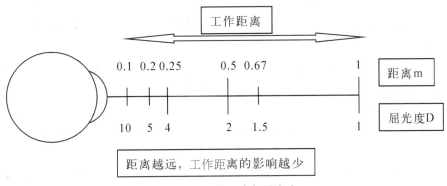

图 3-9 工作距离与屈光度

如图 3-9 可见,工作距离太近和太远都不合适,太近检影的误差会增大,难以控制,太远则不利于观察视网膜的反光。因此在实际工作中一般选用 0.67 m,相当于成人一臂的距离当作常用的工作距离。一般的综合验光仪上也都配有 +1.50DS 的镜片,专供检影使用。

(2)工作距离镜与人工近视

工作距离的使用是否仍然能够符合远点的理论呢? 如何能使近距离的检影和无穷远的距离进行检影取得同样的结果呢? 同样根据远点的理论,我们可以在工作距离选定之后,在被检眼的前面加上一个镜片,该镜片的屈光度应该是所选工作距离的倒数,即 1/工作距离,单位为屈光度(D)。这个镜片我们通常称之为工作距离镜,其读数我们称为工作距离焦度。如工作距离是 0.67 m,则工作距离焦度为 +1.50DS。即在被检眼前放置 +1.50DS 的工作距离镜后可以消除 0.67 m 的工作距离的影响,相当于在无穷远处观察被检眼的视网膜反光状态。

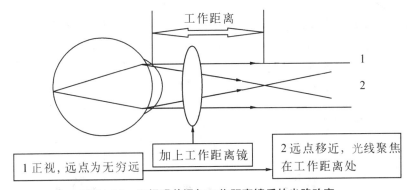

图 3-10 正视眼前添加工作距离镜后的光路改变

换个角度来讲,如果在正视眼前加上一个 +1.50DS 的工作距离镜,(如图 3-10 所示)则从正视眼视网膜黄斑处反射出的光线刚好聚焦在视网膜前 0.67 m 处,可以理解为加上工作镜后将正视眼变为了一个近视眼,且近视的度数刚好是 -1.50DS,此时,我们称 -1.50DS 为人工近视。同时工作镜的使用将正视眼无限远的远点移到了眼前 0.67 m 处。

既然工作距离是由于我们实际检影为了工作方便采用的一种方法,在检影过程中,工作距离镜就是工作距离的直接体现,所以,我们在计算被检眼实际的屈光不正度数时,还需要将工作距离的影响去掉。方法为:在插片的基础上减去工作距离镜,或者加上人工近视。如,工作距离为 0.67 m,矫正用插片读数为 +5.00,则检影结果或被检眼的实际屈光不正度数为(＋5.00DS)−(＋1.50DS)＝＋3.50DS,或者(＋5.00DS)＋(−1.50DS)＝＋3.50DS。检影距离改变如距离为 0.5 m 或 1 m,则工作距离镜相应为＋2.00DS 或＋1.00DS。需要注意的是,工作距离焦度只与球镜有关,与柱镜(散光)无关,这一点在最后计算实际屈光度时一定要注意。如,矫正用插片度为＋4.00DS/＋1.00DC×60,工作距离为 0.67 m,则去除工作距离镜度后被检眼的实际屈光度应为＋2.50DS/＋1.00DC×60。

3. 中和点(反转点)

中和点的本质即为眼的远点。对于近视眼来说,中和点刚好是近视眼的远点,即与视网膜上的黄斑物像共轭的一个点。在这一点,光线互相交叉,改变了原来的聚散状态,是检影过程最后要找到的重要位置。由于光线交叉,在这一点与被检眼之间的各点,均能成正立像,在这一点之外到无限远的各点,均能成倒立的像。故中和点又称为反转点。

在不同的工作距离下,只有与工作距离倒数相同的近视屈光状态才刚好是处在中和点的位置。如检影距离为 0.67 m,那么−1.50DS 的近视眼的中和点刚好在被检眼前 0.67 m 处。换言之,如在一正视眼前加上一片＋1.50DS 的工作镜,此正视眼视网膜反射出的光线刚好在眼前 0.67 m 处聚焦。

4. 映光四要素

在检影过程中,通过检影镜的光带将光照入被检眼后,我们要在一定工作距离处观察视网膜反射出来的光,视网膜反射的光线经过眼的屈光系统后,由于眼的屈光状态不同,我们看到的反光的状态也不同。根据前面所介绍的检影的工作距离及远点理论与中和点后,检查者检影过程中通过晃动检影镜,观察被检眼的视网膜映光的移动与检影镜移动之间的关系,才能够测出被检眼的屈光状态。需要观察的映光的特点主要包括四个要素:映光的动向,映光的亮度,映光的速率和映光的形状。

(1) 映光的动向

带状光检影镜发出光线,经瞳孔照入被检眼,检查者通过观察孔观察视网膜黄斑中心的反光。轻轻沿与出射光带相垂直的方向移动带状光检影镜,从观察孔中看到被检眼瞳孔处的光带与被检者面部瞳孔以外的带状光移动方向相同,称为顺动。如瞳孔处的光带与被检者面部瞳孔以外的光带移动方向相反,称为逆动(见图 3 - 11)。

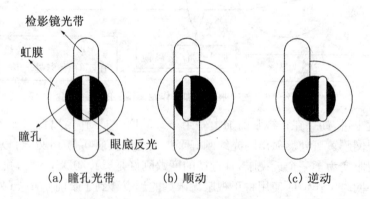

图 3 - 11　顺动与逆动示意图

当检影镜置于工作距离 0.67 m 处时,此时如果被检眼的视网膜反光是会聚的,且会聚点位于被检眼与检查者之间,即 0.67 m 以内时,检查者观察到的被检眼视网膜反射的光线是经过交叉之后才进入检查者眼内,当检影镜晃动时,检查者会看到被检眼中出现逆动的影动。反之,如果被检眼的视网膜反光是发散的或者会聚的焦点位于检查者的后面,即在比 0.67 m 更远的位置,检查者观察到的被检眼视网膜反射的光线是直接进入检查者眼内,光线没有出现交叉,当晃动检影镜时,检查者会看到被检眼中出现顺动的影动。如果被检眼视网膜反射的光线刚好聚焦在检查者的观察点上,即在 0.67 m 处,这时检查者会看到被检眼瞳孔呈现出特殊的"满月现象",为不动,即为中和。

（2）映光的亮度

中和点距离远点距离的远近是决定被检眼映光亮度和光带移动速度的主要因素。换句话说,被检眼需要通过多大屈光度的矫正镜片才可以把被检眼的远点移至检查者的视网膜,如若忽略检查者眼视网膜与检影镜观察孔之间的距离,则可以理解为是将被检眼的远点移至工作距离处。

映光亮度的特点为:远点离中和点越远,证明被检眼的屈光不正程度越高,瞳孔区映光越暗;反之,如远点离中和点越近,证明被检眼的屈光不正程度越低,映光越亮。同时需要注意的是,距离远点同样的位置,逆动的映光亮度比顺动程度暗。

（3）映光的速率

速率与亮度具有相类似的特点。远点离中和点越远,证明被检眼的屈光不正程度越高,瞳孔区影动越慢。反之,如远点离中和点越近,证明被检眼的屈光不正程度越低,影动越快。接近或达到中和点时,瞳孔充满映光,看不到明显的影动。

（4）映光的形状

映光的形状包括两个主要特点:一是映光的宽度,二是光带的方向与形状(见图 3-12)。

映光的宽度与映光的亮度和速率特点类似。远点离中和点越远,证明被检眼的屈光不正程度越高,瞳孔区映光越窄。反之,如远点离中和点越近,证明被检眼的屈光不正程度越低,映光越宽。但是需要注意,当远点离中和点非常远时,即被检眼的屈光不正很高时,瞳孔区的映光也会变得很宽,会误以为时接近中和点了,我们称为假中和。但是这一点可结合其他几个映光要素综合判断。

带状光光带的特点除宽度外,还有光带方向与形状的改变。如看到被检眼瞳孔区的光带,在晃动检影镜时能看到光带破裂,出现明显的剪动,或光带方向出现明显的偏斜同时宽度改变等,预示着被检眼的两条主子午线的远点距离是不同的,存在散光。

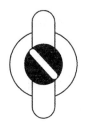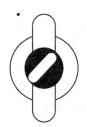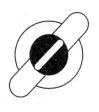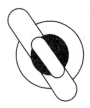

图 3-12 映光形状和宽度的改变

5. 中和点的寻找与判断

根据映光的四个要素,在检影时要注重四个要素的综合判断。其中映光的动向是判断需要添加正镜还是负镜的重要参考。观察到影动为顺动时,要在被检眼前添加正透镜;影动为逆动时，则添加负透镜。影动的亮度暗，速率慢，光带窄时，可添加高度数镜片；反之，添加低度数镜片。

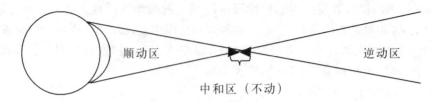

顺动区　　　　　　　　　　　逆动区

中和区（不动）

图 3 - 13　检影顺动区、逆动区与中和区

通过在被检眼前添加合适的矫正镜片逐渐向中和点靠近，去除工作距离的影响，即可得出被检眼的实际屈光不正度。但在实际的检影验光当中，中和点的判断是非常困难的，这是因为有时瞳孔周边的细微影动不易被发现，也有可能由于距离中和点较远时，影动不易判断等原因，往往造成误判为中和点。因此，如何能够准确地判断出中和点，是我们解决检影验光难的一个主要的问题。

中和点实际不只是一个点，而是一个区域（如图 3 - 13 所示）。这主要是由于球面像差所导致的，这个区域的大小与瞳孔的直径和工作距离有关。瞳孔直径越大，球面像差越明显，中和区域越大，检影的误差也会越大。要特别注意瞳孔中央区域的映光特点，并在中和影动时，尽量终止在顺动区域。

根据"顺加正、逆加负"的原则添加镜片直到影动变为相反方向的"过矫法"是检影中一项非常实用的技能。在接近中和点的位置，检查者移动检影镜，略向前倾靠近被检眼时，出现较明显的顺动，略向后倾远离被检眼时，先出现不确定影动，再向后倾出现逆动。此法称"前倾后移法"，会出现"前顺后逆"的影动特点。这时可以将影动停留在微小的顺动，即可以判断被检眼已经中和。记录此时的插片结果，并在插片结果中减去工作距离镜（0.67 m，＋1.50DS），得出被检眼的实际屈光不正度数。

如果被检眼是散光眼时，先根据影动的四个要素，判断散光眼的两条主子午线，并依次中和两条主子午线，中和时采用添加球镜的方法进行中和，将第一次中和的方向的球镜度记录为处方中的球镜，第二次中和的方向所插球镜度记录为处方中的柱镜度，第二次中和时光带的方向记录为柱镜的轴位。记录球柱镜处方并计算被检眼的实际屈光不正度数。

6. 带状光检影验光的方法与步骤

在半暗室环境下，要求被检者坐在固定位置，双眼睁开，先进行右眼的检影验光。

检影过程中，被检者左眼始终注视前方的远距离视标（最大的视标）。尽量放松调节。儿童或必要时需要进行睫状肌麻痹后检影验光。

在被检眼试镜架中插入工作距离镜（＋1.50DS）。检查者右手持镜，用右眼观察被检者的右眼，左手臂自然弯曲，放在左腿膝盖上，如需插片则在镜片箱中选择合适的镜片插入被检者眼前的试镜架上。（如采用综合验光仪，则直接加入所需镜片。）

检查者手持检影镜，在 360°方向上旋转光带，并且仔细观察光带的宽度及影动状态。再将光带分别放在水平位和垂直位，晃动检影镜，观察瞳孔区反射光带的影动特点，判断被检眼的屈光不正是球性的还是有散光。判断的要点包括影动的方向，光带移动的速率、亮度、形状、宽度、是否有影动的破裂现象或光带方向偏移等。

如果两条主子午线的影动性质相同,则被检眼为球性屈光不正。顺动加正球镜,逆动加负球镜,直到中和。判断中和时,一般采用过矫法,即顺加正镜至逆动,逆加负镜到顺动,之后均停留在顺动。记录插片结果,减去工作距离镜度,即为被检眼的实际屈光度数。

如果观察发现被检眼瞳孔区的影动有如下特点:检影镜放置在水平和垂直两条子午线时的影动方向不一致;或影动方向一致,但影动的形状和两条子午线的光带宽度等不一致时,则确定被检眼有散光。

一旦确定被检眼有散光,则要分别确认两条主子午线,然后两条主子午线分别中和。转动检影镜的光带,首先找到没有破裂现象的两条主要子午线,先右后左进行检影。

（1）两条主子午线影动都是顺动,先用正球镜中和较低度数的子午线,另一条子午线仍留有顺动,继续用正球镜或正柱镜中和,直到两条子午线都中和。

（2）两条主子午线影动都是逆动,先用负球镜使两条子午线都变为顺动,其中一条刚好中和,再中和另一条子午线,此时其影动也为顺动,继续用正球镜或正柱镜中和,直到两条子午线都中和。

（3）两条主子午线影动方向相反,一个为顺动,一个为逆动。先用负球镜中和逆动的子午线,另一条子午线此时为顺动,继续用正球镜或正柱镜中和。

（4）经检查验证,待两条子午线均被中和后,保留右眼的检影插片度数,用同样的步骤检查左眼。左眼的屈光不正中和后,再次检查右眼,并适当调整。

（5）记录插片结果及主子午线方向,计算被检眼的实际屈光不正度数。即在插片的结果上减去工作距离镜度(0.67 m,+1.50DS)。

（6）开具验光处方,请被检者试戴,测量两眼的矫正视力。

实践十四　影动的观察

一、能力要求

本环节的目的是掌握应用模拟眼观察影动的特点,通过学习了解检影法的基本步骤和影动的特点,为进一步熟练的进行带状光检影验光打下牢固的基础。

二、仪器准备

带状光检影镜,检影练习模型眼。

三、原理与方法

（1）模拟眼的屈光度可以从−5D到+4D,调节套筒的长度,对应相应的刻度即可模拟相应的屈光度。

（2）带状光检影镜的移动方向与出射光带的方向相垂直,轻轻晃动检影镜,观察被检眼瞳孔区的视网膜映光特点。

（3）根据瞳孔区视网膜映光与面部瞳孔区以外光带的移动方向的关系判断不同度数的模拟眼的影动方向(顺动还是逆动)、影动的亮度、速率及宽度等的特点,体会不同度数的影动特点。

四、操作步骤

（1）半暗室环境，将模型眼放置在工作台上，检查者坐正，使检查者的视轴与模拟眼的视轴在同一高度。

（2）检查者眼距模拟眼约一臂长，用软尺或细绳测量工作距离为 0.67 m。

（3）打开检影镜电源，检查检影镜照明灯是否正常。检查者右手持检影镜，用右眼观察模拟眼瞳孔区映光。

（4）将模拟眼的套筒刻度调为"0"，观察其影动为顺动；将模拟眼刻度调整为"+4"，观察影动仍为顺动，注意比较两次影动的亮度、速度与宽度。

（5）将模拟眼的套筒刻度调为"−2"，观察其影动为逆动；将模拟眼刻度调整为"−5"，观察其影动仍为逆动，注意比较两次影动的亮度、速度与宽度。

（6）将模拟眼的刻度放在任意刻度，观察其影动，并判断影动的方向。

五、结果记录与分析

工作距离：0.67 m

刻度	−5	−4	−3	−2	−1	0	1	2	3	4
动向										
亮度										
速率										
宽度										
要求	顺序是否准确			操作是否规范				动作是否熟练		

六、注意事项

（1）检查者的屈光不正要先矫正。

（2）如果模拟眼的瞳孔区有反光点（浦肯野反光），需要略微调整一下检影镜照入瞳孔的角度，反光即可消失。

（3）检影时被检者应两眼同时睁开，尽量减少自身调节对影动的判断。

实践十五　模拟眼的校准

一、能力要求

本环节的目的是掌握模拟眼的校准，并在 0.67 m 工作距离位置观察模拟眼，此时模拟眼放在"0"刻度处，并在模拟眼前放"+1.50DS"的工作距离镜，观察是否出现不动，并检查模拟眼在两条不同主子午线上是否也为不动。为进一步应用模拟眼进行检影验光打好基础。

二、仪器准备

带状光检影镜,检影练习模型眼,镜片箱。

三、原理与方法

(1)模拟眼的刻度放在"0",表示其屈光状态为正视,将模拟眼前放置"+1.50DS"工作镜片后,在0.67 m处观察其影动为不动。

(2)以0.67 m工作距离为标准进行检影,观察模拟眼的影动特点。在0.67 m处观察,应该不动。如在0.67 m仍能看到影动,则调整模拟眼刻度,直到在0.67 m处看到不动为止。

(3)如果在实际观察时,模拟眼是顺动,则将套筒稍稍拉出一点,以增长眼轴,远点移近。模拟眼为逆动,则将套筒推进一些,以缩短眼轴,远点移远。

(4)校准模拟眼散光时,观察各子午线的影动均等同,证明模拟眼是球面的,没有散光。

四、操作步骤

(1)半暗室环境,将模型眼放置在工作台上,检查者坐正,使检查者的视轴与模拟眼的视轴在同一高度。

(2)检查者眼距模拟眼约0.67 m距离(用软尺或细绳测量工作距离0.67 m)。

(3)打开检影镜电源,检查检影镜照明灯是否正常。检查者右手持检影镜,用右眼观察模拟眼瞳孔区映光。

(4)将模拟眼的套筒刻度调为"0",在模拟眼前加+1.50DS的工作镜,观察其影动为不动,瞳孔区应充满橘红色的光影。

(5)如果在上述情况下不能看到中和,仍看到有影动,则需要调整模拟眼的眼轴长度。如影动是顺动,将套筒稍拉出一点,以增长眼轴;如果是逆动,则将套筒稍推进一点,以缩短眼轴,直到在0.67 m时看到影动为不动。

(6)校准后,检查者向模拟眼移近约5~10 cm,将看到顺动;退回到原位(0.67 m),将看到"满月"现象,即不动;再向后退约5~10 cm,可看到逆动。

(7)观察模拟眼套筒上的刻度。检查其是否在正视"0"的位置上,如在"0"上则此模拟眼为正视状态。如果误差范围在1D以内,则认为模拟眼基本合格。如偏差大于1D,则需要重新标记。如果有小于1D的偏差,可将此偏差记下,在矫正时予以相应的镜片补偿。例如偏差是-0.50D,若想在模拟眼上产生-3.00D的近视,可将模拟眼刻度对准"-3.50"处。

(8)去除+1.50DS的工作镜,将模拟眼刻度放在"-1.50"处,在0.67 m处继续观察影动,此时应为不动。如不是中和,还有影动,则模拟眼的刻度本身还有偏差。

(9)插上工作镜,校验散光。即在垂直光带(90°子午线)和水平光带(180°子午线),或检查斜向光带(45°子午线和135°子午线),按照前述方法进行检影,发现两条子午线都是同等中和的,则该模拟眼没有明显散光。

五、结果记录与分析

工作距离:0.67 m

实训项目		动　向	模拟眼刻度调整		
校准模拟眼球镜度	刻度为"0"（模拟眼前放置+1.5DS工作镜）	不动	不变	推进	拉出
		顺动	不变	推进	拉出
		逆动	不变	推进	拉出
	刻度为"-1.5"	不动	不变	推进	拉出
		逆动	不变	推进	拉出
		顺动	不变	推进	拉出
校准模拟眼的散光	刻度为"0"（模拟眼前放置+1.5DS工作镜）	90°子午线			
		180°子午线			
		45°子午线			
		135°子午线			
要求	顺序是否准确		操作是否规范		动作是否熟练

六、注意事项

（1）检查者的屈光不正要先矫正。

（2）如果模拟眼的瞳孔区有反光点（浦肯野反光），需要略微调整一下检影镜照入瞳孔的角度，反光即可消失。

（3）检影时被检者应两眼同时睁开，尽量减少自身调节对影动的判断。

（4）如校准发现球镜偏差大于1D，则需要重新标记。如有小于1D的偏差，可将此偏差记下，在矫正时予以相应的镜片补偿。

实践十六　工作距离的确认与中和点影动的观察

一、能力要求

本环节的目的是掌握工作距离的确认，并在工作距离位置观察模拟眼在"-1.5"刻度，或在"0"刻度处，并在模拟眼前放置"+1.50DS"的工作距离镜，观察中和点影动特点。为进一步熟练的进行带状光检影验光打下牢固的基础。

二、仪器准备

带状光检影镜，检影练习模型眼，镜片箱。

三、原理与方法

（1）模拟眼的刻度放在"0"，表示其屈光状态为正视，刻度放在"-1.5"时其屈光状态为-1.50DS的近视，其远点恰为0.67 m。故在0.67 m处观察"-1.5"的近视时刚好是不动的中和点。

（2）以此可以判断工作距离的准确性，如在设定的工作距离处发现还有影动，如是顺动，说明应向后做微小的移动，即增加工作距离；如是逆动，说明应向前做微小的移动，及减小工作距离。

四、操作步骤

（1）半暗室环境，将模型眼放置在工作台上，检查者坐正，使检查者的视轴与模拟眼的视轴在同一高度。

（2）检查眼距模拟眼 0.67 m 距离（用软尺或细绳测量工作距离 0.67 m）。

（3）打开检影镜电源，检查检影镜照明灯是否正常。检查者右手持检影镜，用右眼观察模拟眼瞳孔区映光。

（4）将模拟眼的套筒刻度调为"0"，在模拟眼前加 +1.50DS 的工作镜，观察其影动为不动；或将模拟眼的套筒刻度调为"−1.5"，观察其影动也应为不动。

（5）如果在上述两种情况下仍看到有影动，则需要调整工作距离，如影动是顺动，则要略向后移动，即增大工作距离；如果是逆动，则要略向前移动，即减小工作距离。

（6）中和的影动为瞳孔区充满橘红色光影。

（7）确认 0.67 m 工作距离，在今后的检影中就应用这个距离，并做到心中有数，尽量减少因为距离的偏差导致的检影结果误差。

五、结果记录与分析

工作距离：0.67 m

实训项目		动　向		工作距离调整			备　注
模拟眼刻度	−1.5 或 0（模拟眼前放置 +1.5DS 工作镜）	不动		不变	增加	缩小	
		顺动		不变	增加	缩小	
		逆动		不变	增加	缩小	
要求	顺序是否准确		操作是否规范		动作是否熟练		

六、注意事项

（1）检查者的屈光不正要先矫正。

（2）如果模拟眼的瞳孔区有反光点（浦肯野反光），需要略微调整一下检影镜照入瞳孔的角度，反光即可消失。

（3）检影时被检者应两眼同时睁开，尽量减少自身调节对影动的判断。

（4）如前后移动的距离过大，最后确认的工作距离如离 0.67 m 差距很大，则要注意检查是否有影响因素。

实践十七　应用模拟眼进行单纯近视与远视的检影验光

一、能力要求

本环节的目的是掌握应用模拟眼进行球性屈光不正的检影，通过观察影动的特点，顺动加正镜，逆动加负镜，找到中和镜度。达到在模拟眼刻度调整为任意读数时能够熟练的检出其镜度，并准确记录屈光不正度的目的。

二、仪器准备

带状光检影镜，检影练习模型眼，镜片箱。

三、原理与方法

(1) 模拟眼的刻度放在"0"，表示其屈光状态为正视，刻度放在"—1.5"时其屈光状态为 —1.50DS 的近视，其远点恰为 0.67 m。故在 0.67 m 处观察"—1.5"的近视时刚好是不动的中和点。

(2) 将模拟眼的刻度放在其刻度范围内的任意位置，检查者通过观察其影动的特点，根据顺动加正镜，逆动加负镜的原则，进行中和。

(3) 中和时，应看到模拟眼瞳孔区出现"满月"现象。如不能明显地看到"满月"现象，则可以通过前倾后移的方法，判断是否中和，前倾出现顺动，后移出现逆动。

(4) 插片时，中和点尽量停留在顺动区。

四、操作步骤

(1) 半暗室环境，将模拟眼放置在工作台上，检查者坐正，使检查者的视轴与模拟眼的视轴在同一高度。

(2) 检查者眼距模拟眼约 0.67 m 距离。

(3) 打开检影镜电源，检查检影镜照明灯是否正常。检查者右手持检影镜，用右眼观察模拟眼瞳孔区映光。

(4) 将模拟眼的套筒刻度调为任意刻度，在模拟眼前加 +1.50DS 的工作镜，观察其影动，并通过影动特点添加矫正镜片在模拟眼前的镜片槽内。

(5) 如顺动则加正球镜，逆动则加负球镜，直到中和。

(6) 查看插片的结果，记录屈光不正结果。

(7) 记录的屈光不正结果与模拟眼刻度比对，数值和符号相近，误差在 0.50D 以内即认为结果正确。

五、结果记录与分析

工作距离：0.67 m，模拟眼前放置＋1.50DS 工作镜。

刻度							
动向							
插片							
要求	顺序是否准确			操作是否规范			动作是否熟练

六、注意事项

（1）检查者的屈光不正要先矫正。

（2）如果模拟眼的瞳孔区有反光点（浦肯野反光），需要略微调整一下检影镜照入瞳孔的角度，反光即可消失。

（3）检影时被检者应两眼同时睁开，尽量减少自身调节对影动的判断。

（4）工作距离镜可以在检影前先插在模拟眼卡槽内，此时，中和时所插的镜片即为检影结果。若检影时模拟眼前不放置工作距离镜，则需要在插片结果中减去＋1.50DS。

实践十八　模拟屈光状态的单纯近视与远视的检影验光

一、能力要求

本环节的目的是掌握应用模拟眼进行球性屈光不正的检影，通过观察影动的特点，顺动加正镜，逆动加负镜，找到中和镜度。达到能够在模拟眼前放置任意球镜度的模拟镜片时能熟练的检出其屈光不正度，并规范的记录屈光不正度的目的。

二、仪器准备

带状光检影镜，检影练习模型眼，镜片箱。

三、原理与方法

（1）模拟眼的刻度放在"0"，表示其屈光状态为正视，刻度放在"−1.5"时其屈光状态为−1.50DS 的近视，其远点恰为 0.67 m。故在 0.67 m 处观察"−1.5"的近视时刚好是不动的中和点。

（2）将模拟眼的刻度放在"0"，在模拟眼前放置一片模拟正球镜或负球镜片，检查者通过观察其影动的特点，根据顺动加正镜，逆动加负镜的原则，进行中和。

（3）中和时，应看到模拟眼瞳孔区出现"满月"现象。如不能明显地看到"满月"现象，则可以通过前倾后移的方法，判断是否中和，前倾出现顺动，后移出现逆动。

（4）插片时，中和点尽量停留在顺动区。

（5）最后记录的矫正镜片（去除工作距离镜度）与模拟镜片的镜度相当，误差在 0.50D 以内，符号相反。

四、操作步骤

（1）半暗室环境，将模型眼放置在工作台上，检查者坐正，使检查者的视轴与模拟眼的视轴在同一高度。

（2）检查者眼距模拟眼约 0.67 m 距离。

（3）打开检影镜电源，检查检影镜照明灯是否正常。检查者右手持检影镜，用右眼观察模拟眼瞳孔区映光。

（4）将模拟眼的套筒刻度调为"0"刻度，在模拟眼前加＋1.50DS 的工作镜，同时放置一片正球镜在模拟眼插片槽内，观察此时影动，并通过影动特点添加矫正镜片在模拟眼前的镜片槽内。

（5）如顺动则加正球镜；逆动则加负球镜，直到影动变为顺动。最后达到中和。

（6）查看所插的矫正镜片的结果，记录屈光不正结果。

（7）记录的屈光不正结果与模拟镜片比对，数值相近，误差在 0.50D 以内，符号相反即认为结果正确。

（8）取下模拟用正镜片，另外放置一片负球镜在模拟眼插片槽内，重复 5～7 步。

五、结果记录与分析

工作距离：0.67 m，模拟眼前放置＋1.50DS 工作镜。

模拟镜片	矫正镜片	模拟镜片	矫正镜片
正球镜 1		负球镜 1	
正球镜 2		负球镜 2	
正球镜 3		负球镜 3	
正球镜 4		负球镜 4	
正球镜 5		负球镜 5	
要求	顺序是否准确	操作是否规范	动作是否熟练

六、注意事项

（1）检查者的屈光不正要先矫正。

（2）模拟用镜片的镜度与所插矫正片的镜度相近，误差要控制在 0.50D 以内，符号是相反的。

（3）检影时被检者应两眼同时睁开，尽量减少自身调节对影动的判断。

（4）工作距离镜即可以在检影前先插在模拟眼卡槽内，此时，中和时所插的镜片即为检影结果。若检影时模拟眼前不放置工作距离镜，则需要在插片结果中减去＋1.50DS。

实践十九　模拟屈光状态的单纯近视散光与单纯远视散光的检影验光

一、能力要求

本环节的目的是掌握应用模拟眼模拟单纯散光后进行单纯近视散光(见图 3 - 14)和单纯远视散光(见图 3 - 15)的检影。通过观察影动的特点,找到柱镜轴位,分别中和两条主子午线,顺动加正镜,逆动加负镜,找到中和镜度。达到能够在模拟眼前放置任意柱镜镜度(度数和轴位都未知)的模拟镜片时能熟练的检出其屈光不正度,并规范的记录屈光不正度的目的。

二、仪器准备

带状光检影镜,检影练习模型眼,镜片箱。

三、原理与方法

(1)模拟眼的刻度放在"0",表示其屈光状态为正视,刻度放在"-1.5"时其屈光状态为 -1.50DS 的近视,其远点恰为 0.67 m。故在 0.67 m 处观察"-1.5"的近视时刚好是不动的中和点。

(2)将模拟眼的刻度放在"0",在模拟眼前放置一片模拟正柱镜或负柱镜片,检查者通过观察其影动的特点,找到模拟状态的轴位,确定两条主子午线。

(3)中和时,应做到两条主子午线分别中和。根据柱镜及单纯散光的特点,此时被检模拟眼(放置了模拟镜片)的一条主子午线即与轴位垂直的主子午线的屈光度应为零。

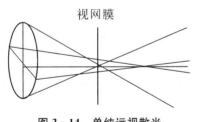

图 3 - 14　单纯远视散光

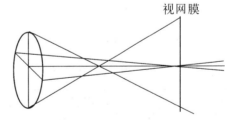

图 3 - 15　单纯近视散光

(4)放置工作距离镜(+1.50DS),观察模拟眼此时只有轴位方向还有影动。根据顺动加正镜,逆动加负镜的原则,进行中和。中和点尽量停留在顺动区。顺动映光较清晰,容易判断轴位。中和后根据带状光的方向确定轴位。

(5)最后记录的矫正镜片(去除工作距离镜度)与模拟镜片的镜度相当,误差在 0.50D 以内,符号相反。轴位即为中和有影动方向时的光带所在方向。

四、操作步骤

(1)半暗室环境,将模型眼放置在工作台上,检查者坐正,使检查者的视轴与模拟眼的视轴在同一高度。

（2）检查者眼距模拟眼约 0.67 m 距离。

（3）打开检影镜电源,检查检影镜照明灯是否正常。检查者右手持检影镜,用右眼观察模拟眼瞳孔区映光。

（4）将模拟眼的套筒刻度调为"0"刻度,将编有序号的正柱镜模拟镜片,按照图 3-16 所示标记,将两侧黑色标记水平放入模拟眼前卡槽内。

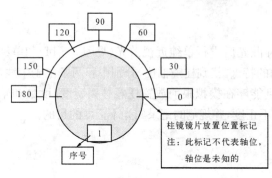

图 3-16　模拟镜片标记及放置方法

（5）放置＋1.50DS 的工作镜在模拟眼前。在 360°范围内旋转带状光检影镜,注意观察影动的动向、宽度及光带方向有无改变,并确定两条主子午线。

（6）如不能观察出明显的光带宽窄,则可以将光带固定在水平和垂直方向分别观察影动的特点。一旦发现瞳孔区映光的方向与面部光带方向不一致,出现偏斜现象,则可以基本确定散光的轴位即在偏斜的方向。

（7）此时与上述偏斜方向相垂直的方向,即为屈光度为"0"的方向,由于工作镜已经添加,此方向影动为不动,即已经中和。

（8）将光带调回轴位方向,并观察影动的动向,根据顺动加正镜(正球镜或正柱镜),逆动加负镜(负球镜或负柱镜)的方法进行中和。如看到逆动则最好将影动变为顺动,更方便影动的观察。最后达到中和。

（9）查看所插的矫正镜片结果,记录实际屈光不正度数。

（10）在模拟眼前放入负柱镜模拟镜片,重复 4～8 步。

（11）记录的屈光不正结果与模拟镜片比对,度数数值相近,误差在 0.50D 以内,符号相反,轴位相同,即认为结果正确。

五、结果记录与分析

工作距离:0.67 m,模拟眼前放置＋1.50DS 工作镜。

模拟镜片	矫正镜片	模拟镜片	矫正镜片
正柱镜 1		负柱镜 1	
正柱镜 2		负柱镜 2	
正柱镜 3		负柱镜 3	
正柱镜 4		负柱镜 4	
正柱镜 5		负柱镜 5	
要求	顺序是否准确	操作是否规范	动作是否熟练

六、注意事项

（1）检查者的屈光不正要先矫正。

（2）模拟用镜片的镜度与所插矫正片的镜度相近，误差要控制在 0.50D 以内，符号是相反的，轴位是相同的。

（3）检影时被检者应两眼同时睁开，尽量减少自身调节对影动的判断。

（4）工作距离镜即可以在检影前先插在模拟眼卡槽内，此时，中和时所插的镜片即为检影结果。若检影时模拟眼前不放置工作距离镜，则需要在插片结果中减去 +1.50DS。

（5）模拟镜片放置时要按照标记位置规范放置，不要因为镜片位置放置不当引起轴位判断不准确。

实践二十 模拟屈光状态的复性近视散光与复性远视散光的检影验光

一、能力要求

本环节的目的是掌握应用模拟眼模拟复性散光后进行复性近视散光（见图 3-18）和复性远视散光（见图 3-17）的检影。通过观察影动的特点，找到柱镜轴位，确定两条主子午线，顺动加正镜，逆动加负镜，找到中和镜度。达到能够在模拟眼前放置任意球柱镜镜度（球柱镜度数和轴位都未知）的模拟镜片时能熟练的检出其屈光不正度，并规范的记录屈光不正度。

二、仪器准备

带状光检影镜，检影练习模型眼，镜片箱。

三、原理与方法

（1）模拟眼的刻度放在"0"，表示其屈光状态为正视，刻度放在"-1.5"时其屈光状态为 -1.50DS 的近视，其远点恰为 0.67 m。故在 0.67 m 处观察"-1.5"的近视时刚好是不动的中和点。

（2）将模拟眼的刻度放在"0"，在模拟眼前放置一片模拟正球柱镜或负球柱镜片，检查者通过观察其影动的特点，找到模拟屈光状态的轴位，确定两条主子午线。

（3）中和时，应做到两条主子午线分别中和。根据球柱镜及复性散光的特点，此时被检模拟眼（放置了模拟球柱镜片）的两条主子午线均有影动。

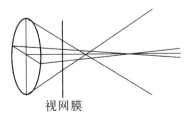

图 3-17 复性远视散光

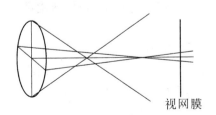

图 3-18 复性近视散光

(4) 根据光带的动向、形状、亮度、宽度等要素判断被检眼的两条主子午线方向,根据顺动加正镜,逆动加负镜的原则,分别对两条主子午线进行中和。中和点尽量停留在顺动区。顺动映光较清晰,容易判断轴位。根据第二次中和的子午线方向的带状光方向确定轴位。

(5) 最后记录的矫正镜片(去除工作距离镜度)与模拟镜片的镜度相当,误差在 0.50D 以内,符号相反,轴位相同。

四、操作步骤

(1) 半暗室环境,将模型眼放置在工作台上,检查者坐正,使检查者的视轴与模拟眼的视轴在同一高度。

(2) 检查者眼距模拟眼约 0.67 m 距离。

(3) 打开检影镜电源,检查检影镜照明灯是否正常。检查者右手持检影镜,用右眼观察模拟眼瞳孔区映光。

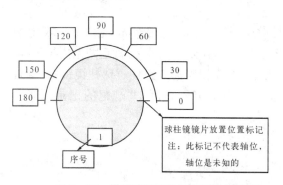

图 3-19　模拟球柱镜片标记及放置位置

(4) 将模拟眼的套筒刻度调为"0"刻度,将编有序号的正球柱镜模拟镜片,按照图 3-19 所示标记,将两侧黑色标记水平放入模拟眼前卡槽内。

(5) 在 360°范围内旋转带状光检影镜,注意观察影动的动向、宽度及光带方向有无改变,并确定两条主子午线。

(6) 如不能观察出明显的光带宽窄,则可以将光带固定在水平和垂直方向分别观察影动的特点。一旦发现瞳孔区映光的方向与面部光带方向不一致,出现偏斜现象,将带状光的方向调为偏斜的位置,继续轻轻沿光带的垂直方向晃动检影镜,观察光带是否还有明显偏斜,并根据光带较宽的一个方向先进行中和。

(7) 调整检影镜光带与上一方向垂直,继续中和。

(8) 添加矫正镜片的原则:顺动加正镜(正球镜),逆动加负镜(负球镜)进行中和。如看到逆动则最好将影动变为顺动,更方便影动的观察。最后达到中和。

(9) 查看所插的矫正镜片结果,记录实际屈光不正度数(包括镜度、符号和光带方向即轴位)。具体为第一次中和的球镜度记为处方中的球镜部分,第二次中和的球镜度记为柱镜,此时光带的方向记为轴位,并将球镜部分减去+1.50DS,即为模拟状态的实际屈光不正度。

(10) 在模拟眼前放入负球柱镜模拟镜片,重复 4~9 步。

(11) 记录的屈光不正结果与模拟镜片比对,度数数值相近,误差在 0.50D 以内,符号相反,轴位相同,即认为结果正确。

五、结果记录与分析

工作距离:0.67 m。

模拟镜片	实际屈光不正	模拟镜片	实际屈光不正
正球柱镜 1		负球柱镜 1	
正球柱镜 2		负球柱镜 2	
正球柱镜 3		负球柱镜 3	
正球柱镜 4		负球柱镜 4	
正球柱镜 5		负球柱镜 5	
要求	顺序是否准确	操作是否规范	动作是否熟练

六、注意事项

（1）检查者的屈光不正要先矫正。

（2）模拟用镜片的镜度与所插矫正片的镜度相近,误差要控制在 0.50D 以内,符号是相反的,轴位是相同的。

（3）检影时被检者应两眼同时睁开,尽量减少自身调节对影动的判断。

（4）工作距离镜可以在检影前先插在模拟眼卡槽内,此时,中和时所插的镜片即为检影结果。若检影时模拟眼前不放置工作距离镜,则需要在插片结果中减去 +1.50DS。

（5）模拟镜片放置时要按照标记位置规范放置,不要因为镜片位置放置不当引起轴位判断不准确。

（6）在中和复性散光时,如开始时轴位不好辨认,可以先根据影动的特点(顺加正球镜,逆加负球镜)添加一片球镜,使影动清晰,再进行轴位的判断。

（7）中和过程中,要根据影动的亮度、速度、宽度等要素选择添加镜片的级差。如被检眼的屈光度较高,则每次添加的镜片级差大,相反则较小。接近中和时,镜片的级差要逐渐减小。

第四章　主观屈光检查

主观屈光检查指检查过程中,检测者根据被检者提供的视觉感受,调整试镜片来定性、定量该眼屈光状态。通常是为被检眼提供使用各种视标和辅助镜,通过注视视标所得的视觉感受来指导球、柱透镜的调整,使焦点(或最小弥散圆)落在视网膜上。常用方法包括:MPM-VA、红绿视标法、交叉圆柱镜法等。检查时通过被检者简洁明了的主观表达来与检测者交流。

通常先行客观屈光检查,将获得的数据作为初始数据,再由主观屈光检查来精确,以便更快、更准确的获得屈光资料。

第一节　屈光检查的辅助项目

一、瞳距测量

瞳孔距离简称瞳距,是指两眼瞳孔中心间的距离,或指两眼正视前方、视线平行时瞳孔中心间的距离。我国成人正常瞳距范围在 56～68 mm 之间。一般用英文字母缩写"PD"来表示,单位为毫米(mm),如图 4-1 所示。

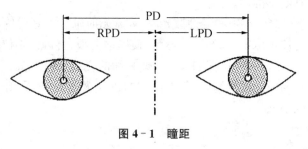

图 4-1　瞳距

人眼球会向内、向外、向上、向下转动,甚至还会旋转。依照注视的目标不同,两眼瞳孔中心距离相对会随之改变。若看远时,视线通过光学中心,看近距离就会偏离光学中心。所以,人眼瞳距的测量要考虑到眼镜实际使用的目的和光学效应。

一般分为远用瞳距(如看黑板、电影、驾车、看球赛或佩戴有光度的太阳眼镜时的瞳距)和近用瞳距(近距离阅读、书写时使用的瞳距)。

瞳距测量主要是为了使配装眼镜的光学中心距与配镜者瞳距相符,以保证视轴能通过光学中心视物,使视野清晰、舒适。若配装眼镜的光学中心距与瞳距不相符,存在一定的距离偏差,就会产生棱镜效应,偏差值越大,则棱镜效应越大,患者配戴后,不仅无法准确矫正视力,还会出现类似视物不清、恶心呕吐等不良症状,严重影响患者的正常生活和工作。国家眼镜配装标准对眼镜片的光学中心有三项要求:两镜片的光学中心水平偏差、水平互差和垂直互差。这三项都要在规定范围内,且要求很高。所以瞳距测量的准确与否是影响配镜质量的关键之一。

首先需准确测量出配镜者的瞳距,并根据测出的数据来确定眼镜的光学中心距。严格来说,眼镜的光学中心距与瞳距并不完全一致,准确地讲应是眼镜的光学中心距与被检者视轴距离相一致。由于生理或者病理的相关因素,视轴并非一定从瞳孔中心通过,两眼的视轴距离与两眼瞳孔距有一定的差距。由于这二者之间的差距并不大且不必矫正,加上视轴距离难以用简单的方法测定。因此,我们用测量接近视轴距离的瞳距来确定眼镜的光学中心距离。测量瞳孔距离的仪器有很多种类型,除电脑验光仪、瞳距仪等,最方便的方法仍是用瞳距尺直接测量。

(一)尺测法

指用直尺或瞳距尺测量瞳距。如图 4-2 所示为瞳距尺。

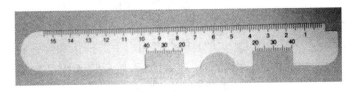

图 4-2　瞳距尺

1. 远用瞳距的测量(见图 4-3)

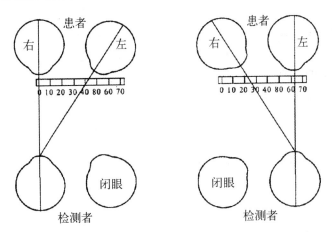

图 4-3　远用瞳距测量图

在双眼瞳孔处于正常生理状态下,常采用下述两种方法进行测量。① 从右眼瞳孔中心点到左眼瞳孔中心点之间的距离。② 从右眼瞳孔的颞侧缘到左眼瞳孔的鼻侧缘之间的距离或者从右眼瞳孔的鼻侧缘到左眼瞳孔的颞侧缘之间的距离,如图 4-4 所示。

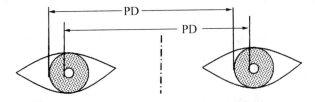

图 4-4　远用瞳距数据读取示意图

测量步骤:

(1)检查者与被检者相隔 0.4 m 的距离相对而坐,并始终保持视线在同一高度上。

（2）检查者用右手的拇指和食指夹持瞳距尺,其余手指轻靠被检查者的脸颊,然后将瞳距尺放置于鼻梁最低点处,瞳距尺沿鼻梁的角度倾斜。

（3）检查者闭右眼,令被检者注视其左眼,并用左眼将瞳距尺的零刻度位对准被检者的右眼瞳孔中心点（右眼瞳孔的颞侧缘或右眼瞳孔的鼻侧缘）。

（4）检查者睁右眼,闭左眼,令被检者注视其右眼,并用右眼准确地读取瞳距尺在被检者左眼瞳孔中心点（左眼瞳孔的鼻侧缘或左眼瞳孔的颞侧缘）上的数值。

（5）再重复上述操作两次,取三次所读取的数值平均值,即为被检者的远用瞳距。

2. 近用瞳距的测量（见图4-5）

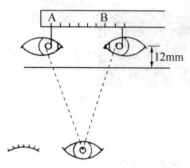

图4-5　近用瞳距测量图

（1）检查者与被检者相隔0.4 m的距离相对而坐,并始终保持视线在同一高度。

（2）检查者用右手的拇指和食指夹持瞳距尺,其余手指轻靠被检者脸颊,然后将瞳距尺放置于鼻梁最低点处,瞳距尺沿鼻梁的角度倾斜。

（3）检查者闭右眼,令被检查者注视其左眼,并用左眼将瞳距尺的零刻度位对准被检者的右眼瞳孔中心点（右眼瞳孔的颞侧缘或右眼瞳孔的鼻侧缘）。

（4）检查者睁右眼,令被检者仍注视其左眼,用右眼准确读取被检者左眼瞳孔中心（左眼瞳孔的鼻侧缘或左眼瞳孔的颞侧缘）上的数值。

（5）再重复上述操作两次,取三次所读取的数值平均值,即为被检者的近用瞳距。

（二）瞳距仪法

瞳距仪是专门用于测量人两眼瞳孔之间距离的一种眼镜工作计量器具,是保证眼镜定配质量的重要计量仪器设备之一。瞳距仪主要由光栅显示及其光学系统、控制系统、机电系统及计算机软件等四部分组成。

1. 瞳距仪测量瞳距的原理

原理是由光源照亮的视标经光学系统成像在患者眼前某一特定的工作距离处,当患者注视视标时,其左右眼的视轴相交于这一特定的工作距离处。此时,光线在患者左右眼角膜表面上各形成一个反光点后,即可在显示屏上得到患者的瞳距。

2. 使用瞳距仪测量远用瞳距

（1）首先将注视距离调节旋钮调整到注视距数值为"∞"（无穷远）的位置（见图4-6）。

（2）将电源键拨至ON（电源开）。

（3）将瞳距仪的额头部和鼻梁部轻轻放置在被检者的前额和鼻梁处。

（4）嘱被检者注视瞳距仪内绿色光亮视标。

（5）检查者通过观察窗,可观察到被检者瞳孔

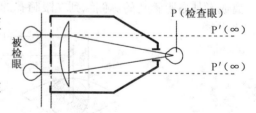

图4-6　瞳距仪测量远用瞳距原理图

上的反射亮点,然后分别移动右眼PD可调键和左眼PD可调键,使PD指针与反射亮点对齐。

（6）读取瞳距仪上面所显示的数值。R数值表示从鼻梁中心至右眼瞳孔中心之间的距离，代表右眼瞳距。L数值表示从鼻梁中心至左眼瞳孔中心之间的距离，代表左眼瞳距。中间部所表示的数值代表两眼瞳孔中心之间的距离，单位为mm。

（7）如需测量单眼瞳距时，如斜视眼等可调节仪器下部的遮盖板键，将一眼遮盖后可测得单眼瞳距。

3. 使用瞳距仪测量近用瞳距

（1）首先将注视距离调节旋钮调整到注视距数值为"30 cm"的位置（见图4-7）。

（2）将电源键拨至ON（电源开）。

（3）将瞳距仪的额头部和鼻梁部轻轻放置在被检者的前额和鼻梁处。

（4）嘱被检者注视瞳距仪内绿色光亮视标。

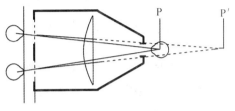

图4-7　瞳距仪测量近用瞳距原理图

（5）检查者通过观察窗，可观察到被检者瞳孔上的反射亮点，然后分别移动右眼PD可调键和左眼PD可调键，使PD指针与反射亮点对齐。

（6）读取瞳距仪上面所显示的数值。R数值表示从鼻梁中心至右眼瞳孔中心之间的距离，代表右眼瞳距。L数值表示从鼻梁中心至左眼瞳孔中心之间的距离，代表左眼瞳距。中间部所表示的数值代表两眼瞳孔中心之间的距离，单位为mm。

（7）如需测量单眼瞳距时，如斜视眼等可调节仪器下部的遮盖板键，将一眼遮盖后可测得单眼瞳距。

（三）综合验光仪测量法

（1）将综合验光仪调整水平，打开双侧辅助十字镜片。

（2）让被检者将额头贴于额头垫处，并将鼻梁放于正中央，调整额托高度，观察角膜前顶点至镜片距离。

（3）检查者与被检者正面相对平视而坐，嘱被检者平视前方，调整瞳距旋钮，使两侧辅助十字镜片中心对准瞳孔中心。

（4）观察瞳距窗口读数，即为双眼远用瞳距。

（5）在此基础上，调整集合调节杆至最内侧。

（6）此时瞳距窗读数即为双眼近用瞳距。

（四）样片标记法

（1）被检者配戴所选择的并经调整后的镜架。

（2）检查者与被检者在相同高度相对而坐（一臂远，约40 cm）。

（3）先测量被检者的右眼，令被检者看检查者左眼。

（4）检查者闭上右眼（避免平行视差）。

（5）将笔式电筒置于左眼下方，正面照射被检者，以便确定瞳孔中心位，但切忌直接照射被检者瞳孔，被检者也不应注视电筒灯光。

（6）观察被检者右眼角膜反光，用标记笔按角膜反光点位置在样片上标出一竖线，做标记时持笔应稳定(可支撑被检者额部),并不应阻挡二人视线。

(7) 将镜架置于测量卡上,镜架的下缘与其中一条水平线对齐。

(8) 鼻梁对称地至于中央斜线的两侧。

(9) 由中央水平刻度线上读出单眼视远瞳距数值。

(10) 同法测量左眼单眼瞳距。

(五)电脑验光仪测量瞳距法

(1) 对准一眼角膜反光点测量。

(2) 自动定位于瞳孔中心。

(3) 保持被检者头部不动,移至另一角膜反光点测量。

(4) 其瞳距值结果自动显示。

二、主视眼检查

在两眼的视机能中起主导作用的眼即为主视眼。主视眼所看到的东西会被大脑优先接受。人的大脑习惯性利用主视眼的成像来分析和定位物体。主视眼由于使用较多,往往发育的较副眼好。主视眼分为以下几类:右主视眼、左主视眼、交替性主视眼、中主视眼等。交替性主视眼即为主视眼交替更换,有时右眼为主视眼,有时左眼为主视眼。而所谓中主视眼即为无主视眼,常常是两眼同时注视目标。但一般规律为:右眼为主视眼居多,左眼为主视眼次之,交替性主视眼和中主视眼的人较少。验光处方中当两眼的矫正视力无法相等的情况下,应首先将主视眼作为主要对象进行矫正,使主视眼感觉略清晰些。这样做的目的是避免因主视眼与非主视眼颠倒而导致出现视觉干扰现象。主视眼的检查可以确定视平衡,并为开具理想的配镜处方起着关键性的作用。主视眼检查方法主要由以下几种。

1. 述清法(罗尊巴哈法)

两眼同时注视正前方一远处目标,左右眼依次交替遮蔽,比较目标的清晰度,较清晰的一只眼为主视眼。

2. 穿孔卡片法

双眼同时注视前方,用双手围成三角形状,放置于眼正前方的约 30 cm 处,并使远处目标物体进入此三角形框内,然后遮蔽一眼观察,过程中,始终能通过三角形看到目标物体的一只眼便为主视眼。若检查右眼为主视眼,则遮蔽左眼时,右眼注视情况并不受影响,而当遮蔽右眼时,左眼就很难捕捉到目标。

3. Worth 4 dots 法

应用手持式 Worth 4 dots 或综合验光仪的 Worth 4 dots 进行主视眼检查时,被检者右眼戴红色滤光片,左眼戴绿色滤光片,注视 6 m 处的四点灯,如果患者看见四个灯,则有双眼单视,若为 2 红 2 绿,则右眼为主视眼,若为 3 绿 1 红,则左眼为主视眼。

三、调节控制

调节是人眼的重要生理机能,是完成视觉过程不可缺少的重要条件之一。人眼在注视远点以内的物体时为了保证视标像的清晰所产生的屈光能力改变的现象,称为调节。产生调节的前提条件是注视目标在视网膜上成像模糊。模糊不清的目标像刺激人眼晶状体产生形变增加屈光能力来改变目标像的位置,使其向视网膜黄斑中心凹移动最后成像在黄斑中心凹上。调节完全静止时,只有位于远点处的物体才能在视网膜上成清晰的像。因此对于正视眼而言,远点位于眼前无穷远处。对近视眼,远点位于眼前一定距离处;对于远视眼,则远点位于眼主点后方(一般通称位于眼球后方),为虚性。

长期的近距离注视对于调节的影响是持续的。眼一直处于调节状态,不能完全放松,则眼的真实屈光状态便不能获得。在检查眼的屈光状态时,需要调节完全放松,才能获得眼的真实屈光状态,为获得清晰的视觉提供可靠的参考数据。

(一)视远法

视远法的原理即利用看远放松调节。从眼屈光学中得知,调节主要靠睫状肌的收缩与放松使得晶体的曲率发生改变来完成。物体距离眼越近,调节量越大,睫状肌收缩越明显;看远的时候,调节放松,睫状肌松弛(如图4-8所示)。但是视远法放松调节的适用范围有限。此法一般用于40岁以上或其他调节较弱者的屈光检查。

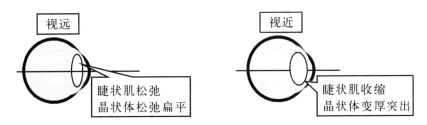

图4-8 不同注视距离下晶状体的状态与调节

(二)雾视法

雾视法是借助于光学透镜使平行光线入射被检眼后,焦点(焦线)转移到视网膜前方,从而缓解被测眼调节张力的方法。由于被检者远视力模糊不清,如处于云雾之中,所以称为雾视法。以往的说法是使用高度的正球镜造成了人工近视,达到调节放松。实际应用是根据被测者已有的资料,使用适当镜度的透镜,造成人工近视。雾视法控制眼调节原理如图4-9所示。

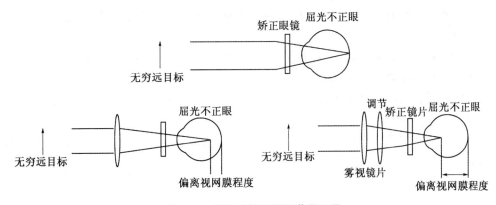

图4-9 雾视法控制眼调节原理图

雾视法优点为不必散瞳，验光一次完成；缺点为费时间；对年龄较小，调节能力强的患者，雾视对调节控制不理想。

雾视法的方法和步骤为：

（1）在被检眼前置入初始光度。

（2）放松调节：可尝试在被检眼加置＋1.50DS左右获得预期雾视视力0.3左右。

（3）嘱被检者注视视标3～5 min，再次确认视力处于稳定状态。

（三）睫状肌麻痹法

1. 常用睫状肌麻痹剂及其用法

睫状肌麻痹指通过使用睫状肌麻痹药物使睫状肌松弛，进而导致调节暂时性的丧失。常用药物如阿托品、托品酰胺等。目前在大多数医院，复方托品酰胺和阿托品是临床上常用的两种睫状肌麻痹剂。睫状肌麻痹的程度可由即时的调节幅度大小来反应。临床上使用睫状肌麻痹剂来测定近读视力。不同散瞳药物的比较见表4-1。

表4-1　不同散瞳药物的比较

药　物	药物浓度（％）	用　法		药效维持时间	恢复时间
硫酸阿托品	0.25、0.5、1	2～3次/d	连用3～5 d	6～24 h	10～15 d
东莨菪碱	0.25	连用2次	间隔5 min	0.5～1 h	3～4 d
后马托品	2、5	连用2次	间隔5 min	1 h	1～2 d
乙酰环戊苯	0.5、1、2	连用2次	间隔5 min	20～45 min	12～24 h
托品酰胺	0.5、1、2	连用2～3次	间隔5～10 min	20～30 min	4～10 h

2. 选用睫状肌麻痹剂须考虑的因素

（1）年龄。年龄越小（<13岁），调节力越大，所以考虑使用更强效的睫状肌麻痹剂。反之，年龄越大（>13岁），调节力越弱，可用中、低强度麻痹剂。超过40岁时，可不考虑看远调节。

（2）虹膜色度。浅色虹膜宜用弱的睫状肌麻痹剂。

（3）斜视。要求应用强效的睫状肌麻痹剂。

（4）药物持续时效。尽可能使用短效的睫状肌麻痹剂，以避免长时间的近读困难。

3. 睫状肌麻痹的注意事项

（1）远视者睫状肌麻痹后，远近视力都下降，尤其是中、高度远视，严重影响日常活动，必要时可以考虑给予临时远用眼镜应急。

（2）任何屈光状态的眼在睫状肌麻痹后，近距离工作出现障碍，即使是近视眼也因调节幅度不足而不能阅读。

（3）瞳孔的僵直散大使进入眼的光量无所限制，造成畏光及眩光等，必要时可以考虑给予临时针孔眼镜应急。

实践二十一　尺测法测量瞳距

一、能力要求

本环节的目的是掌握尺测法测量远用及近用瞳距,通过实践,达到熟练运用尺测法测量被检者远用和近用瞳距的目的。

二、仪器准备

瞳距尺。

三、原理与方法

瞳距测量有以下方法:尺测法、瞳距仪法、综合验光仪测量法、样片标记法、电脑验光仪测量瞳距法等。

四、操作步骤

（一）远用瞳距的测量

（1）检查者与被检者相隔0.4 m的距离相对而坐,并始终保持视线在同一高度上。

（2）检查者用右手的拇指和食指夹持瞳距尺,其余手指轻靠被检查者的脸颊,然后将瞳距尺放置于鼻梁最低点处,瞳距尺沿鼻梁的角度倾斜。

（3）检查者闭右眼,令被检者注视其左眼,并用左眼将瞳距尺的零刻度位对准被检者的右眼瞳孔中心点。

（4）检查者睁右眼,闭左眼,令被检者注视其右眼,并用右眼准确的读取瞳距尺在被检者左眼瞳孔中心点上的数值。

（5）再重复上述操作两次,取三次所读取的数值平均值,即为被检者的远用瞳距。

（二）近用瞳距的测量

（1）检查者与被检者相隔0.4 m的距离相对而坐,并始终保持视线在同一高度。

（2）检查者用右手的拇指和食指夹持瞳距尺,其余手指轻靠被检者脸颊,然后将瞳距尺放置于鼻梁最低点处,瞳距尺沿鼻梁的角度倾斜。

（3）检查者闭右眼,令被检查者注视其左眼,并用左眼将瞳距尺的零刻度位对准被检者的右眼瞳孔中心点。

（4）检查者睁右眼,令被检者仍注视其左眼,用右眼准确读取被检者左眼瞳孔中心上的数值。

（5）再重复上述操作两次,取三次所读取的数值平均值,即为被检者的近用瞳距。

五、结果记录与分析

被检者姓名：＿＿＿＿　　　性别：＿＿＿＿　　　年龄：＿＿＿＿

实验次数	近用瞳距	远用瞳距
1		
2		
3		
平均		

六、注意事项

（1）检查者与被检者的视线测量时应始终保持在同一高度上。

（2）瞳距尺切勿触碰被检者睫毛，以免引起被检者闭目反应。

（3）一旦瞳距尺确定零位后，应将瞳距尺拿稳，以免产生移动。

（4）让被检者眼注视指定方向，避免其漂移不定。

（5）一般应反复测量 3 次以上，取平均值。

实践二十二　使用瞳距仪进行瞳距检测

一、能力要求

本环节的目的是运用瞳距仪准确地测量出被检者的远用及近用瞳距，通过学习使用瞳距仪，达到快速、客观地测量出所需的各种不同工作距离的瞳距值。

二、仪器准备

瞳距仪（见图 4-10）。

三、原理与方法

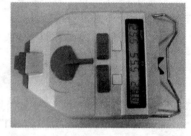

图 4-10　瞳距仪

瞳距仪测量原理是由光源照亮的视标经光学系统成像在患者眼前某一特定的工作距离处，当患者注视视标时，其左右眼的视轴相交于这一特定的工作距离处。此时，光线在患者左右眼角膜表面上各形成一个反光点后，即可在显示屏上得到患者的瞳距。

四、操作步骤

1. 远用瞳距的测量

（1）首先将注视距离调节旋钮调整到注视距数值为"∞"（无穷远）的位置。

（2）将电源键拨至 ON（电源开）。

（3）将瞳距仪的额头部和鼻梁部轻轻放置在被检者的前额和鼻梁处。

（4）嘱被检者注视瞳距仪内绿色光亮视标。

（5）检查者通过观察窗，可观察到被检者瞳孔上的反射亮点，然后分别移动右眼 PD 可调键和左眼 PD 可调键，使 PD 指针与反射亮点对齐。

（6）读取瞳距仪上面所显示的数值。R 数值表示从鼻梁中心至右眼瞳孔中心之间的距离，代表右眼瞳距。L 数值表示从鼻梁中心至左眼瞳孔中心之间的距离，代表左眼瞳距。中间部所表示的数值代表两眼瞳孔中心之间的距离，单位为 mm。

（7）如需测量单眼瞳距时，如斜视眼等可调节仪器下部的遮盖板键，将一眼遮盖后可测得单眼瞳距。

2. 近用瞳距的测量

（1）首先将注视距离调节旋钮调整到注视距数值为"30 cm"的位置。

（2）将电源键拨至 ON（电源开）。

（3）将瞳距仪的额头部和鼻梁部轻轻放置在被检者的前额和鼻梁处。

（4）嘱被检者注视瞳距仪内绿色光亮视标。

（5）检查者通过观察窗，可观察到被检者瞳孔上的反射亮点，然后分别移动右眼 PD 可调键和左眼 PD 可调键，使 PD 指针与反射亮点对齐。

（6）读取瞳距仪上面所显示的数值。R 数值表示从鼻梁中心至右眼瞳孔中心之间的距离，代表右眼瞳距。L 数值表示从鼻梁中心至左眼瞳孔中心之间的距离，代表左眼瞳距。中间部所表示的数值代表两眼瞳孔中心之间的距离，单位为 mm。

（7）如需测量单眼瞳距时，如斜视眼等可调节仪器下部的遮盖板键，将一眼遮盖后可测得单眼瞳距。

五、结果记录与分析

被检者姓名：＿＿＿＿＿　　性别：＿＿＿＿＿　　年龄：＿＿＿＿＿

实验次数	近用瞳距	远用瞳距
1		
2		
3		
平均		

六、注意事项

（1）观察窗或测量窗处，勿用手指触摸从而产生污垢。清洁时需用镜头纸蘸取少许酒精轻轻擦拭。

（2）数值显示窗采用液晶显示，避免受外力压迫而损坏。

（3）瞳距仪使用完后，应及时关闭电源，延长使用寿命。

实践二十三　主视眼的检测

一、能力要求

掌握并熟练使用穿孔卡片法检查并测定患者主视眼类型,并熟练的与验光相配合进行应用。

二、仪器准备

遮盖板。

三、原理与方法

从生理上说,每个人都有一个主视眼,在两眼的视机能中起主导作用的那只眼即为主视眼。人的大脑习惯性利用主视眼的成像来分析和定位物体。主视眼分为以下几类:右主视眼、左主视眼、交替性主视眼、中主视眼等。交替性主视眼即为主视眼交替更换,有时右眼为主视眼,有时左眼为主视眼。而所谓中主视眼即为无主视眼,常常是两眼同时注视目标。但一般规律为:右眼为主视眼居多,左眼为主视眼次之,交替性主视眼和中主视眼的人较少。

四、操作步骤

(1)嘱被检者双眼同时注视前方远距离视标。

(2)被检者用双手围成三角形状,放置于眼正前方的约 30 cm 处,并使远处目标物体进入此三角形框内。

(3)然后遮蔽一眼观察,过程中,始终能通过三角形看到目标物体的一只眼便为主视眼。

(4)若检查右眼为主视眼,则遮蔽左眼时,右眼注视情况并不受影响,而当遮蔽右眼时,左眼就很难捕捉到目标。

五、结果记录与分析

经测定主视眼为_____。

六、注意事项

(1)双手围成的三角形应放在正中间,并保持 30 cm 距离。

(2)远距离视标要清晰并固定。

实践二十四　睫状肌麻痹剂的使用

一、能力要求

本环节通过了解不同睫状肌麻痹剂的特点,熟悉和掌握常用睫状肌麻痹剂的使用方法、适用范围及注意事项。

二、仪器准备

睫状肌麻痹剂,如阿托品、托品酰胺。

三、原理与方法

睫状肌麻痹指通过使用睫状肌麻痹药物使睫状肌松弛,进而导致调节暂时性的丧失。常用药物如阿托品、托品酰胺等。睫状肌麻痹的程度可由即时的调节幅度大小来反映,或通过测定近读视力来评估。

四、操作步骤

(1) 清洗双手。

(2) 检查药液是否有过期、沉淀、变色、异味,若发现变质,则不可使用。

(3) 用消毒棉签擦净被检眼的分泌物、眼泪。

(4) 被检者取坐位或仰卧位,头稍向后仰,用左手拇指和食指轻轻分开上下眼睑,眼向上看,右手持药液瓶,在距离被检眼上方约 1~2 cm 处,将药液滴入下眼睑结膜囊 1~2 滴后,再将上、下眼睑轻轻提起,使药液充分分布于结膜囊内。

(5) 闭眼 1~2 min,切勿用力闭眼,以防将药液挤出。同时压迫泪囊区,防止药液流入泪道,降低药物的有效性。

(6) 儿童点完托品酰胺后,不要哭闹,以防止泪水稀释药液。

五、结果记录与分析

被检者姓名:_____　　性别:_____　　年龄:_____

	右　　眼	左　　眼	瞳距cm
散瞳前验光处方			
散瞳后验光处方			

六、注意事项

(1) 远视眼者睫状肌麻痹后,远近视力都下降,尤其是中、高度远视,严重影响日常活动,必要时可以考虑给予一副临时远用眼镜应急。

(2) 任何屈光状态的眼在睫状肌麻痹后,近距离工作出现障碍,即使是近视眼也因调节幅度不足而不能阅读。

（3）瞳孔的僵直散大使进入眼的光量无所限制，造成畏光与眩光，必要时可以考虑给予临时针孔眼镜应急。瞳孔未恢复时，应避免在强光下活动。

（4）儿童应尽量使用阿托品眼膏进行调节麻痹。

第二节　主觉验光

一、主观屈光检查

（一）MPMVA

MPMVA(maximum plus to maximum visual acuity，最高正球镜最佳视力)，意为在获得最佳矫正视力时取其最高的正镜(或最低的负镜)度数为该眼的静态屈光不正度。

1. 检测原理

更好的视力提示焦点(或最小弥散圆)更靠近视网膜，而最佳视力则显示焦点(或最小弥散圆)落在视网膜上；最大正镜度获得最佳视力提示调节影响最小。MPMVA 测得的试片度数最能够反映该眼的静态屈光不正度。

2. 检测方法

（1）准备

① 视力视标，取自印刷视力表或视标投影仪。

② 球镜试片，取自镜片箱或综合验光仪。

③ 单眼或双眼；0.5 及以上的雾视状态。

（2）操作步骤

① 增加−0.25DS(或减少＋0.25DS)，嘱被测者观察更小一排的视标。

② 如视力提高，则重复①。

③ 如诉视标更小或更黑(或视力达到 20/20)。

④ MPMVA 结束，记录球镜试片的焦度。

（3）注意事项

① 通常每增加−0.25DS(或减少＋0.25DS)，预期视力改变一行。"One line per click"即为此意。

② "更小或更黑"指增加−0.25DS(或减少＋0.25DS)，嘱被测者观察更小一行的视标时，被测者诉只是视标更小一些但无法判断该排视标的缺口方向。

③ "20/20"指用国际标准视标"C"进行 MPMVA，如不拟采用严格的"更小或更黑"终止标准时，可退而取获得"20/20"视力作为终止标准。

（二）红绿视标检测

红绿视标是将黑色视标分别绘在红色和绿色背景上，制成双色视标。红绿视标检测是利用人眼的屈光系统天然存在色像差这一光学缺陷设计的色像差实验中的一种。通过被测眼对红、绿背景中黑视标的清晰度比较,来判断该眼成像焦点(或最小弥散圆)与视网膜的相对位置关系,可用于测定眼的球面屈光不正度。

1. 检测原理

(1) 人眼屈光存在色像差

不同波长光线在眼的折射率不等。长波折射率低,短波折射率高。日光谱中各色光互相重叠,主要为红、橙、黄、绿、青、蓝、紫。各色光波长、频率不同(波长:红>橙>黄>绿>青>蓝>紫)。不同波长的光线在同一屈光介质中的折射率是不等的:波长长的光线,折射率低;波长短的光线,折射率高。眼作为一个屈光系统,天然存在色像差这一光学缺陷,即折射率不一样的光波最终在眼内成像的位置不一样。

(2) 不同屈光状态具有特征性的屈光色差规律

① 正视眼的屈光色差规律:外界光线通过正视眼(或矫正眼)的屈光系统后,530～550 nm 绿光、570～590 nm 黄光、620～760 nm 红光分别聚焦在视网膜前、视网膜上和视网膜后。更确切地说,波长为 570 nm 的黄光恰好聚焦在视网膜上;波长 620 nm 的红光,折射率小,聚焦在视网膜后,相当于远视+0.24D;波长 535 nm 的绿光,折射率大,聚焦在视网膜前,相当于近视-0.20D;二者在正视眼视网膜上形成的光斑大小相当,如表 4-2 所示。

② 近视眼的屈光色差规律:各色光线形成的焦点都相对正视眼前移。黄色光线聚焦于视网膜之前;绿色光线在黄色光线的焦点前方聚焦,相对远离视网膜,绿色光线先聚后散后在视网膜上形成较大的弥散圈;而红色光线聚焦则相对距视网膜近,在视网膜上形成直径远小于绿色光弥散圆的红色弥散圆(或焦点)。

③ 远视眼的屈光色差规律:各色光线形成的焦点都相对正视眼后移。黄色光线聚焦于视网膜之后;红色光线在黄色光线的焦点前方聚焦,相对远离视网膜,红色光线先聚后散后在视网膜上形成较大的弥散圈;而绿色光线聚焦则相对距视网膜近,在视网膜上形成直径远小于红色光弥散圆的绿色弥散圆(或焦点)。

表 4-2 不同屈光状态下不同波长的光成像位置与视网膜的关系

	绿光 530～550 nm	黄光 570～590 nm	红光 620～760 nm
正视眼	视网膜前	视网膜上	视网膜后
近视眼	最远	远	靠近视网膜
远视眼	靠近视网膜	远	最远

(3) 不同屈光状态下正常视觉的红绿规律

正视因红、绿光成像与视网膜等距,视觉感知红绿清晰度相当;近视因红光成像更靠近视网膜而感知红背景视标更清晰;远视因绿光成像更靠近视网膜而感知绿背景视标更清晰。

(4) 具有以上规律时,可以根据眼对红绿的感知推断其屈光状态

基于被测眼具有以上的规律:正视状态,红绿与视网膜等距,红绿视标同等清晰;近视状态,红靠近视网膜,红背景视标更清;远视状态,绿靠近视网膜,绿背景视标更清。因此反过来作出以下的推定:被测者述红绿视标等清晰,判断红绿与视网膜等距,正视状态;红背景视标更清,红靠近视网膜,近视状态;绿背景视标更清,绿靠近视网膜,远视状态,如表 4-3 所示。

表 4-3　被检眼的红绿视标感知推定屈光状态

	红较清晰	绿较清晰	红、绿清晰度相同
裸眼	近视眼	远视眼	正视眼
矫正眼	近视状态	远视状态	正视状态
规则散光眼	最小弥散圆 在视网膜前	最小弥散圆 在视网膜后	最小弥散圆 在视网膜上

2. 检测方法

(1) 准备

① 红绿视标,取自印刷红绿视标或视标投影仪。

② 球镜试片,取自镜片箱或综合验光仪。

③ 单眼或双眼;视力达到 0.7 及以上视力的轻雾视状态。

(2) 操作步骤

① 投放红绿视标。

② 嘱被测者比较红、绿的视标是否有清晰度差异。

③ 如诉红色视标清晰加负(或减正)球镜片,如绿色视标清晰加正(或减负)球镜片。

④ 重复②~③步骤,直至红绿视标一样清晰。

⑤ 红绿检测结束,记录球镜试片的焦度。

(3) 注意事项

① 每次只调整 0.25DS。

② 比较红、绿色视标中黑色字符的清晰度,而非红、绿色的鲜艳度。

③ 先看绿色视标,再看红色视标,再看绿色视标,意在减少调节介入。

④ 雾视状态下检测,意在减少调节介入。

⑤ 0.7 及以上视力,因红、绿色差仅 0.50D,当离焦较远时二者视力差异会倾向于更不明显。

⑥ 如无红绿视标,亦可用红、绿滤光片交替置于眼前。

⑦ 部分被测者红绿规律偏差,如对红色敏感或对绿色敏感,应放弃此项检测。

⑧ 需要与 MPMVA 的"更小更黑"所测得的数据互相验证。

⑨ 色觉障碍者慎用。

(三)远交叉视标检测

远交叉视标为水平与垂直线条组合的交叉状视标,如图 4-11 所示。远交叉视标检测也是微调球镜度数的一种方法。此项检测需要配合使用±0.50D 的交叉圆柱镜,通常该镜负轴在 90°,正轴在 180°。

1. 检测原理

检测时被测眼前置入±0.50D 交叉圆柱镜的辅镜,注视远交叉视标。此时入眼光线形成水平、垂直两组焦线。为使被测眼处于屈光静态,需将被测眼调整到低度近视状

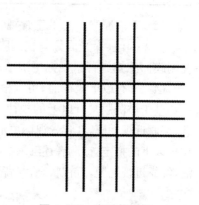

图 4-11　交叉状视标

态,即轻度雾视状态。被测眼如处于近视状态,垂直标线像更接近视网膜而较清晰;可通过增加负球镜焦度或减小正球镜焦度,至水平标线的清晰度与垂直标线一致。被测眼如处于远视状态,水平标线像更接近视网膜而较清晰。记录球镜试片的度数即为被测眼的球镜屈光度检测结果。

2. 检测方法

(1) 准备

① 远交叉视标,取自印刷视标或投影仪视标。

② ±0.50D 交叉圆柱镜、球镜试片,取自综合验光仪。

③ 单眼或双眼;散光已完全矫正;视力达到 0.7 及以上视力的轻雾视状态。

(2) 操作步骤

① 投放远交叉视标。

② 置入 ±0.50D 交叉圆柱镜,嘱被检者注视远交叉视标并比较水平线、垂直线哪组线条更清晰。

③ 如诉垂直线清晰,以 -0.25DS 递增,直至水平线与垂直线同样清晰。

④ 检测结束,记录球镜试片的焦度。

(3) 注意事项

① 每次只调整 0.25DS。

② 雾视状态下检测,意在减少调节介入。

③ 0.7 及以上视力,因横线、竖线焦差 1.00D,当离焦较远视力过低时双向线条都不清晰而难以比较。

④ 需要与 MPMVA 的"更小更黑"所测得的数据互相验证。

⑤ 散光需要完全矫正。

(四) 散光表检测

散光表是检测散光常用的主观验光工具。使用的散光表有多种名称与设计,如散光盘、扇形表、经线表、钟面表、扇形盘、经线盘、钟面盘或射线盘等。散光表由 12(见图 4-12)(或 24、36)条放射状线条组成。各线条粗细均匀,对比度强且相邻线之间夹角相等,如钟面一样标记有 1～12 的钟点数。

1. 检测原理

(1) 人造近视性散光状态

近视性散光眼具有方向性视觉的特征,通过被检眼观看放射性视标,以各方向的线条有否差异,可以逆推来判断

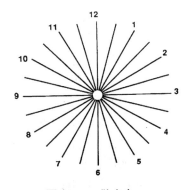

图 4-12　散光表

散光情况。混合性散光或远视性散光,可以通过加适当的正球镜使被检眼也变成人工近视性散光眼。近视性散光眼包括复性近视散光和单纯近视散光,最理想的光学状态应是单纯近视性散光时的屈光状态,此时后焦线落在视网膜上,所以更容易分辨线与线之间清晰度的差异,同时又可以保证没有调节的参与。但使眼恰好成为单纯近视散光是不容易的,稍微过矫,即变成混合散光则消除了方向性视觉。因此,后焦线靠近视网膜的复性散光是概率比较

大的光学状态。对于人群中占大多数的 1.00D 的以下的散光,这种状态所对应的视力约为 0.5,而一般设计的放射性视标所对应的视力就是 0.5。这样,当被检眼为 0.5 视力时,眼所处的状态可能为复性近视散光眼或轻度近视眼。进行屈光检查时先期进入的 0.3 左右的雾视状态,无论最初的屈光状态如何,多数带有低度散光的被检眼的屈光状态都已转换为复性近视散光。

（2）散光表暴露方向性视觉

无散光的近视眼看放射性视标各条线的清晰度一致,没有方向性。近视性散光眼所见则是各条线的清晰度不一致,有方向性。以此为标准,可以判断被检眼有否散光。但是,眼所见的目标像虽然表现出了方向上的清晰度差异,但无法根据这一差异判断轴向。散光表专门设计方向线条可以进行量化。近视散光看散光表时,线条浓淡不一,且最清楚的线条与最模糊的线条垂直相交。眼的负散光轴向在看散光表最清楚的线条相垂直的方向,亦即最模糊的线条的方向。因此,矫正近视散光要将负柱镜的轴放在线条模糊方向。散光轴需要从检测者的角度（即按标准的 TABO 定位法）给矫正柱镜的轴定位。在散光表的测定中,常规用“30 规则”作为确定负圆柱透镜轴位的依据,即以散光表最清晰的标线上较小的钟面读数乘以 30,为负圆柱透镜轴位。如钟面 11～5 标线的负圆柱透镜矫正轴位为 $5 \times 30 = 150°$；钟面 2～8 标线的负圆柱透镜矫正轴为 $2 \times 30 = 60°$ 等。有些散光表虽未标出钟面读数,仍照此原理。

（3）负柱镜消除方向视觉

负圆柱透镜矫正轴确定后,以每次 0.25D 为梯度递增负圆柱透镜的焦度,直至两条主子午标线同样清晰为止。所予负柱镜度即为散光度。

散光表检测的思路为:通过雾视获得人造近视性散光状态,借助于散光表暴露方向性视觉,使用负柱镜消除方向视觉,所予负柱镜度即为散光度。

2. 检测方法

（1）准备

① 散光表视标,取自印刷散光表或视标投影仪。

② 负柱镜试片,取自镜片箱或综合验光仪。

③ 单眼;初始无柱镜试片状态;雾视至 0.5～0.6 的近视性散光状态。

（2）操作步骤

① 投放散光表视标。

② 询被测者各线条是否有清晰度差异。

③ 如诉无差异,散光表检测结束,被测者未测出散光。

④ 如诉有差异,嘱被测者指出最清晰的线条。

⑤ 以“最清晰线的小钟点数乘 30”确定负柱镜试片轴向。

⑥ 逐步增加负柱镜度,直至所有线条一样清晰。

⑦ 散光表检测结束,记录散光数据。

（3）注意事项

① 常见的散光表其线条的粗细通常需要有 0.5 及以上的视力才能够看得见,过低的视力因无法看见线条而无从比较。

② 高度散光因无法满足散光表检测的前提条件:具有 0.5 及以上视力的近视性散光状

态,因此不合适选用散光表检测。

③ 散光表两相邻线条之间夹角的大小与轴向测定的精确度相关。24线的散光表较12线的散光表测量的轴向更为精确。

④ 不要期待更小的夹角设计能够让散光表检测得更精确,小夹角设计的相邻两线条之间的细微的清晰度差异不足以被较低的视力所感知。

⑤ 散光表检测只是一种获得初始散光的主观方法。只是在未采用其他方法或者不采用其他方法获得初始散光的情况下使用。后续通常需要使用交叉圆柱镜进一步精确散光。

⑥ 在已经放置有初始散光或者戴散光眼镜的基础上进行的散光表判断,所得的印象为残余散光。

⑦ 每次调整-0.25DC。

（五）裂隙片检测

裂隙片是检测散光常用的主观验光工具。裂隙片是在遮盖片中央做一条宽0.5~1 mm的裂隙。

1. 检测原理

雾视获得人工近视散光状态,可使两条焦线都置于视网膜前,避免调节干扰。

裂隙可遮挡其他方向上的光线。如裂隙与弱主经线(靠近视网膜的焦线)一致时,限制了强主经线(靠近视网膜的焦线的垂直方向)光束的宽度,对光线起到针孔的作用,从而使视标更清晰。

旋转裂隙片,可比较不同方向上的视力差异。如果各方向清晰度一致(屈光力相等)示无散光;若各方向清晰度不一致(屈光力不同)表示有散光。

确定存在散光后,其轴向与度数按下法检测:寻找最好视力的裂隙方向并进行 MPMVA;然后旋转90°,在另一裂隙方向上进行 MPMVA。

以所得结果进行球柱换算,可测得包括散光镜度在内的矫正镜度。

2. 检测方法

（1）准备

① 远视力表,取自印刷视力表或视标投影仪。

② 球镜试片,取自镜片箱或综合验光仪。

③ 单眼:初始无柱镜试片状态;雾视至0.5~0.6的近视性散光状态。

（2）检测步骤

① 加置裂隙片,嘱被测者注视雾视后最佳视力的上一行。

② 旋转裂隙片一周,嘱被测者注意所见视力表的清晰度变化。

③ 如诉视力无明显变化,裂隙片检测结束,被测者未测出散光。

④ 如诉视力有明显变化,旋转裂隙片停在被测者觉得最清晰的方向。

⑤ 在最清晰的方向加负(或减正)球镜片进行 MPMVA。

⑥ 将裂隙转到与上述方向相垂直的角度,继续加负(或减正)球镜片进行 MPMVA。

⑦ 记录结果:最好视力的裂隙方向 M 的 MPMVA 为 A 镜度;最差视力的裂隙方向 N 的 MPMVA 为 B 镜度,记录屈光:A@M/B@N。如 M 与 N 不相垂直则为不规则散光,其散光的轴位和度数需计算或用焦度计测出。

（3）检测案例

经过旋转裂隙片测试后发现：最好视力的裂隙方向为 180，用 $-1.00D$ 获得 MPMVA；最差视力的裂隙方向为 90，用 $-2.00D$ 获得 MPMVA。则该眼矫正镜片值可记录为：

① $-1.00D@180/-2.00D@90$

② $-1.00D×90/-2.00D×180$

③ $-1.00DS/-1.00DC×180$

（4）注意事项

① 低度散光占散光眼中的多数，0.5 左右的视力水平近视性散光状态。

② 更高度数的散光显然无法满足"具有 0.5 及以上视力的近视性散光状态"的前提条件，但是可能在更低的视力水平（如 0.1）上获得近视性散光状态。那么，仍然可以选用裂隙片进行检测。

③ 被测者自己旋转裂隙片通常能够更有耐心地进行比较。

④ 不要期待裂隙片检测得非常精确，裂隙片小角度变化产生的清晰度差异因过于细微而不足以被较低的视力所感知。散光小的被测眼尤其不敏感。

⑤ 裂隙片检测只是一种获得初始散光的主观方法。后续通常需要使用交叉圆柱镜进一步精确散光。

⑥ 在已经放置有初始散光或者戴散光眼镜的基础上进行的裂隙片判断，所得的印象为残余散光。

（六）交叉圆柱镜检测

交叉圆柱镜（见图 4 - 13），又称 Jackson cross cylinder（JCC），是由两片度数相同、符号相反、轴向互相垂直的柱镜联合在一起构成。手持式交叉圆柱镜镜片上以"＋"、"－"标记正、负柱镜的轴向。在与镜片两个主轴呈 45°处，亦是交叉圆柱镜正、负屈光力相消之处，称为中间轴。中间轴处附一个长手柄以利于翻转该镜片，手柄位于两个主轴的中央。

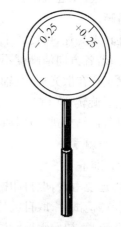

综合验光仪上的交叉圆柱镜则标记有红、白色点，以红点代表负柱镜的轴向，白点代表正柱镜的轴向。镜片中间轴处设置一可翻转的手轮。

常用的交叉圆柱镜有 $±0.25DC$、$±0.50DC$ 两种。

图 4 - 13　±0.25D 交叉圆柱镜

交叉圆柱镜测量散光是常用的主观验光方法。尤其适合用于精调散光——在初始散光镜度基础上进行柱镜的轴向和度数的精确。配合交叉圆柱镜测量散光通常选用斑点状视标，因该视标具有各方向无差异的特性。如没有斑点状视标，也可用最佳视力上一行的视标。

当然，交叉圆柱镜不仅仅限于检测散光，如远交叉视标检测、近交叉视标检测都联合使用了 $±0.50DC$ 交叉圆柱镜。

1. 检测原理

（1）认识基础

① 规则散光眼的散光度与最小弥散圆的关系

规则散光眼的生理光学特征表现为特征性的"Sturm"光锥。而"Sturm"光锥反映的散光度与最小弥散圆之间的关系为:散光度越大,最小弥散圆越大;散光度越小,最小弥散圆越小;当散光度趋向于零时,则最小弥散圆趋向于焦点,如表4-4所示。

表4-4　规则散光眼的散光度与最小弥散圆的关系

散光度	大	小	0
最小弥散圆	大	小	焦点

② 正负等焦量的混合性散光的散光度与视觉的关系(见表4-5)

表4-5　正负等焦量的混合性散光的散光度与视力的关系

散光度	大	小	0
最小弥散圆	大	小	焦点
视力	更模糊	模糊	清晰

③ 任一类型的散光可以通过MPMVA或者红绿色法改造成正负等焦量的混合性散光。规则散光眼中,无论复性近视散光、单纯近视散光、单纯远视散光、复性远视散光还是正负焦量不等的混合性散光都可以借助于MPMVA或者红绿色法改造成正负等焦量的混合性散光状态。而这一正负等焦量的混合性散光状态常被称为等效球镜状态。如:单纯性近视散光$-1.00DC\times180$,予$-0.50DS$等效球镜度后即获得人造的正负等焦量的混合性散光$-0.50DC\times180/+0.50DC\times90$。

④ 交叉圆柱镜是一个正负等焦量的混合性散光镜片,并且可以借助翻转模拟两个混合性散光镜片。交叉圆柱镜是由符号相反、焦量相同的两个柱镜按轴位互相垂直叠合而成的镜片,实际上就是一个正负等焦量的混合性散光镜片。一个交叉圆柱镜以其中间轴进行翻转,翻转前后可产生两个混合性散光镜度。如$\pm0.25D$的交叉圆柱镜,中间轴置于水平位180,则翻转前后获得的两个混合性散光镜度分别为:$-0.25DC\times45/+0.25DC\times135$,$+0.25DC\times45/-0.25DC\times135$。

(2) 交叉圆柱镜影响混合性散光的规律

① 交叉圆柱镜可以使混合性散光的最小弥散圆变得更大、更小。更小的最小弥散圆提示交叉圆柱镜矫正了部分混合性散光,下面举例4-1说明。

【例4-1】

单纯性近视散光	$-1.00DC\times180$	
人造混散	$-0.50DC\times180/+0.50DC\times90$	
	翻转前A	翻转后B
交叉圆柱镜	$-0.25DC\times180/+0.25DC\times90$	$+0.25DC\times180/-0.25DC\times90$
残余散光度	$-0.25DC\times180/+0.25DC\times90$	$-0.75DC\times180/+0.75DC\times90$
最小弥散圆	减小	增大
视觉效果	有差别	

② 当眼无散光或散光全矫后,交叉圆柱镜翻转前后产生的最小弥散圆大小相同,当最

小弥散圆不变则提示正负等焦量的混合性散光的最小弥散圆已被消减为焦点,如例4-2。

【例4-2】

无散光 或散光完全矫正后	0	
	翻转前A	翻转后B
交叉圆柱镜	$-0.25DC\times180/+0.25DC\times90$	$+0.25DC\times180/-0.25DC\times90$
残余散光度	$+0.25DC\times180/-0.25DC\times90$	$-0.25DC\times180/+0.25DC\times90$
最小弥散圆	相同	
视觉效果	无差别	

③ 当中间轴与混散眼散光轴重叠时,交叉圆柱镜翻转前后残余散光量相同,如例4-3。

【例4-3】

单纯性近视散光	$-1.00DC\times180$	
人造混散	$-0.50DC\times180/+0.50DC\times90$	
	翻转前A	翻转后B
交叉圆柱镜	$-0.25DC\times135/+0.25DC\times45$	$+0.25DC\times135/-0.25DC\times45$
残余散光度	相同	
最小弥散圆	相同	
视觉效果	无差别	

④ 当中间轴与混散眼散光轴不重叠时,交叉圆柱镜翻转前后残余散光量不相同,更小的最小弥散圆提示此时交叉圆柱镜提供的正、负轴更靠近人造混散的正、负轴,如例4-4。

【例4-4】

单纯性近视散光	$-1.00DC\times180$	
人造混散	$-0.50DC\times180/+0.50DC\times90$	
	翻转前A	翻转后B
交叉圆柱镜	$-0.25DC\times130/+0.25DC\times40$	$+0.25DC\times130/-0.25DC\times40$
残余散光度	大	小
最小弥散圆	不相同	
视觉效果	有差别	

(3) 矫正用的正负等焦量的混合性散光镜度可以通过球镜、柱镜组合获得

使用镜片箱中的正球镜、负球镜、正柱镜、负柱镜组合出的混合性散光镜片可以有三种组合形式:正球镜联合负柱镜;负球镜联合正柱镜;负柱镜联合正柱镜。而使用综合验光仪上的镜片则只有正球镜联合负柱镜这一种组合形式,因为综合验光仪上只有负柱镜而没有正柱镜。因此,在综合验光仪上提供混合性散光镜度时,是按照每增加$-0.50DC$同步增加

+0.25DS 或者每减少−0.50DC 同步减少+0.25DS 来进行的。

（4）交叉圆柱镜检测散光的基本思路

首先把规则散光眼改造成正负等焦量的混散。这一过程可以借助于 MPMVA 或红绿法。其次使用正负等焦量的混散试镜片测试人造的混散眼。这一过程借助交叉圆柱镜来实施。最后使用正负等焦量的混散镜片矫正人造混散眼。这一过程借助正球镜联合负柱镜等形式提供正负等焦量的混散镜片。因此交叉圆柱镜检测散光实质是使用两个已知的正负等焦量的混合性散光镜度去测试一个未知的人造的正负等焦量的混合性散光。

2. 方法

（1）准备

① 斑点状视标，取自印刷视标或视标投影仪。

② 交叉圆柱镜、负柱镜试片、球镜试片，取自手持式交叉圆柱镜、镜片箱或综合验光仪。

③ 单眼；0.8 及以上视力；正负等焦量的混合性散光状态。

（2）使用综合验光仪上交叉圆柱镜检测散光的操作步骤（有初始散光）

① 投放斑点状视标。

② 转动交叉圆柱透镜的外环，使其翻转手轮轴向与柱镜试片的轴向重合。

③ 旋转翻转手轮翻转交叉圆柱镜，嘱被测者注意并比较翻转前、后（或称 1、2）两面的清晰度。

④ 如诉交叉圆柱透镜两个面的清晰度一致，此时柱镜试片的轴向已与眼的散光轴向重合，转入⑥项操作。

⑤ 如诉某一面较清楚，则停留在清晰面，并将柱镜试片的轴向与交叉圆柱镜负轴（红点）的方向移动 5°或者更大度数。转入③项操作。

⑥ 转动交叉圆柱镜的外环，使其正柱镜或负柱镜的轴向与柱镜试片的轴向重合。

⑦ 旋转翻转手轮翻转交叉圆柱镜，嘱被测者注意并比较翻转前后（或称 1、2）两面的清晰度。

⑧ 如诉交叉圆柱透镜两个面的清晰度一致，检测结束记录散光数据。

⑨ 如果觉得某一面较清楚，则将交叉圆柱镜停留在清晰面。若清晰面为交叉圆柱镜负柱镜轴向（红点）与负柱镜试片的轴向 θ 重合，给予−0.25DC×θ；若清晰面为交叉圆柱镜正柱镜轴向（白点）与柱镜试片的轴向重合，去除−0.25DC×θ。如增减达−0.50DC×θ，则需要相应增减+0.25DS。

⑩ 转入⑦项操作。

（3）注意事项

① 借助于 MPMVA 或红绿视标检测等将规则散光眼改造成正负等焦量的混散。

② 借助于散光表检测、检影验光、客观电脑验光仪验光等获得散光初始光度并置入视孔。

③ 如增减达−0.50DC，则需要相应增减+0.25DS。−0.25DC 的改变对应的球镜改变是+0.125DS，因对视力影响小故可忽略。

（4）手持式交叉圆柱镜检测散光的操作步骤（未提供初始散光）

① 投放斑点状视标。

② 将交叉圆柱镜置于眼前，使持柄位于 180°，旋转长柄翻转交叉圆柱镜，嘱被测者注意

并比较翻转前、后(或称 1、2)两面的清晰度。

(a) 如诉两面的清晰度一致。将镜柄置于 45°处,再次翻转比较。如仍诉两面的清晰度一致,交叉圆柱镜检测结束,无散光;如仍诉两面的清晰度不一致,有散光,继续 b 项操作。

(b) 如诉某一面较清楚,则停留在清晰面,并将柱镜试片的轴向与交叉圆柱镜负轴(红点)的方向移动 5°或者更大度数。再次旋转长柄翻转交叉圆柱镜,嘱被测者注意并比较翻转前、后(或称 1、2)两面的清晰度。直至翻转两面的清晰度一致。此时柱镜试片的轴向已与眼的散光轴向重合。

③ 偏转交叉圆柱镜的长柄,使其一个轴与柱镜试片的轴向重合。

④ 旋转长柄翻转交叉圆柱镜,嘱被测者注意并比较翻转前、后(或称 1、2)两面的清晰度。

(a) 如诉两面清晰度一致,检测结束,记录散光数据。

(b) 如诉某一面较清楚,则将交叉圆柱镜停留在清晰面。若清晰面为交叉圆柱镜负轴(红点)与负柱镜试片的轴向重合,给予$-0.25DC$;若清晰面为交叉圆柱镜正轴(白点)与柱镜试片的轴向重合,去除$-0.25DC$。

⑤ 重复④项操作。如增减达$-0.50DC$,则需要相应增减$+0.25DS$。

(七) 双眼平衡检测

借助单眼 MPMVA 检测、单眼红绿视标检测似乎已经获得了精确的球面屈光度,但是事实并非如此。

验光师在进行单眼主观屈光检测时都将面临的问题是:

(1) 即使是一个非远视的被检者也很可能在单眼的球面屈光不正度的测定中引发调节。如某眼实际屈光度为$-1.00D$,因受到调节的干扰,检测结果却为$-1.50D$。

(2) 在左、右眼分别进行检测时各自受到的调节干扰有差别,并由此导致左、右眼存在微小的屈光矫正误差。如某人实际屈光度为右眼$-1.00D$,左眼$-1.50D$,单眼主观屈光检测结果为右眼$-1.25D$(近视过矫$-0.25D$)、左眼$-1.50D$。

(3) 屈光矫正误差的情形可以归为两类。一类为单眼近视欠矫或远视过矫,该类表现为交替视力,看远用正矫眼,看近用误矫眼,如有主视眼颠倒性干扰可致视远疲劳;双眼视近时少用调节,致调节集合分离,可出现视近疲劳。另一类为单眼近视过矫或远视欠矫,该类表现为交替视力,看远用误矫眼,看近用正矫眼,如有主视眼颠倒性干扰可致视远疲劳;双眼视近时多用调节,致调节集合分离,可出现视近疲劳。

为了避免此类问题,进一步借助于双眼平衡检查来修正单眼主观屈光检查残留的单眼屈光矫正误差是必要的。

1. 原理

(1) 双眼平衡的生理基础

双眼视知觉的同步性,同时视;双眼调节和集合的同步性;双眼视觉的正常发育情况下,双眼最好视力(裸眼视力或矫正视力)、双眼红绿色差规律一般相同。

(2) 双眼平衡三要素

① 同时视　双眼同时注视视标,使左、右眼调节等同。

② 双眼分视　如:棱镜分视、偏振分视、交替遮盖分视等,保证左、右眼获得的视标像是可区分的。棱镜分视,左、右眼前分别放置 $3^\triangle BU$、$3^\triangle BD$ 的三棱镜,可获得左眼见下一行视

标,右眼见上一行视标的双眼分视;偏振分视法,将两片折射向互相垂直的偏振滤光镜分别放置于两眼前,配合偏振平衡视标,可获得双眼分视。

③ 平衡视标　如视力视标、红绿视标,合适的条件下用以推定屈光平衡。

(a) 视力视标　选用视力视标进行双眼平衡。以双眼同时注视视力视标,调整试片达到左、右眼视力相同(即双眼视力平衡)来推定左、右眼屈光平衡。这种以双眼视力平衡推定双眼屈光平衡的前提条件是左、右眼单眼 MPMVA 的最佳矫正视力相同。选用视力视标进行双眼平衡的三个环节为:双眼雾视-视力平衡-双眼 MPMVA。偏振视力视标为三排视力视标的组合,如图 4-14 所示。配合常规的偏振镜片组,右眼所见为上、中视标两排视标,左眼所见为中、下两排视标,双眼同时视则可见三排视标。

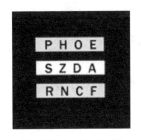 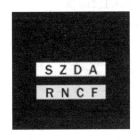 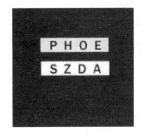

双眼所见三排视标　　　左眼所见下两排视标　　　右眼所见上两排视标

图 4-14　偏振视力视标

(b) 红绿视标　选用红绿视标进行双眼平衡。以双眼同时注视红绿视标,调整试片达到左、右眼红绿的明暗度相同(即双眼红绿平衡)来推定左、右眼屈光平衡。这种以双眼红绿平衡推定双眼屈光平衡的前提条件是左、右眼单眼 MPMVA 最佳矫正视力时看红绿视标的感觉相同。选用红绿视标进行双眼平衡的三个环节为:红绿平衡-双眼雾视-双眼 MPMVA。偏振红绿视标为 4 个红、绿底色黑色视标的组合。配合常规的偏振镜片组,右眼见绿色 9、红色 6,左眼见绿色 3、红色 5,双眼同时注视则见 4 组视标。

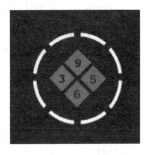

图 4-15　偏振红绿视标

(3) 双眼平衡常用方法

常用的双眼平衡方法由不同的分视方法联合不同的平衡视标组合而成。如:偏振分视视力视标平衡法、棱镜分视视力视标平衡法、偏振分视红绿视标平衡法、棱镜分视红绿视标平衡法、交替遮盖视力视标平衡法等。

2. 偏振分视视力视标平衡法

(1) 准备

① 偏振视力平衡视标,取自视标投影仪。

② 偏振镜组,取自综合验光仪。

③ 双眼;左、右眼单眼第二次 MPMVA 最佳矫正视力相同。

(2) 操作步骤

① 双眼予相同的雾视量,+0.75DS/+1.00DS,对应的双眼雾视视力 0.5。

② 投放偏振视力平衡视标。

③ 左、右眼前放置好偏振镜片。

④ 双眼同时注视。

⑤ 比较上、下两行视标的清晰度是否一样。较清晰的眼前加+0.25DS 直到两行的清晰度一样或很接近。比较的过程中始终保证视标是模糊但可辨认的。

⑥ 验证　左右眼同时加-0.25DS,仍然一样示平衡,不一样在清楚的眼前加+0.25D 直到一样或很接近。

⑦ 移开偏振镜片,投放视力视标,双眼同时减少雾视量。

⑧ 双眼 MPMVA。

3. 棱镜分视视力视标平衡法

(1) 准备

① 视力表,取自可分割出单行视标的投影仪。

② 三棱镜,取自镜片箱或综合验光仪。

③ 双眼;左、右眼单眼第二次 MPMVA 最佳矫正视力相同。

(2) 操作步骤

① 双眼予相同的雾视量,+0.75DS/+1.00DS,对应的双眼雾视视力 0.5。

② 从视力表中分离出单行视标(取雾视后最好视力的上一行)。

③ 左眼前 3△BU、右眼前 3△BD 分别放置好三棱镜。

④ 双眼同时注视。

⑤ 比较两行视标的清晰度是否一样。较清晰的眼前加+0.25DS 直到两行的清晰度一样或很接近。比较的过程中始终保证视标是模糊但可辨认的。

⑥ 验证　左右眼同时加-0.25DS,仍然一样示平衡,不一样在清楚的眼前加+0.25D 直到一样或很接近。

⑦ 移开棱镜,双眼同时减少雾视量。

⑧ 双眼 MPMVA。

4. 偏振分视红绿视标平衡法

(1) 准备

① 偏振红绿平衡视标,取自视标投影仪。

② 偏振镜组,取自综合验光仪。

③ 双眼;左、右眼单眼第二次 MPMVA 最佳矫正视力时看红绿视标的感觉相同。

(2) 操作步骤

① 投放偏振红绿平衡视标。

② 左、右眼前放置好偏振镜片。

③ 双眼同时注视。

④ 比较 4 组视标底色的明暗度是否一样。如为绿色 9 或红色 5 底色亮则右眼前加+0.25DS;如为绿色 3 或红色 6 底色亮则在左眼前加+0.25DS,直到 4 组视标底色的明暗度一样或很接近。

⑤ 移开偏振镜片。

⑥ 双眼雾视、双眼 MPMVA。

5. 棱镜分视红绿视标平衡法

(1) 准备

① 单排红绿视标,取自视标投影仪。

② 三棱镜,取自镜片箱或综合验光仪。

③ 双眼;左、右眼单眼第二次 MPMVA 最佳矫正视力时看红绿视标的感觉相同。

（2）操作步骤

① 将差眼最佳矫正视力上一行视标加红绿背景。

② 按左眼前 3△BU、右眼前 3△BD 分别放置好三棱镜。

③ 双眼同时注视。三棱镜作用使左、右眼的像分离,左眼（3△BU）见下一行视标,右眼（3△BD）见上一行视标。

④ 比较两排视标红绿底色的明暗度是否一样。如为上排绿色或下排红色底色亮则右眼前加＋0.25DS;如为下排绿色或上排红色底色亮则在左眼前加＋0.25DS,直到两排视标红绿底色的明暗度一样或很接近。

⑤ 移开棱镜。

⑥ 双眼雾视、双眼 MPMVA。

6. 交替遮盖分视视力视标平衡法

（1）准备

① 视力表,取自印刷视力表或视标投影仪。

② 遮盖板。

③ 双眼:左、右眼单眼第二次 MPMVA 最佳矫正视力相同。

（2）操作步骤

① 双眼予相同的雾视量,＋0.75DS 或者＋1.00DS,同时雾视,分别雾视双眼的视力到 0.5。

② 快速地交替遮盖左、右眼,如果左右眼的清晰度一样,直接进行以下的验证过程;如果清晰度不一样,在较清的一侧加＋0.25DS 后再进行交替遮盖、比较、调整,直到双眼的清晰度一样或很接近。

③ 验证　左右眼同时加－0.25DS,仍然一样示平衡,如不一样在清楚的眼前加＋0.25D 直到一样或很接近。

④ 双眼同时减少雾视量。

⑤ 双眼 MPMVA。

（3）注意事项

① 交替遮盖法简便易行,有效的分视但不是严格的同时视。

② 每眼停留约 2 秒的时间,以获得确定的视觉感受。

③ 被检者的反应越快,提示两眼相差越明显。

二、主观屈光检查流程

（一）主观屈光检查基本流程

主观屈光检查基本流程包括第一次单眼 MPMVA/第一次单眼红绿视标检测,交叉圆柱镜检查,再次单眼 MPMVA/再次单眼红绿视标检测,双眼平衡,双眼 MPMVA 五个部分。其中,第一次 MPMVA/第一次红绿视标检测,交叉圆柱镜检测,再次单眼 MPMVA/再次红绿视标检测称为单眼屈光检查阶段。双眼平衡,双眼 MPMVA 属于双眼屈光检查阶段。

主观屈光检查基本流程的各部分的执行都有明确的目的。

第一次单眼 MPMVA/第一次单眼红绿视标检测的目的在于测知 MPMVA 与红绿视标检测是否吻合;将最小弥散圆移到视网膜上,获得前后等焦的混合性散光状态,利于交叉圆柱镜检测。

交叉圆柱镜检测的目标在于精确散光的轴向与度数。

再次单眼 MPMVA/再次单眼红绿视标检测的目的在于测知单眼最好矫正视力;左右眼最好矫正视力是否相同;左右眼最好矫正视力时红绿视标感觉是否相同。作为选择何种平衡视标的依据。

双眼平衡的目的在于修正左右眼的屈光矫正误差上的参差。

双眼 MPMVA 的目的在于精确球镜度数。

使用综合验光仪、视标投影仪能够较快捷的完成以上操作,尤其是全自动综合验光仪。但极少有验光师愿意哪怕是尝试使用镜片箱、试镜架来完成整个过程,虽然镜片箱、试镜架也能够支持此流程。

(二) 主观屈光检查基本流程的操作步骤

各种资料提供的主观屈光检查基本流程的操作有一些细微的差异。通常这些操作上的差异不会对结果造成太大的数据误差。无论是单眼检测阶段还是双眼检测阶段。本书介绍的具体操作步骤是按照各环节需要达到的目标而设定的,步骤介绍如下。

1. 单眼主观屈光检查

单眼检测,左、右眼分别完成第一次 MPMVA/第一次红绿视标检测、交叉圆柱镜检测、再次 MPMVA/再次红绿视标检测。

(1) 第一次 MPMVA/第一次红绿视标检测

① 打开右眼并遮盖左眼。

② 置入初始光度。

③ 右眼雾视至 0.3～0.5,在初始光度基础上增加约＋1.00DS(或减少－1.00DS)来获得。

④ 增加－0.25DS(或减少＋0.25DS),嘱被测者观察更小一排的视标。

⑤ 如视力提高,则重复④。

⑥ 如诉视标更小或更黑,MPMVA 结束。

⑦ 投放红绿视标。

⑧ 嘱被测者比较红、绿的视标是否有清晰度差异。

⑨ 如诉红色视标清晰加负(或减正)球镜片,如绿色视标清晰加正(或减负)球镜片。

⑩ 重复⑧～⑨步骤,直至红绿视标一样清晰。

(2) 交叉圆柱镜检测(JCC TEST)

① 投放斑点状视标。

② 转动交叉圆柱透镜的外环,使其翻转手轮轴向与柱镜试片的轴向重合。

③ 旋转翻转手轮翻转交叉圆柱镜,嘱被测者注意并比较翻转前、后(或称 1、2)两面的清晰度。

④ 如诉某一面较清楚,则停留在清晰面,并将柱镜试片的轴向与交叉圆柱镜负轴(红

点)的方向移动 5°或者更大度数。

⑤ 重复③～④步骤,直至交叉圆柱透镜两个面的清晰度一致。

⑥ 转动交叉圆柱镜的外环,使其正柱镜或负柱镜的轴向与柱镜试片的轴向重合。

⑦ 进行如③步一样的操作。

⑧ 如果觉得某一面较清楚,则将交叉圆柱镜停留在清晰面。若清晰面为交叉圆柱镜负柱镜轴向(红点)与负柱镜试片的轴向重合,给予－0.25DC;若清晰面为交叉圆柱镜正柱镜轴向(白点)与负柱镜试片的轴向重合,去除－0.25DC。如增减达－0.50DC,则需要相应增减＋0.25DS。

⑨ 重复⑦～⑧步骤,直至交叉圆柱镜两个面的清晰度一致。

(3) 再次单眼 MPMVA/再次红绿视标检测

① 右眼雾视至 0.3～0.5。

② 增加－0.25DS(或减少＋0.25DS),嘱被测者观察更小一排的视标。

③ 如视力提高,则重复②。

④ 如诉视标更小或更黑,MPMVA 结束,记录屈光、视力数据。

⑤ 投放红绿视标。

⑥ 嘱被测者比较红、绿的视标是否有清晰度差异。

⑦ 如诉红色视标清晰加负(或减正)球镜片,如绿色视标清晰加正(或减负)球镜片。

⑧ 重复⑥～⑦步骤,直至红绿视标一样清晰,红绿检测结束,记录屈光、视力数据。

2. 双眼主观屈光检查

双眼检测;选择视力视标进行平衡的程序为:双眼雾视-双眼视力平衡-双眼 MPMVA;选择红绿视标进行平衡的程序为:双眼红绿平衡-双眼雾视-双眼 MPMVA。

(1) 双眼雾视/双眼平衡

① 双视孔开放,双眼予相同的雾视量,＋0.75DS/＋1.00DS,对应的双眼雾视视力 0.5。

② 从视力表中分离出单行视标(取雾视后最好视力的上一行)。

③ 用旋转棱镜于右眼前加置 3$^\triangle$BD、左眼前加置 3$^\triangle$BU。

④ 比较两行视标的清晰度是否一样。较清晰的眼前加＋0.25DS。

⑤ 重复④直到两行的清晰度一样或很接近或主视眼较清晰。

⑥ 移开棱镜。

(2) 双眼 MPMVA/双眼红绿视标检测

① 双眼同时增加－0.25DS(或减少＋0.25DS),嘱被测者观察更小一排的视标。

② 如视力提高,则重复①。

③ 如诉视标更小或更黑,MPMVA 结束(如第一次单眼 MPMVA 与红绿视标检测吻合,可用双眼红绿视标终止)。

④ 记录屈光、视力数据。

三、老视检查

(一)老视与调节幅度

随着年龄的增加发生近点移远,年龄相关性的视近困难称为老视。

眼依靠调节来看清近目标。调节是指睫状肌收缩,睫状韧带松弛,晶状体变凸等一系列生理过程。

随着年龄的增长,因睫状肌纤维的张力下降,睫状体和巩膜组织弹性下降,限制了睫状肌收缩空间,在调节时不能完成预期的收缩量;或因晶状体囊膜和睫状韧带逐渐纤维化,弹性下降,晶状体基质成分密度增高,体积变大,可塑性下降,在调节时,晶状体的表面不能达到预期的弯度。上述多重诱因导致在调节时晶状体不能产生预期的正焦力。

在 40 岁时,调节幅度约为 6.00D,在看 33 cm 的近目标时需付出 3.00D 调节,仍可保持约 3.00D 储备调节,约占调节幅度的 1/2,故视近困难的问题不明显。但 40 岁后,调节继续下降,在视近时眼的储备调节已逐渐不足眼调节幅度的 1/2,就会发生视近困难。如上所述,老视的实质是随着年龄的增长眼的调节能力逐步衰退的生理现象,并非屈光不正。

(二)老视的矫正原则

1. 调节需求

不同的注视距离所需的调节不相同,调节需求等于注视距离的倒数。例如,注视距离为 40 cm,调节需求为 2.50D;注视距离为 33 cm,调节需求为 3.00D;注视距离为 25 cm,调节需求为 4.00D。老视矫正时,首先须知被测者习惯的阅读距离,从而确定被测眼的调节需求。

2. 调节幅度和调节储备

判断被测眼在指定的工作距离是否存在老视,根据被测眼的调节幅度是否能够满足调节需求,故须测定被测眼的调节幅度。经验表明,在近距离工作时,须保留 1/2 调节幅度作为储备调节,才能较好的避免老视诱发的各种症状。常用的检测方法有推进法,负镜法等。

3. 附加光度

老视是调节时晶状体不能产生预期的正焦力所致,因此,在近距离工作时,须在远用眼镜的基础上增加正镜度来替代眼的调节。在计算附加光度时,必须保证被测眼保存相当于 1/2 调节幅度的储备调节。通过计算获得理论附加光度后,还须测定正相对调节和负相对调节,并根据测定结果对附加光度进行精调。

(三)调节幅度的测量方法

1. 准备

① 球镜试片,取自综合验光仪。
② 远视力视标,取自视标投影仪。
③ 近视力视标,取自近视标卡。
④ 双眼远距屈光完全矫正。

2. 推进法

① 请被测者注视近视标(近距视力的上一行视标),并保持视标的清晰。
② 缓慢将视标移近被测者,直至被测者报告出现视标模糊的瞬间。
③ 测量视标卡离眼镜平面的距离。
④ 换算成屈光度。

3. 负镜法

① 请被测者注视远视标(远距视力的上一行视标),并保持视标的清晰。

② 逐步在被测眼前增加负度数镜片,直至被测者报告出现视标模糊的瞬间。

③ 所添加的负镜度数的绝对值就是调节幅度。

4. 负镜联合近视标法

① 请被测者注视视标 (近距视力的上一行视标),并保持视标的清晰。

② 逐步在被测眼前增加负度数镜片,直至被测者报告出现视标模糊的瞬间。

③ 所添加的负镜度数的绝对值加上距离产生的调节刺激的绝对值之和就是调节幅度。

(四)调节幅度的统计值

Donder 对不同年龄的调节幅度进行了大样本调查,如表 4-6 所示,可供参考。

表 4-6 Donder 调节幅度表

年龄(岁)	幅度(D)	年龄(岁)	幅度(D)
10	14.00	45	3.50
15	12.00	50	2.50
20	10.00	55	1.75
25	8.50	60	1.00
30	7.00	65	0.50
35	5.50	70	0.25
40	4.50	75	0.00

(五)调节幅度的计算方法

Hofstetter 曾提出调节力与年龄的相关性经验公式如下。

调节幅度低值=15-0.25×年龄

调节幅度高值=25-0.4×年龄

调节幅度中值=18.5-0.3×年龄

其中,调节幅度低值在实践中应用较为普遍。

(六)老视验配的规范程序

老视阅读附加的检测需要在屈光不正规范验光并给予完全矫正以及两眼同时视的基础上进行。此外还需要择定合适的工作距离,不同检测阶段选择合适的视标(阅读物)与提供合适的照明环境。

老视的规范验配主要包括以下几个环节。

(1)确定试验性阅读附加

此类方法很多,如:① 根据年龄和屈光不正取统计值;② 融像性交叉柱镜(FCC)法;③ 1/2调节幅度储备原则;④ 屈光处方基础上的近视力检测等。可选其中一种方法获得的数据作为试验性阅读附加。

(2)精确阅读附加

正、负相对调节值调整镜度。在试验性附加的基础上,作 NRA/PRA,使用 NRA 和

PRA 检测结果,相加后除 2,其结果加入原试验性附加。

（3）身高和阅读习惯调整阅读附加

以上的测量在标准阅读距离(33 cm 或 40 cm)上进行,而被测者的实际阅读距离可能与之有差异。此时根据被测者的身高和阅读习惯距离移动阅读卡,对阅读附加也进行相应的补偿调整,增加或减少+0.25D。

（4）试镜架试戴和评价,开出处方。

（七）初步阅读附加

1. 经验法

根据年龄和屈光不正,直接由试验性阅读附加表中取值,如表 4-7 所示。

亦可根据年龄、原屈光不正度数和阅读距离,进行试验性加阅读镜。要求被测者在阅读距离上对阅读卡进行阅读。以清晰、舒适与否作为评价指标,通过增减阅读附加度数,调整至清晰和舒适为止。

表 4-7　试验性附加与年龄和屈光不正状态的函数关系(阅读距离 40 cm)

年　龄	近视、正视	低度远视	高度远视
33—37	P1	P1	+0.75
38—43	P1	+0.75	+1.25
44—49	+0.75	+1.25	+1.75
50—56	+1.25	+1.75	+2.25
57—62	+1.75	+2.25	+2.50
＞63	+2.25	+2.50	+2.50

(from:Clinical Procedures for ocular Examination)

2. 融合性交叉圆柱镜法(FCC 法)

检测时被测眼前置入±0.50D 交叉柱镜的辅镜,注视近交叉视标。该视标入眼光线形成水平、垂直两组焦线。如被测眼调节足够,可使最小弥散圆落在视网膜上,横焦线落在视网膜前,竖焦线落在视网膜后,故横线与竖线清晰度相同。如调节不足时,最小弥散圆不能够落在视网膜上而是位于视网膜后,横焦线距视网膜近,故横线清晰。通过增加正透镜,使最小弥散圆前移至视网膜时,横线和竖线清晰度相同。所增加的正透镜镜度为眼的调节滞后量。

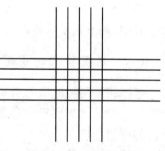

图 4-16　FCC 视标

（1）准备

① FCC 视标,取自近视标卡。

② JCC,取自综合验光仪。

③ 双眼;远距屈光完全矫正;近用瞳距;FCC 视标置于近距测量杆 40 cm 处;JCC 置于双视孔;照明昏暗。

（2）操作步骤

① 请被测者告知哪一组线条清晰。

② 如果被测者报告垂直线条比水平线条清晰,减低照明;如果被测者报告水平线条比垂直清晰或两组一样清晰,直接进入第④步。

③ 如果减低照明被测者仍然告知垂直线条较清晰,则无需加光。

④ 如果被测者告知水平线条较清晰或两组线条一样,双眼同时以+0.25D级率增加镜片度数,直至被测者报告垂直线条较清晰。

⑤ 双眼同时减少正度数,直至两组线条同样清晰。

⑥ 记录:FCC=+1.00D,可作为试验性阅读附加。

3. 1/2 调节幅度储备

保证较长时间的阅读不感到疲劳需要眼在阅读时仍保留一定量的调节余地。经验上认为保留的调节应为调节幅度的 1/2 或 1/3。

获知被测眼的调节幅度后,可根据被测者实际的调节需求计算出初步阅读附加,满足被测眼保持 1/2 调节幅度作为储备调节这一条件。即阅读附加应该等于调节需求减去 1/2 调节幅度,计算公式如下:

$$F_a = F_d - 0.5F_r$$

式中:F_d 为近距离工作的调节需求;F_r 为被测眼调节幅度;F_a 为阅读附加。

一般规律是,老视年龄一般大于 40 岁,60 岁以上调节幅度几近于 0,对于 33 cm 阅读距离的阅读附加只需+3.00D,且不可能长时间近距离工作而不伴视疲劳。

（八）精确阅读附加

阅读附加的精确采用将负相对调节（NRA）与正相对调节（PRA）之和除以 2 作为调整值加入理论附加光度来修正。

1. 准备

(1) 近视力视标,取自近视标卡。

(2) 球镜试片,取自综合验光仪。

(3) 双眼:远距屈光完全矫正;置入试验性阅读附加;近距瞳距;FCC 视标近距注视卡置于近距测量杆 40 cm 处;照明良好。

2. 操作步骤

(1) 嘱被测者注视最佳近视力大一行视标。

(2) 双眼同时加正镜度直至被测者首次报告视标持续模糊。

(3) 记录增加的正镜度总量（NRA）。

(4) 将综合验光仪中的镜度恢复到原先度数。

(5) 确认视标是清晰的。

(6) 双眼同时加负镜度直至被测者首次报告视标持续模糊。

(7) 记录增加的负镜度总量（PRA）。数据记录如:"NRA/PRA:+2.25D/-2.25D"。

(8) 将负相对调节与正相对调节之和除以 2 作为调整值加入初步附加光度合称精调附加光度。

（九）调试

调整试镜架双眼近光心距,并置入远用眼镜屈光数据及精调附加光度,在习惯的近工作距离阅读 10 号印刷读物 15~20 min,询问被测者戴镜近读时的清晰度、舒适度和耐久程度。

（十）老视检查程序实例

1. 试验性阅读附加　根据一半调节幅度的原则

+2.50D　习惯阅读距离 40 cm 转换成屈光度的调节需求

-1.50D　被测者的调节幅度 3.00D 的一半

+1.00D　为试验性阅读附加

2. 精确阅读附加度数　通过 NRA/PRA 数据来修正

NRA/PRA：+1.25D/-0.75D　测试在原试验性附加+1.00D 的基础上进行

+0.25D　NRA 和 PRA 之和除 2

+1.00D　试验性阅读附加（第 1 步）

+1.25D　精确阅读附加

3. 最后确定阅读附加度数

+1.25D　由第 2 步获得

+0.25D　根据被测者的身材和阅读习惯调整

+1.50D　将该度数放置在试镜架上

4. 试镜架配戴和阅读适应

OD：远距屈光；OS：远距屈光

Add：+1.50D

实践二十五　综合验光仪认知

一、能力要求

本环节的目的是认知综合验光仪的结构,通过学习认知综合验光仪的验光盘、视标投影仪、升降台(椅)三部分的详细构成,达到熟练使用视标、试片及各调整部件等的目的。

二、仪器准备

手动综合验光仪。

三、原理与方法

综合验光仪由验光盘(见图 4-17)、视标投影仪、升降台(椅)三部分构成。验光盘包括 4 组调控系统：主镜、内置辅助镜、外置辅助镜、调整部件。

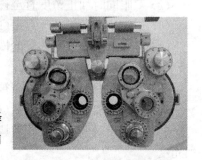

图 4-17　综合验光仪验光盘

四、操作步骤

(1) 认识验光盘。

(2) 认识视标投影仪。

(3) 认识近用视标。

(4) 认识升降台(椅)。

(5) 综合验光仪屈光检查前的调试程序:开启电源—调整视孔视片—调整被测眼位置—调整顶杆长度—调整水平轴向手轮—调整垂直轴向手轮—调整平衡手轮—调整瞳距手轮—调整镜眼距。

五、结果记录与分析

符　号	镜　片	符　号	镜　片	符　号	镜　片
O̲		+12		OC	
R		PH		RMV	
P		6U		RMH	
RL		10I		WMV	
O		±.50		WMH	

六、注意事项

(1) 主镜、内置辅助镜、外置辅助镜置入视孔都必须调整到位,可根据轻微的咔嗒声及轻微的震动手感判断是否调整到位。

(2) 镜眼距调整需要提供良好的角膜表面照明。

实践二十六　使用综合验光仪进行规范的主觉验光

一、能力要求

本环节的目的是理解主观屈光检查的基本原理,掌握综合验光仪规范化操作程序与方法,通过学习综合验光仪的规范的主观屈光检测操作方法与流程,快速准确的获得人眼主观精确的屈光不正数据。

二、仪器准备

手动综合验光仪。

三、原理与方法

综合验光仪主观屈光检查基本程序包括第一次单眼 MPMVA/第一次单眼红绿视标检

测,交叉圆柱镜检查,再次单眼 MPMVA/再次单眼红绿视标检测,双眼平衡,双眼 MPMVA 五个部分。

四、操作步骤

1. 第一次 MPMVA/第一次红绿视标检测

(1) 打开右眼并遮盖左眼。

(2) 置入初始光度。

(3) 右眼雾视至 0.3~0.5,在初始光度基础上增加约+1.00DS(或减少-1.00DS)来获得。

(4) 增加-0.25DS(或减少+0.25DS),嘱被测者观察更小一排的视标。

(5) 如视力提高,则重复(4)。

(6) 如诉视标更小或更黑,MPMVA 结束。

(7) 投放红绿视标。

(8) 嘱被测者比较红、绿的视标是否有清晰度差异。

(9) 如诉红色视标清晰加负(或减正)球镜片,如绿色视标清晰加正(或减负)球镜片。

(10) 重复(8)~(9)步骤,直至红绿视标一样清晰。

思考:就视力视标支持的 MPMVA 与红绿视标检测的结果,判断二者的可靠程度。

2. 交叉圆柱镜检查(JCC TEST)

(1) 投放斑点状视标。

(2) 转动交叉圆柱透镜的外环,使其翻转手轮轴向与柱镜试片的轴向重合。

(3) 旋转翻转手轮翻转交叉柱镜,嘱被测者注意并比较翻转前、后(或称 1、2)两面的清晰度。

(4) 如诉某一面较清楚,则停留在清晰面,并将柱镜试片的轴向与交叉柱镜负轴(红点)的方向移动 5°或者更大度数。

(5) 重复(3)~(4)步骤,直至交叉圆柱透镜两个面的清晰度一致。

(6) 转动交叉柱镜的外环,使其正柱镜或负柱镜的轴向与柱镜试片的轴向重合。

(7) 进行如(3)步一样的操作。

(8) 如果觉得某一面较清楚,则将交叉柱镜停留在清晰面。若清晰面为交叉柱镜负柱镜轴向(红点)与负柱镜试片的轴向重合,给予-0.25DC;若清晰面为交叉柱镜正柱镜轴向(白点)与负柱镜试片的轴向重合,去除-0.25DC。如增减达-0.50DC,则需要相应增减+0.25DS。

(9) 重复(7)~(8)步骤,直至交叉圆柱镜两个面的清晰度一致。

3. 再次单眼 MPMVA/再次红绿视标检测

(1) 右眼雾视至 0.3~0.5。

(2) 增加-0.25DS(或减少+0.25DS),嘱被测者观察更小一排的视标。

(3) 如视力提高,则重复(2)。

(4) 如诉视标更小或更黑,MPMVA 结束,记录屈光、视力数据。

(5) 投放红绿视标。

(6) 嘱被测者比较红、绿的视标是否有清晰度差异。

（7）如诉红色视标清晰加负（或减正）球镜片，如绿色视标清晰加正（或减负）球镜片。

（8）重复（6）～（7）步骤，直至红绿视标一样清晰，红绿检测结束，记录屈光、视力数据。

思考：以左、右眼的第二次 MPMVA 的最好视力是否相同，第二次 MPMVA 时左右眼对红绿视标的感知是否一致，作为双眼平衡视标选择的依据。

4. 双眼雾视/双眼平衡

（1）双视孔开放，双眼予相同的雾视量，＋0.75DS/＋1.00DS，对应的双眼雾视视力 0.5。

（2）从视力表中分离出单行视标（取雾视后最好视力的上一行）。

（3）用旋转棱镜于右眼前加置 $3^\triangle$BD，左眼前加置 $3^\triangle$BU。

（4）比较两行视标的清晰度是否一样。较清晰的眼前加＋0.25DS。

（5）重复（4）直到两行的清晰度一样或很接近或主视眼较清晰。

（6）移开棱镜。

5. 双眼 MPMVA/双眼红绿视标检测

（1）双眼同时增加－0.25DS（或减少＋0.25DS），嘱被测者观察更小一排的视标。

（2）如视力提高，则重复（1）。

（3）如诉视标更小或更黑，MPMVA 结束（如第一次单眼 MPMVA 与红绿视标检测吻合，可用双眼红绿视标终止）。

（4）记录屈光、视力数据。

五、结果记录与分析

被检者： 检查者：		OD	OS
		屈光度/视力	屈光度/视力
1	第一次单眼 MPMVA		
2	第一次双色法检查		
3	交叉圆柱镜检查		
4	再次单眼 MPMVA		
5	再次双色法检查		
6	双眼平衡		
7	双眼 MPMVA		

六、注意事项

操作过程中，思考各环节所测得的数据，并作出正确的选择。

实践二十七　老视的检测

一、能力要求

本环节的目的是掌握阅读附加基本原理,掌握综合验光仪老视规范化操作程序与方法,通过学习综合验光仪规范的主观屈光检测操作方法与流程,达到快速准确的获得人眼主观精确的老视阅读附加数据的目的。

二、仪器准备

手动综合验光仪、近视标卡、近照明灯。

三、原理与方法

1. 实验原理

调节幅度保留一半的原则,适当的调节储备可减少疲劳;NRA/PRA 的修正值可使调节、调节放松能力对等。

2. 实验方法

参照案例:

(1)试验性阅读附加。根据 1/2 调节幅度的原则。

+2.50D　习惯阅读距离转换成屈光度。

−1.50D　被测者的调节幅度为 3.00D 的 1/2。

+1.00D　为试验性阅读附加。

(2)精确阅读附加度数。通过 NRA/PRA 检测,NRA/PRA:+1.25D/−0.75D。测试在原试验性附加+1.00D 的基础上进行。

+0.25D　NRA 和 PRA 之和除 2。

+1.00D　试验性阅读附加(第 1 步获得)。

+1.25D　精确阅读附加。

(3)阅读习惯调整阅读附加度数。

+1.25D　由第 2 步获得。

+0.25D　根据被测者身材和阅读习惯调整。

+1.50D　将该度数放置在试镜架上。

(4)试镜架佩戴和阅读适应。

四、操作步骤

(1)准备。已完成双眼 MPMVA,远屈光焦度安置于视孔,完成调节幅度检测。

(2)根据 1/2 调节幅度的原则计算出试验性阅读附加,加置于视孔。

(3)NRA/PRA　修正值加置于视孔获得精确阅读附加。

(4)按身高及阅读习惯调整阅读附加。

（5）试戴评估。

五、结果记录与分析

被检者	OD	OS
屈光		
试验性阅读附加		
精确阅读附加度数		
阅读习惯调整阅读附加度数		
试镜架配戴和阅读适应		
ADD		

六、注意事项

采用合适的照明。

附　综合验光仪简介

一、概述

综合验光仪（见图 4-18）是一个复杂的镜片组合，其设计让检查者，轻易有效地转换镜片。综合验光仪将普通镜片箱内几乎所有的镜片都装入了它的转轮系统中，所以在临床操作上提供了比使用试镜架验光更有效、更快捷的镜片转换可能，通过简单的旋钮，很快转换需要的镜片，适合进行复杂的主观验光。

综合验光仪的验光盘主要由以下 4 个部分组成。

（一）主透镜组

主透镜组（见图 4-19）是由两组镜片调控组成：球镜部分、负柱镜部分。

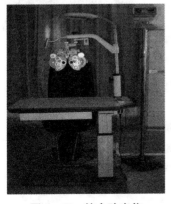

图 4-18　综合验光仪

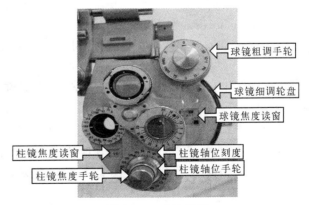

图 4-19　主透镜组

1. 球镜调控

综合验光仪两侧分有一个大转轮叫球镜细调轮盘(见图 4 - 20),同时有一个球镜粗调手轮(见图 4 - 21),允许 3.00D 级的级距变化,在综合验光仪的内部有两组镜片装在大转轮上,一个轮上的镜片每级 0.25D 变换。另一组以每级 3.00D 变换,可提供从 +20.00D 到 -20.00D 球镜范围,并以此为 0.25D 级距变换。

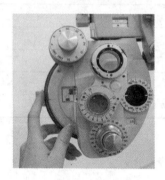 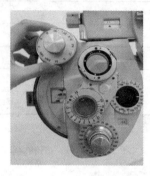 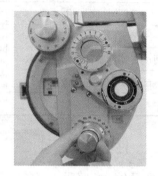

图 4 - 20　球镜细调轮盘　　　图 4 - 21　球镜粗调手轮　　　图 4 - 22　柱镜调控盘

2. 负柱镜调控

综合验光仪上,没有正柱镜,只有负柱镜。负柱镜片被装在一个轮上,通过在被检者眼前旋转带来不同的度数,也可以变换不同的轴向。柱镜(见图 4 - 22)由两个旋钮来控制,即柱镜度旋钮和柱镜轴向旋钮。

(二) 内置辅助镜片(见图 4 - 23)

(1) O(open):即无任何镜片。

(2) OC(OccludedorBl,blank):遮盖片,表示被检查眼完全被遮盖。

(3) R (Retinoscopy Lens aperture):将 + 1.50D 或 +2.00D 镜片置入视孔内,以抵消检影验光工作距离所产生的相应屈光度数。

(4) ±0.50D 的交叉柱镜,用于检测调节滞后或调节超前,即做 FCC 测试时常用。

(5) PH(pinholes):为针孔镜。

(6) RL 或 GL:为红色滤片或绿色滤片,常用于双眼融像测量。

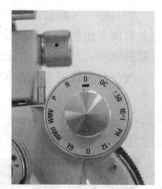

图 4 - 23　辅助功能盘

(7) R(W)MH/R(W)MV(Maddox rod):为红色和白色水平位和垂直位的马氏杆,用于检测隐斜视。

(8) P(phlaroid):为偏振片,用于检测立体视或双眼均衡。

(9)10△I(棱镜片)底朝内 10△I 镜片:常用于双眼平衡测试。

(10) 6△U(棱镜片)底朝上 6△U 镜片:常用于双眼平衡测试。

（三）外置辅助镜片

1. JACKSON 交叉圆柱镜（JCC）

在交叉柱镜（见图 4-24）上以红点表示负柱镜轴向，以白点表示正柱镜轴向，两轴之间为平光镜，一般将交叉柱镜的手柄或手轮设计在乎光度数的子午线上，JCC 的两条主子午线可以快速转换。

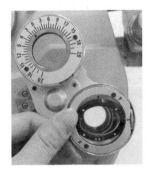 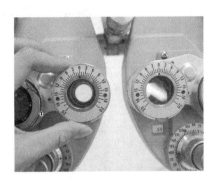

图 4-24　交叉圆柱镜　　　　　　图 4-25　旋转棱镜

2. 旋转棱镜

旋转棱镜（见图 4-25）上有标记指示棱镜底部方向及棱镜度。当水平子午线在 0 刻度时，如果指示箭头被放在 0 刻度上，则表示棱镜底朝上，反之则表示棱镜底朝下；当垂直子午线在 0 刻度时，如果箭头指向鼻侧，表示棱镜底向内，反之，则表示棱镜底向外。

（四）调整装置（见图 4-26）

（1）光心距手轮：瞳孔距调控，调整镜片的光学中心位于瞳孔中央。
（2）集合掣：做近距离测量时使用。
（3）额托手轮：顶点距离调控，了解被测者角膜顶点距离，估计综合验光仪的垂直平衡。

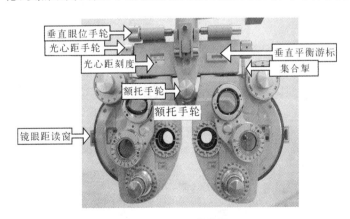

图 4-26　调整装置

（4）垂直眼位手轮：验光仪倾斜度调控，调整以保证综合验光仪的垂直平衡。
（5）近视力表杆：做远距离测量时可将该杆直立，做近距离测量时，悬挂近视力表，并有标尺显示检测距离。

二、综合验光仪的功能与作用

(1) 客观检影验光。

(2) 主观验光。运用雾视法、裂隙片法、散光表法、交叉圆柱镜等进行矫正。

(3) 运用 WORTH4 点图检查双眼融合功能。

(4) 双眼平衡测试。运用三棱镜分离法、偏振视标法、遮盖片法进行测试。

(5) FCC 老视检测。

(6) 斜位检测。

(7) 立体视检测。

第五章　角膜接触镜的验配

角膜接触镜的验配过程应包括：

(1) 问诊与病史调查；

(2) 视力检查及相关的视觉功能初步检查；

(3) 用裂隙灯显微镜进行眼前段健康检查；

(4) 与验配接触镜有关的眼部特殊参数测量；

(5) 验光并开具合适的角膜接触镜处方；

(6) 试戴和配适评估；

(7) 镜片发放、护理选择和配戴者教育；

(8) 制定并执行随访计划。

第一节　角膜接触镜的配前检查

接触镜配前各种检查的目的是为了了解和掌握配戴者的基本条件,对于适宜配戴接触镜者,可以根据其条件选择合适的种类和型号的镜片为其配戴。同时配前检查可以及时发现配戴者是否有全身或眼部潜在的病症,并指导其治疗,同时可以排除不宜配戴接触镜的禁忌症患者或虽患有眼病(但对接触镜配戴影响不大的),可以指导其正确的选择和使用镜片,以预防原有病症的进一步发展。经过配前检查,可以了解顾客的各种基础条件和特殊要求,对于适宜配戴接触镜的人,可以根据其条件和要求为其选择合适的镜片,如为其提供美容、散光、老视、色盲、防紫外线及抛弃式等不同类型的镜片。

配前检查的基本内容包括接待问诊、眼部常规检查、角膜检查、泪液检查和其他眼部参数测量等。接待问诊是针对戴镜者的一般资料、配镜目的、眼病史、全身病史、外伤及手术史、家族史、过敏史、戴镜史等情况做全面了解和综合评估；眼部常规检查主要针对眼前段结构,检查健康及卫生状况；角膜检查包括测量角膜直径、测量角膜曲率、荧光素染色等；泪液检查包括泪液分泌量测量和泪膜稳定性评估；其他眼部参数检查如观察眼睑与角膜的位置关系,检查眼睑张力、瞬目质量、睑裂高度、瞳孔直径等。本节主要介绍眼前段检查、荧光素染色及角膜曲率测量。

> 实践二十八　眼前段的检查与荧光染色

一、能力要求

本环节的目的是通过裂隙灯示教和配对练习,学习眼前段健康检查和角膜染色、泪液检查的方法,了解接触镜配前检查的意义。

二、仪器准备

裂隙灯显微镜(带示教设备)、荧光素钠眼科检测试纸、无菌生理盐水。

若不具备条件,也可使用放大镜加照明或放大紫光灯(Burton 灯)。

三、原理与方法

1. 配镜前眼前段健康检查与荧光染色的目的是为了了解和记录配戴前的眼部基本情况,以便日后复查时能加以对照,观察变化。同时若配后被检者前来投诉眼部疾病,也便于分清责任,辨别出是该疾病是验配前存在或配后发生。

2. 灵活运用三种常用的裂隙灯投照观察方法,针对不同部位检查健康状况(见图 5-1)。

(1)嘱被检者直视前方,用裂隙灯弥散光照明法和低倍率放大目镜依次观察眼睑、睑缘、睫毛、角膜、虹膜、瞳孔、睫状体等。可加或不加毛玻璃滤光片,亦可适当调窄裂隙宽度或调暗光源亮度以便被检者配合检查。令被检者向上、下、左、右方向分别注视,在视左或视右时,充分暴露球结膜和巩膜,以供观察;在视上时,翻开下睑,观察下睑结膜、球结膜、下泪点等;在视下时,翻开上睑,观察上睑结膜、球结膜、上泪点。

(2)将裂隙灯光源调窄,将光源的投照点与显微镜的焦点调整在同一部位上,使用直接焦点照射法观察眼前段透明结构及内部构造(见图 5-2)。观察角膜和晶状体的光学切面,注意切面的层次感和透明性,观察角膜弧度的变化、角膜厚度和异物在角膜上的深度,有无晶状体混浊。使用圆锥光束观察有无前房闪辉和细胞。

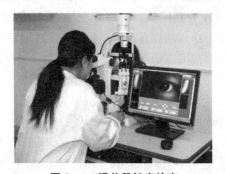 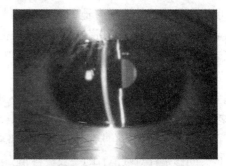

图 5-1 眼前段健康检查　　　　　图 5-2 直接焦点照射法

(3)用钴蓝光照明,可加盖黄色滤光片,用荧光素钠染色液或染色试纸将被检眼的泪液染成黄绿色。使用过滤照明法观察角膜、结膜是否存在染色,观察染色的形态、面积、深度,判断被检者是否适合配戴接触镜。对可疑干眼的被检者,用过滤照明法检查泪膜破裂时间。

3. 必要时可进一步详细检查角膜直径、角膜敏感度、泪液分泌量及泪膜稳定性等,确定是否适合配戴接触镜、或宜选用何种类型的接触镜。

四、操作步骤

1. 眼前段检查

按照由外向内的顺序,在裂隙灯下分别检查被检者的双眼眼前段结构,并记录检查结果。

（1）眼睑：位置是否对称，瞬目是否正常。皮肤是否有红肿、潮红、脱屑、肿块等异常。

（2）睑缘：睑缘皮肤、形态是否正常，有无红肿、脱屑。睑板腺出口是否有堵塞、红肿。

（3）睫毛：数量、生长顺序是否正常，根部是否有红肿、皮屑、分泌物等。

（4）泪器：泪点位置是否正常，按压泪囊有无压痛，是否有不正常分泌物。观察泪河高度，必要时进行泪液膜破裂时间、泪液分泌量测定。

（5）睑/球结膜：表面是否光滑，是否有充血、水肿、异常增生或分泌物。有无睑裂斑或翼状胬肉。巩膜颜色是否正常。

（6）角膜：形态、透明性是否正常，有无瘢痕。是否有新生血管、染色等。

（7）前房：是否有房水闪辉、丁达尔现象，是否有前房积血或积脓。

（8）虹膜：发育、形态、纹理是否正常，有无色素沉着、粘连等。瞳孔大小形态是否正常，瞳孔对光反射是否存在。

（9）晶状体：是否有混浊、色素沉着、组织粘连等异常出现。

2. 荧光素染色

用无菌生理盐水湿润过的荧光素钠眼科检测试纸轻触被检者的上球结膜或下睑结膜，经缓慢瞬目后完全溶解于泪液（见图 5-3 和图 5-4）。将裂隙灯光源调整为钴蓝光照明，物镜加覆黄色滤光片，染色泪液显示为黄绿色。观察角膜及结膜的完整性，若存在角膜上皮缺损则被染成黄绿色，结膜上皮缺损被染成橙黄色。

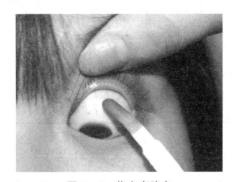
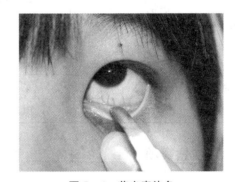

图 5-3　荧光素染色　　　　　　　　　图 5-4　荧光素染色

（1）角膜：有无局限性或弥漫性上皮点染，有无片状染色、弧形染色、上皮栓，有无"3、9点钟染色"、"微小着染"等特征性角膜染色现象。

（2）结膜：观察睑裂区及角膜缘球结膜部位，有无橙黄色荧光素染色。

（3）泪膜：观察瞬目后的泪膜覆盖情况，颜色的深浅与泪膜厚度成正比，下睑缘上方泪液呈黄绿色线状为泪河，睑裂区泪膜局部黑色区域为泪膜破裂。泪膜破裂时间（BUT）定义为：一次完全性瞬目至泪膜上出现第一个干燥斑的时间，正常为 10～50s，BUT<10s 提示泪膜不稳定。

五、结果记录与分析

请根据观察到的情况填写下表。

眼前段裂隙灯检查

	右　　眼			左　　眼	
眼　睑	皮肤（　　）	位置（　　）		皮肤（　　）	位置（　　）
睑　缘 睫　毛	鳞屑（　　） 倒睫（　　）	红肿（　　） 其他（　　）		鳞屑（　　） 倒睫（　　）	红肿（　　） 其他（　　）
泪　器	泪小点（　　）	泪囊（　　）		泪小点（　　）	泪囊（　　）
球结膜 巩　膜	充血（　　） 睑裂斑（　　）	水肿（　　） 翼状胬肉（　　）		充血（　　） 睑裂斑（　　）	水肿（　　） 翼状胬肉（　　）
结　膜	充血（　　） 乳头（　　） 分泌物（　　）	结石（　　） 滤泡（　　）		充血（　　） 乳头（　　） 分泌物（　　）	结石（　　） 滤泡（　　）
示意图					
角　膜	透明（　　）	新生血管 （　　）		透明（　　）	新生血管 （　　）
前　房	透明（　　）	房水闪辉（　　）		透明（　　）	房水闪辉（　　）
虹　膜 瞳　孔	颜色（　　） 形状大小（　　）	纹理（　　） 对光反射（　　）		颜色（　　） 形状大小（　　）	纹理（　　） 对光反射（　　）
晶状体	透明（　　）	位置（　　）		透明（　　）	位置（　　）
荧光素染色	角膜（　　）	结膜（　　）	BUT（　　）	角膜（　　）	结膜（　　）　　BUT（　　）

六、注意事项

（1）翻转上睑时，嘱被检者向下注视，检查者用一只手的拇指和食指轻轻挟提上睑皮肤，食指向下、拇指向前上方稍用力，翻转后拇指按压眼睑皮肤，固定于眶上缘眉弓处，切勿压迫眼球。

（2）翻转下睑时，用拇指或食指向下轻拉下睑以暴露睑结膜，嘱被检者向上注视，避免接触下睑缘、避免用力过度。

实践二十九　角膜曲率计的使用

一、能力要求

本环节的目的是使学员了解角膜曲率计的组成结构和基本测试原理，通过配对练习相互测量，能熟练操作角膜曲率计，了解角膜曲率计在接触镜验配中的作用。

二、仪器准备

一位角膜曲率计、二位角膜曲率计。

三、原理与方法

1. 角膜曲率计

角膜曲率计可用于检测眼球角膜前表面中心 3 毫米区域的各子午线方向的弯曲度,提供角膜前表面曲率半径及角膜总屈光力,并从而确定出角膜有无散光及散光的轴向和度数。可应用于接触镜验配、角膜形态检测及镜片参数检验等方面。

在接触镜配前检查中,必须依据被检眼角膜前表面主子午线的曲率半径选择配戴镜片的基弧。若配镜者在验光中测得有散光,则需用角膜曲率仪检测该眼的角膜散光度,以判断散光的类型,再依此选择适合的镜片设计。

2. 一位角膜曲率计的原理与使用

角膜曲率计的基本测试原理:一个特定的光标在角膜前曲率半径值不同的眼中所产生的第一 Purkinje 氏像的大小也不同,通过望远镜系统测定此像的大小可推算出被测眼角膜前表面的曲率半径值。为了精确测定像的大小,在角膜曲率计的结构中设置了分像装置,将像分成两个或三个,通过调整分像装置可知分像距离的大小,故当两像相切时,即可知像的大小,此时其大小即为分像距离值;若不相切,则调整分像距离,使两像相切,由分像距离读出像的大小。

根据光学结构原理,一位角膜曲率计又称为波许朗勃角膜曲率仪,通过目镜在分划板上所见图像如图 5-5 所示。在仪器设计时规定:若被测眼前表面曲率半径为标准值(毫米),则视场中的三个像两两相切;若不为标准值,视场中视标像将不相切,则需调整旋钮,直至视标像呈相切状态。一般在视场中设置水平、垂直两个读数窗。观察者直接由窗内标示来分别读取水平、垂直读数。窗内的读数标示如图 5-6 所示,竖线左侧为被检眼角膜前表面曲率半径值,右侧为被检眼整个角膜屈光力的大小。望远镜系统可绕轴做 360 度旋转,以便测出任意轴向上互相垂直的两条子午线上的角膜前表面曲率半径值和角膜屈光力的大小。

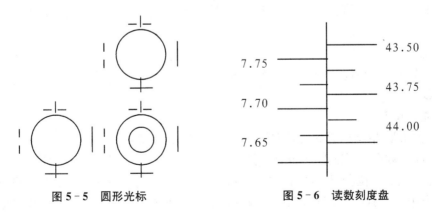

图 5-5　圆形光标　　　　　　　　图 5-6　读数刻度盘

3. 二位角膜曲率计的原理与使用

常用的 Javal Schiotz 角膜曲率计是一种双像系统固定而改变光标大小的二位角膜曲率计,在目镜中可见两对耶弗尔光标(矩形和阶梯光标)图像,测量时仅使用中间一对光标图像,如图 5－7 所示。一条水平方向横穿过图形的黑线被称为校正轴线位置的基准,测量开始后,选取一条主子午线方向,通过调整旋钮使矩形和阶梯形的图形之间相对的内侧轮廓互相靠近直至相切,且基准线连成一条直线。这时候即可从读数放大器内的刻度盘上读出被测角膜屈光度及以毫米为单位的角膜曲率半径值。然后将测量镜筒及光标转动约 90°,用同样方法测量另一子午线方向上的角膜曲率半径及角膜屈光力。

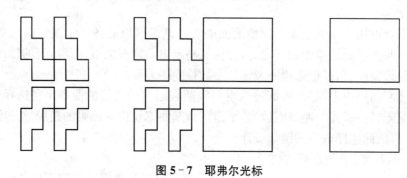

图 5－7　耶弗尔光标

四、操作步骤

1. 位置的调试

首先通过调节操作台高度及被检者座椅高度,使被检者采取舒适座位,将被检者的头部固定于下颌托和额靠上,调节颌托架下方的高度调节手柄,直至被检者的眼角与侧杆的水平标记相平齐。为了固定眼位,可以通过摆动遮眼板来遮盖未测眼,如图 5－8 所示。

2. 光轴对准

首先通过操纵手柄将仪器拉向检查者一方,然后再使仪器向待测眼方向移动并使镜筒基本正面朝向被检者,嘱被检者注视物镜,通过上下调节头架和仪器的高

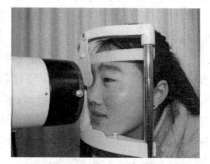

图 5－8　角膜曲率计的位置调试

度,使被检眼光轴与仪器光轴一致。注意:此时使视场中光路中心原像视标与视场中心的十字线对正。

3. 调焦

先手握支撑架,前后左右推移进行粗调焦,再旋操纵杆进行精细调焦,直至视场中图像清晰无重影。

4. 测量与读数

(1) 一位角膜曲率计:首先旋转左侧 H 螺旋手轮,直至视场场中水平分像与中心原像两两相切,从 H 读数窗中可读取 $r(mm)$ 值和 $D(m^{-1})$ 值,r 的读数标尺精度为 0.02 mm 要求读数精确到小数点后两位。同样,旋转右侧 V 螺旋手轮,直至垂直分像与中心原像两两相切,从 V 读数窗中读取 $r(mm)$ 值和 $D(m^{-1})$ 值,r 的读数精度要求同 H。此处 r 值表示被检眼角膜前表面的曲率半径,D 值表示被检眼整个角膜的屈光度。

若被检眼角膜有散光,此时则应转动轴位转动手柄,使得视场中的"＋"与视标中的"＋"对正。由轴位刻度盘上读取旋转角度,即散光轴向;随后再分别调节 H、V 转动手轮,读取其

H、V 方向的 r、D 值。

（2）二位角膜曲率计：首先将光标灯箱置于水平位（见图 5 - 9），旋转镜筒下方的调节旋钮，使矩形和阶梯形的图形之间相对的内侧轮廓互相靠近，直至相切，且黑色基准线连成一条直线，从镜筒上方刻度盘内的读数窗中读取 r(mm) 值和 D(m^{-1}) 值，r 的读数标尺精度为 0.02 mm，要求读数精确到小数点后两位。然后将镜筒旋转 90°（见图 5 - 10），若测量光标仍保持相切状态、黑线依旧重合，则说明被测眼为球形角膜，在先前测量中已被读出的 D(m^{-1}) 值和 r(mm) 值对两子午线均一致，测量结束。

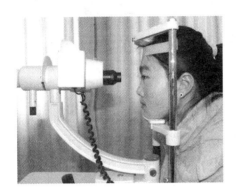
图 5 - 9　二位角膜曲率计（水平位测量）

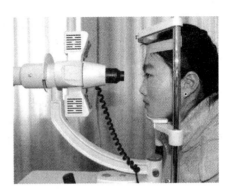
图 5 - 10　二位角膜曲率计（垂直位测量）

若将镜筒旋转 90° 后，两光标分离不相切或有部分重叠，则说明被测眼存在角膜散光，再次转动调节旋钮使光标相切、黑线重合，再从刻度盘上读出相应的值，两次读数分别表示被测眼角膜两条主子午线方向上的曲率半径和角膜屈光力。

若光标在水平位置时，观察到的横穿两个光标的两根黑线的高度有差别，说明存在斜轴散光。旋转测量镜筒，直至中央的黑线能连成一条直线，同时使两个光标边缘相切，在镜筒外侧的量角器上读出该子午线的轴向，再读出刻度盘上的曲率半径和角膜屈光力，即为第一子午线的测量值。用同样方法测量第二子午线的相应参数。

（3）记录方法：记录两条主子午线上的曲率半径（mm）和角膜屈光度（D）读数，平均 3 次读数取平均值。例如"7.50 mm@90　7.67 mm@180"表示沿 90° 轴曲率半径为 7.50 mm，沿 180° 轴曲率半径为 7.67 mm；"45.00D@90　43.00D@180"表示沿 90° 轴屈光力 45.00D，沿 180° 轴屈光力 43.00D。角膜散光为：－2.00DC×180 或者＋2.00DC×90。

五、结果记录与分析

		曲率半径(mm)	屈光度(D)	角膜散光
OD		@	@	
		@	@	
OS		@	@	
		@	@	

六、注意事项

（1）二位角膜曲率计需要轴向旋转来测量各主要子午线，测量步骤较繁琐。一位角膜曲率计通过一对垂直图像可同时测出相关子午线的曲率，但假定两条主子午线是相互垂直的，测量结果可能存在较大误差。

（2）测量时应确保角膜曲率计的光学轴线穿过被测角膜曲率中心（中央区域），并注意光标相切的状态，否则测量结果会有较大偏差。

第二节　软性角膜接触镜的验配

接触镜的验配应以确保戴镜者的健康、安全、舒适为前提。软性角膜接触镜，简称软镜或 SCL，是目前市场占有率最高的接触镜类型，因其质地柔软、配戴舒适的特性而得到广大消费者的认可。软镜的科学验配目标是：通过良好的可塑性和湿润性提供舒适的戴镜体验，通过充足的透氧和泪液交换保障角膜的健康需求，通过周到的护理保养达到安全的配戴环境。

软镜的验配过程包括屈光检查、诊断性试戴、配适评估、调整参数并选定镜片。经过对配戴眼的屈光检测之后，进行接触镜等效球镜度与顶点屈光度的综合换算，根据配前检查测得的参数选择合适的试戴镜，用裂隙灯显微镜评估戴镜的舒适度、匹配情况及矫正视力，试戴镜度数不符的还需要进行戴镜验光，然后根据配适评估的结果考虑是否需要调整镜片参数，再确定配镜处方。本节主要介绍软镜的摘戴及操作，以及配适评估的方法。

实践三十　软性角膜接触镜的摘戴

一、能力要求

通过本实验的学习，掌握软性隐形眼镜的镜片操作及摘戴方法，了解验配基本流程及其目的。

二、仪器准备

软镜试戴片、镜片护理液、烘干机、无屑纸巾等。

三、原理与方法

1. 软性接触镜戴镜方法（见图 5-11）

（1）镜片置于右手食指前端，使其内曲面向上；

（2）擦干其余手指以便拉开眼睑；

（3）右手中指往下拉开下睑，左手食指贴近上睑缘，将上睑往上拉起；

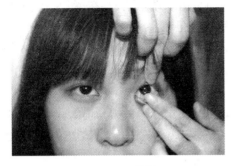
图 5－11　戴镜

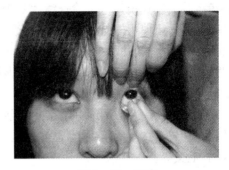
图 5－12　摘镜

（4）眼注视前方,食指把镜片对准角膜,轻轻把镜片放到角膜中央;

（5）慢慢松开拉眼睑的手指,可闭眼并缓慢转动眼球。

2. 软性接触镜摘镜方法(见图 5－12)

（1）左手的食指或中指拉开上睑,右手的中指拉开下睑;

（2）令被检者向上方注视,右手的食指将镜片移向下方后,与拇指一同将镜片捏出。

3. 多功能镜片护理液清洁消毒法

（1）清洁消毒。将镜片置于一手掌心,滴 2～3 滴清洁剂,用另一只手的食指指腹自镜片的中心向边缘部放射状轻揉,分别轻轻揉搓镜片的两面约 20 秒钟。揉搓镜片过程中需特别小心,不能让指甲碰触镜片,防止损坏镜片。

（2）冲洗。用适量多功能护理液或蒸馏水冲洗。

（3）贮存。软镜在不戴的时候必须完全浸泡在多功能护理液中,以保持其充分的水合状态。贮存液中主要含有表面活性剂和杀菌防腐剂,盒中的贮存液需每日更换,取出镜片后要将贮存液彻底冲洗干净。贮存用的镜盒也要经常清洁,以防止镜片放入盒中被污染。

（4）每周清洁:酶清洁。将酶片溶于多功能护理液中,清洁以后的镜片浸泡于其中 4 小时以上,取出冲洗以后,镜片即可戴用。

4. 双氧水护理液清洁消毒法

双氧水护理系统是一种一步到位,使用方便的护理系统。它包括有特殊的白金中和环、双氧液、镜片篮与镜片杯。在中和环的催化作用下将双氧消毒药液逐渐中和和分解成盐溶液,故消毒中和只需一个简单的步骤,经过 6 小时后中和过程彻底完成,镜片取出可直接戴用。

四、操作步骤

1. 戴镜前准备

（1）将指甲剪短并修磨平整以免损伤镜片,用中性肥皂将手与指甲彻底洗净,注意将手上沾有的肥皂彻底冲净,戴镜前不要触摸其他物品。

（2）在台面上操作,可在镜子前平铺一块干净的毛巾,防止镜片掉于台面。

2. 打开镜片包装

这个过程中保持双手和手指干燥。养成每次只操作一只镜片的习惯,先右眼后左眼,以免混淆镜片。轻摇镜片包装检查镜片是否在液体中自由飘动,是否存在镜片与包装粘连或镜片破损。如果使用的是铝箔包装的镜片,用双手捏住包装盒和铝箔,将铝箔垂直整齐地撕开,再轻柔地捏住镜片从护理液中取出。如果使用的是玻璃瓶包装镜片,捏住瓶口并快速翻转,将镜片直接倾倒在手心内,再轻轻滤出护理液。

3. 取出镜片后用护理液冲洗

轻柔地捏住镜片的边缘并上下晃动将镜片上的水滴干,注意不要让镜片掉到地上。仔细地将镜片置于食指的指尖上,彻底地甩干镜片及手指上的水,检查镜片是否干净、透明,有无缺陷、毛絮等。

4. 确认镜片面向正确

把镜片置于右手食指尖上,凹面向上。将镜片轻放在食指尖上从侧面观察,正常状态时镜片是呈碗状的自然弯度,否则呈碟状(见图5-13)。若侧面检查无法确认,用两手指轻轻捏起镜片中央,或者将镜片放在手掌中轻轻凹起,正面朝上时镜片会象贝壳样折叠,否则镜片边缘会分开(见图5-14)。

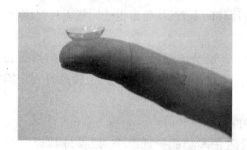

图5-13　分辨面向

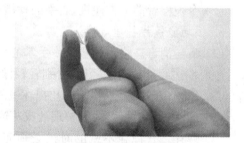

图5-14　贝壳试验

5. 学会自行配戴镜片

用手指撑开眼,一只手的食指托住镜片,中指拉开下眼睑,另一只手的食指拉开上眼睑,轻柔地将镜片放入眼内,闭上眼并轻轻眨眼数次镜片会自动移动到角膜中央。注意不要猛烈眨眼,否则镜片会脱落。用手遮住未戴镜眼,检查是否视物清晰及镜片正确定位。使用相同方法将镜片戴于另一眼上。

6. 配对练习,帮助被检者配戴接触镜

操作者站于戴镜者左侧,嘱其头面向正前方,眼向正下方看。操作者用左手食指托起镜片,右手食指拉开戴镜者左眼上眼睑睫毛根部,左手中指拉开戴镜者下眼睑睫毛根部,食指将镜片置于其巩膜或者角巩膜处,配戴过程中切忌将镜片触碰戴镜者的睫毛。放松手指拉力的同时嘱其向前看,镜片会自然贴附于角膜上,闭眼数秒,睁眼后轻眨眼数次即可。以同样方法为其配戴右眼镜片。

7. 为自己或别人摘镜

用食指从角膜下方轻轻滑动镜片,用拇指和食指轻捏镜片的下方来摘取镜片。如果由于眼或镜片干燥而滑动困难时,请事先使用隐形眼镜润眼液。请注意不要用指甲划伤镜片。

五、结果记录与分析

要求记录操作中遇到的问题,并予以分析。

六、注意事项

（1）根据每个人的健康状况，护理液会引起不同的刺激症状。对于绝大多数情况，只要闭眼 15～30 秒钟即可缓解这种症状。

（2）注意左右镜片存放时，各放置在左右盒中，左右眼不要戴错。

（3）摘镜时，镜片意外脱落掉地，若轻易移动脚步，有可能正好踏在镜片上，使镜片破碎。因此，应注意先在自己身边寻找，确定某处无镜片后，脚才可移至该处，再继续寻找，以免镜片被踏碎。

（4）镜片上附着污染物较多时，可用脱脂棉等柔软物沾上清洁液进行擦拭揉搓。

（5）软性接触镜戴镜、摘镜时的问题及其处理

① 镜片表、里面翻转：表现为异物感较明显，视物变形，视力较差，镜片移动度加大甚至脱落。处理方法：取出镜片检查，将镜片托在手指上，根据边缘部的形态进行判断。方法一，镜片呈碗状为面向正确，镜片呈碟状为面向错误；方法二，将镜片放在拇指与食指间，轻轻将其边缘相对向挤压，如边缘向里弯即为面向正确，边缘向外弯为面向错误。

② 左右眼戴错：表现为双眼视物不适。预防方法为养成每次只操作一只镜片的习惯，先右眼后左眼。

③ 戴镜困难：有些初戴者比较敏感，情绪紧张、心理恐惧，镜片一接近眼部就反射性闭眼，或镜片先接触睫毛引起闭眼以致镜片放不到角膜上，或镜片放在角膜上未及稳定又被挤眼将镜片推出。配戴软性超薄型镜片者，常因手指上有水，镜片容易沾在手指上，而难戴入眼内。处理方法：消除紧张、恐惧心理，一般不滴麻药，特殊情况偶可试用（初戴）；关键是眼睑要撑开得足够大；如手指太湿，可等待手和镜片稍干后再戴镜。

实践三十一　　球面软性角膜接触镜的配适评估

一、能力要求

本环节的目的是进行球面软镜配适各项指标的评估。包括镜片中心定位与角膜覆盖度的评价，镜片移动度与滞后量的判断，配适松紧状态的评估，并提出合理的配镜建议。

二、仪器准备

裂隙灯显微镜、软镜试戴片、镜片护理液、烘干机、无屑纸巾等。

三、原理与方法

评估软镜配适的主要标准有：角膜覆盖程度，镜片中心定位，眨眼时镜片的移动度，视上时镜片的下垂度，上推实验时镜片的松紧度，配戴者的舒适反应及矫正视力。

1. 角膜覆盖程度

镜片应完全覆盖角膜，边缘在角膜缘以外，眼睑的下面。角膜覆盖不完全者会导致角膜干燥，继而诱发角膜干燥性染色和炎症，戴镜舒适度下降。

2. 镜片中心定位

镜片应恰好位于角膜中心,各个方位超出角膜缘距离相等。中心偏位的镜片光学区不能对准瞳孔,会导致视力模糊,也可能使戴镜的舒适度下降。

3. 眨眼时镜片的移动度

镜片不移动,没有充分的泪液交换,镜片下面会有沉淀物和代谢产物的积聚。同时也表示配适过紧,可能导致角膜炎症和急性红眼等。但如果镜片移动过度,会导致舒适度下降、视力模糊,镜片还可能从眼中脱落。

4. 视上时镜片的下垂度

嘱被检者向上看,镜片应稍下垂。下垂的程度取决于镜片的种类和眼睑的松紧程度。

5. 上推实验

验配师轻轻推动下眼睑使镜片往上移动,镜片应该容易被推动,并较快的返回它原来所处的位置。配适过紧的镜片很难从角膜上推移,复位也相对迟缓。配适过松的镜片容易从角膜上推移,并移动过度。

6. 配戴者的舒适反应

配戴者初戴镜片时可能感觉到镜片的存在,但不应有不适感。配适过松的镜片由于边缘触碰到睑缘,常引起不适。反之,配适紧的镜片初戴时配戴者反而感觉较为舒适,由于镜片不移动,不会触及眼睑的边缘。

7. 配戴者的矫正视力

如果诊断性镜片和配戴者的验光处方相一致,而且镜片的配适合适时,配戴者的矫正视力应能达到框架眼镜的矫正视力。

四、操作步骤

(1)根据配前检查的结果与配戴者的情况判断被检者是否合适配戴隐形眼镜,通过计算选择镜片的基弧、屈光度、颜色等。

(2)帮助配戴者或让配戴者自己戴上镜片,休息约 10 min 后,询问配戴者感觉是否舒适。

(3)待镜片位置稳定后,用裂隙灯分别检查角膜覆盖程度,镜片中心定位,眨眼时镜片的移动度,视上时镜片的下垂度,上推实验时镜片的松紧度。

(4)检查配戴者戴镜后矫正视力,进行片上验光,并与原验光时最佳视力比较。

(5)如上述过程中发现不适,根据情况给出处理意见。

五、结果记录与分析

球面软镜配适评估		
	OD	OS
中心定位	水平	水平
	垂直	垂直
角膜覆盖度		

镜片移动度		
垂直滞后量		
水平滞后量		
上推试验		
配适特征	过松/过紧/合适	过松/过紧/合适
矫正视力		
能否接受,如何改进		

镜片品牌:＿＿＿＿＿＿＿＿＿＿＿　　　　基弧:＿＿＿＿＿＿＿＿＿＿＿＿＿

屈光度:＿＿＿＿＿＿＿＿＿＿＿＿　　　　直径:＿＿＿＿＿＿＿＿＿＿＿＿＿

六、注意事项

(1) 关于镜片移动度:第一眼位时,通常活动度有 0.2~0.5 mm,1.0 mm 可能已太大,取决于镜片的弹性。左右注视时,如果运动一致,活动度可达到 1.5 mm。向上注视时,如果运动一致,活动度可达到 1.5 mm。

(2) 镜片边缘情况:镜片过于平坦或正反面戴错的表现之一是镜片边缘翘起,镜片过于平坦的另一表现是镜片边缘有气泡进入。

实践三十二　环曲面软性角膜接触镜的配适评估

一、能力要求

本环节的目的是进行环曲面软镜(即散光软镜)各项配适指标的评估。包括镜片定位、稳定性、移动度与松紧状态的评估。掌握片标的分析方法,确定散光轴向,并提出合理的配镜建议。

二、仪器准备

裂隙灯显微镜、散光软镜试戴片、镜片护理液、烘干机、无屑纸巾等。

三、原理与方法

评估软镜配适的主要标准有:角膜覆盖程度,镜片中心定位,眨眼时镜片的移动度,往上看时的镜片的下垂度,上推实验时镜片的松紧度,配戴者舒适的反应,配戴者矫正视力的反应。这一套标准也适用于散光软镜的配适评估。

此外,环曲面透镜的柱镜性质决定了其特殊的轴位稳定性的设计。为了评估环曲面接触镜散光轴方位的稳定程度,通常在镜片上制作各种类型的标记,作为镜片方位的参照物,称为片标。若片标在正常位(通常设定为时钟 3/9 点钟或 6 点钟位置)上,则取与验光处方相同光度和轴位的镜片配发给配戴者;若片标的位置在每次瞬目后发生变化,可试将试戴片基弧缩小一档或直径扩大一档;若片标顺时针或逆时针偏离正常位,则需进行镜片旋转补偿。

镜片的旋转补偿需遵循 LARS 法则:顺加逆减,左加右减(见图 5-15)。

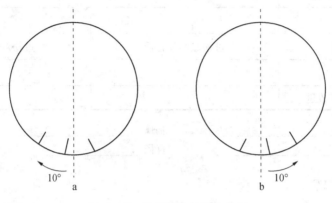

图 5-15　散光轴位的旋转补偿

四、操作步骤

(1) 根据配前检查的结果与配戴者的情况判断被检者是否合适配戴隐形眼镜,通过计算选择镜片的基弧、屈光度、颜色等。

(2) 帮助配戴者或让配戴者戴上镜片后,休息 10 分钟左右。询问配戴者感觉是否舒适。

(3) 待镜片位置稳定后,用裂隙灯详细检查,分别评估角膜覆盖程度,镜片的中心定位,眨眼时镜片的移动度,往上看时的镜片的下垂度,上推试验时镜片的松紧度等指标(见图 5-16)。

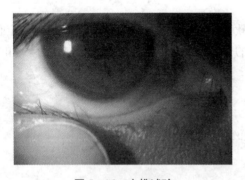

图 5-16　上推试验

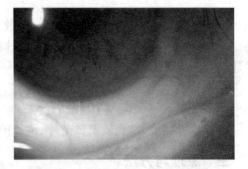

图 5-17　观察散光镜片的片标

(4) 在裂隙灯下观察散光镜片片标的位置及稳定性(见图 5-17),若发生旋转偏位,利用各种角度标识判断镜片偏转的方向及角度,并进行旋转补偿,以确定最终订片的轴向。

(5) 检查配戴者戴镜后的矫正视力,进行片上验光,并与原验光时最佳视力比较。

(6) 若上述过程中发现不适,根据情况给出相应处理意见。

五、结果记录与分析

环曲面软镜配适评估		
	OD	OS
中心定位	水平	水平
	垂直	垂直
角膜覆盖度		
镜片移动度		
垂直滞后量		
水平滞后量		
上推试验		
配适特征	过松 / 过紧 / 合适	过松 / 过紧 / 合适
能否接受,如何改进		
舒适度		
镜片旋转方向		
片标示意图	◯	◯

镜片品牌：_____ 基弧：_____。

屈光度：_____ 直径：_____。

六、注意事项

(1) 关于片标的识别。为了便于观察,多数生产商将散光镜片的片标设置在时钟 3/9 点钟或 6 点钟的位置上,一般为激光刻印的无色短线或圆点。若无片标,则无法准确判断散光镜片的配适状态。

(2) 偏转角度的判断:使用裂隙灯目镜中的角度刻度,或借助于裂隙灯光源的旋转角度标志。

(3) 柱镜处方顶点屈光度的换算,需将球-柱镜处方分解为两个子午线方向分别考虑顶焦度的转换。

第三节　透气硬镜的验配

目前常用的硬质接触镜是硬性透气性接触镜,简称透气硬镜或 RGP 镜片,它从材料、设计、加工、验配等方面均与软镜有较大差别。一方面透气硬镜在透氧性能、光学性能等方面具有其独特的优势;另一方面此类镜片质地较硬,戴镜舒适度较差,对验配人员技术和设备的要求较高,因此目前国内 RGP 的普及率不及软性角膜接触镜。但透气硬镜在改善角膜透氧、矫正不规则角膜散光等方面具有软镜无法替代的应用价值,因此专业的视光师和验光技师需要掌握其相应的理论要点及验配技术。

透气硬镜的验配流程与软镜基本一致,在完成各项配前检查之后进行屈光检查、诊断性试戴、配适评估、调整参数并选定镜片,但配前检查的项目要更详尽、配适评估的过程要更精细,具体的操作方法有差异。本节主要介绍 RGP 的摘戴操作以及配适评估的方法。

实践三十三　透气硬镜的摘戴

一、能力要求

通过本实验的学习,使学员掌握透气硬镜的镜片操作及摘戴方法,熟悉镜片移位后在眼内复位的处理方法。

二、仪器准备

RGP 试戴镜组、硬镜护理液、润眼液、烘干机、无屑纸巾等。

三、原理与方法

1. RGP 试戴镜的选择

RGP 试戴镜组通常是某种材料、屈光度固定、直径相同、镜片后表面光学区曲率半径以 0.05 mm 或 0.1 mm 为级差递进的一系列镜片的组合。参考配前检查各项指标选择合适的试戴片类型,镜片直径应略小于角膜直径(约 2 mm),根据测得的角膜曲率平坦 K 值选择基弧,从试戴镜箱中选取数值最接近的试戴片(针对无明显角膜散光者)。

2. RGP 戴镜方法

(1) 镜片凹面朝上放于右手食指尖;

(2) 在镜片内表面滴 1~2 滴润滑液(图 5-18);

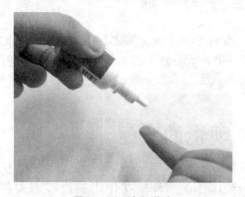
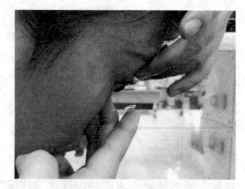

图 5-18　滴润滑液　　　　　　　　　　图 5-19　戴入镜片

(3) 右手中指往下拉开下睑,左手食指贴近上睑缘,将上睑往上拉起;

（4）眼注视前方，食指把镜片对准角膜，轻轻把镜片放到角膜中央（图5-19）；

（5）慢慢松开拉眼睑的手指，可闭眼休息，或坚持向下注视，有利于症状缓解。

3. RGP 摘镜方法

（1）挤压法（双手法）

① 对着镜子注视前方，瞪大睑裂；

② 以两手的食指分别按压上下睑缘（不能将睑缘翻起）（图5-20）；

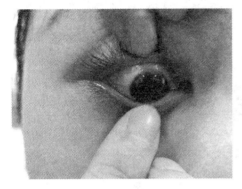
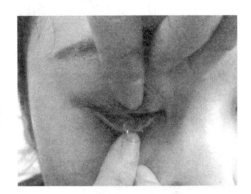

图5-20　挤压睑缘　　　　　　　　图5-21　取出镜片

③ 将位于镜片上缘之上的上睑顺闭眼之势，紧贴角膜向下挤压，镜片即被顶出；

④ 此时按压下睑缘部的食指与其余手指迅速张开接住镜片，或取出镜片（图5-21）。

（2）瞬目法（剪切法/单手法）

① 对着镜子注视前方或稍向鼻侧看；

② 左手呈杯状放在眼睛下方以承接落下的镜片（取下右眼镜片）；

③ 尽力增大眼睛，直至眼睑边缘位于镜片边缘外；

④ 举起手臂朝向外侧，将食指放在外眦处，朝外侧拉眼睑使其绷紧，同时眨眼（图5-22）；

⑤ 镜片可脱落于手上，或用手从睫毛上取下镜片。

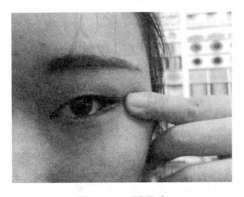
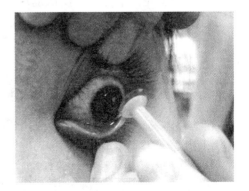

图5-22　瞬目法　　　　　　　　图5-23　吸棒法

（3）吸棒法

① 对着镜子注视前方，瞪大睑裂或用手指拉开上下睑；

② 用吸棒对准角膜表面的镜片，吸着后将镜片轻柔地从旁边吸出（图5-23）；

③ 不可垂直在角膜上用力拉,以免损伤角膜。

4. 镜片移位的处理

初戴者遇到的最大麻烦就是镜片的移位,所以在进行戴镜和摘镜的指导时,有必要让戴镜者学会复位的方法。镜片移位表现为戴镜后戴镜者刺激症明显,检查发现镜片滑移到结膜表面,并部分压在角膜上。遇到有明显移位时,可以点 1～2 滴润眼液,嘱配戴眼注视与镜片位置相反的方向(图 5-24),用手指抵住眼睑,然后向镜片所在的方向转动眼位(图 5-25),待充分注视镜片所在的方向时,用力瞬目 2～3 次,即可望复位。如果不能复位,则应摘出镜片,重新戴镜。

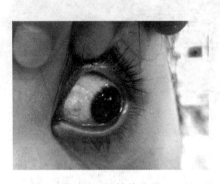　　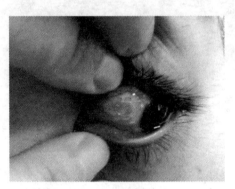

图 5-24　镜片移位　　　　　　　　　图 5-25　手法复位

5. 镜片的护理

透气硬镜镜片的清洗消毒和保存方法基本同软性接触镜,但必须使用 RGP 专用多功能护理液(即透气硬镜护理液),戴镜摘镜前推荐使用 RGP 专用润眼液,镜片长期不用时可干放储存。

四、操作步骤

(1)戴镜前准备

① 将指甲修剪短而整齐以免损伤镜片,用中性肥皂将手与指甲彻底洗净,注意将手上沾有的肥皂彻底冲净,戴镜前不要触摸其他物品;

② 在台面上操作,可在镜子前平铺一块干净的毛巾,防止镜片掉于台面。

(2)打开试戴镜盒盖,取出镜片,先用护理液冲洗,再用无菌生理盐水或蒸馏水清洗干净。仔细地将镜片置于食指的指尖上,检查镜片是否干净无损。整个过程中保持双手和手指干燥。

(3)在镜片内表面滴 1～2 滴润眼液,嘱戴镜者注视前方一固定视标,尽可能拉开上、下睑,将镜片慢慢靠近并轻柔地放入眼内。

(4)学会自行戴镜后可配对练习,帮助搭档练习者配戴 RGP 镜片。

(5)用挤压法、瞬目法或吸棒法为自己或别人摘镜。请注意不要用指甲划伤镜片或眼睛。

(6)练习介绍戴镜与摘镜要诀、讲解镜片护理知识、使用注意事项等。

五、结果记录与分析

要求记录操作中遇到的问题,并予以分析。

六、注意事项

（1）初戴镜的感受：刚戴镜时会有轻微异物感，眨眼次数增加，泪液分泌增加，感觉镜片在滑动，眼睛轻度发痒等不适感，这些属于初戴适应期的正常现象，无须过度紧张。RGP的适应期比软镜稍长，需 1～2 周，快则 3～4 天，初戴时如有以上的情形，适应期后会渐渐消除，如果这些情形之一有较严重，不能耐受的症状或持续时间久时，应立即停戴并仔细检查。

（2）戴镜困难：有些人较敏感，镜片一接近眼部立即闭睑，接触镜容易移位，以至出现强烈的异物感，因此恐惧情绪剧增。此时可适当使用表面麻醉剂点眼，消除惧怕心理，再予戴镜。

（3）戴镜后若异物感觉明显，可闭眼休息片刻，或抬高下巴眼睛向下注视，以减少镜片边缘与上眼睑的摩擦，这样可以有效缓解异物感、减轻不适症状。

（4）瞬目法不适用于睑裂高度过小者，常见操作误区包括：转动头部使眼睛朝颞侧看；将眼睑朝上朝下拉而不是向外拉；眼睛没有尽力增大；过分用力眨眼。

（5）使用吸棒前一定要确认镜片在角膜上，吸棒不可直接吸附角膜；如感觉镜片太紧不易取出时，应滴入润眼液，待充分润滑后再用吸棒吸出。

实践三十四　透气硬镜的配适评估

一、能力要求

本环节的目的是进行透气硬镜的配适评估。学会观察 RGP 镜片的荧光素图像，进行 RGP 动态配适与静态配适各项指标的评估，并提出合理的配镜建议。

二、仪器准备

裂隙灯显微镜、RGP 试戴镜组、硬镜护理液、润眼液、荧光素钠眼科检测试纸、无菌生理盐水、烘干机、无屑纸巾等。

三、原理与方法

评估 RGP 镜片的配适不仅要像软镜那样观察镜片的中心定位和移动度，还需要借助荧光素染色来评价镜下泪液的分布情况，以此判断镜片与角膜的配适状态，此外也包括对配戴舒适度的评价及矫正视力的反应。

1. RGP 镜片的动态配适

（1）中心定位：理想的中心定位偏位≤0.5 mm，上睑略覆盖镜片边缘。

（2）移动度：嘱配戴者向前平视，缓慢瞬目，观察镜片移动的相对位置和状况。镜片的移动以垂直顺滑为理想，移动度的测定方法为观察镜片下缘相对的移动量，以 1～2 mm 最为理想。

2. RGP 镜片的静态配适（荧光素模式评估）

（1）理想的配适：中心区、旁中心区均匀呈淡绿色荧光，边缘区宽约 0.5 mm 的荧光区。

（2）过紧的配戴表现：表现为眨眼时镜片移动度小于 1 mm 或不动，镜下有较大的气泡且不易排出；中心区出现绿色的荧光积液；边缘区荧光带极细甚至消失。

（3）过松的配戴表现：镜片移动度大于 2 mm，镜下荧光素较多且弥散。中心区出现明显的黑色暗区，旁中心区与边缘区无界限，形成极宽的荧光带。

（4）若角膜表面存在散光，则配戴球面 RGP 的荧光素图像呈椭圆形。90% 以上的散光矫正可以使用球面硬镜。

四、操作步骤

（1）根据配前检查的结果与配戴者的情况判断被检者是否合适配戴隐形眼镜，通过计算选择镜片的基弧、屈光度、直径等。

（2）帮助配戴者或让配戴者戴上镜片后，休息半小时左右。询问配戴者感觉是否舒适。

（3）动态配适评估

① 待镜片位置稳定后，在裂隙灯白光下观察镜片的定位。嘱被检者睁眼，指引其向左、右、上、下方向看，镜片能跟随眼球运动。

② 拉开上睑，用手指轻推下睑，使镜片移向上方，观察镜片随后下落的速度及镜片稳定的位置。通常较松（平坦配适）的镜片下落较快，可回落到角巩缘；较紧（陡峭配适）的镜片下落较慢，并稳定在角膜顶点。镜片的移动与泪液的多少有关。

（4）静态配适评估

① 用荧光素钠试纸将被检者的泪液进行荧光素染色，具体操作见实践二十一。

② 用裂隙灯钴蓝光过滤照明，描述眨眼后镜片稳定时的荧光素图像，将镜片移至角膜中央，画出荧光图。

（5）若试戴镜片配适不良（过松或过紧），则选择第二个镜片，直至试戴片达到理想配适。

（6）检查配戴者戴镜后的矫正视力，进行片上验光。并与原验光时最佳视力比较。

（7）上述过程中若发现不适，根据情况给出处理意见。

五、结果记录与分析

球面 RGP 配适评估		
	OD	OS
试戴片基弧/直径/屈光度		
镜片中心定位		
镜片移动度： （1）速度（快/适中/慢） （2）移动幅度（mm） （3）类型（垂直顺滑/动摇不定/顶部旋转/眼睑控制）		

续表

	OD	OS
荧光素图像 （镜片在角膜中央时）	○	○
镜片配戴	好 ／ 偏紧 ／ 偏松	好 ／ 偏紧 ／ 偏松
片上验光		

六、注意事项

（1）荧光素图像反映的是镜下泪液的分布情况，若泪液过多或过少均会影响观察效果。

（2）静态配适需观察镜片中心区、旁中心区、边缘、泪液距隙等不同区域的配适状态。

第四节　角膜接触镜的配后护理

接触镜配后护理泛指验配师有义务指导配戴者对镜片和眼进行各种护理，并使配戴者对可能发生的各种问题加以识别，同时掌握解决问题的方法。配镜后常见问题包括镜片沉淀物及眼部并发症两方面。本节主要介绍接触镜沉淀物的检测方法。

软镜的材料是一种亲水性物质，具有舒适、柔软、透气等优点，但极易吸附沉淀物，包括蛋白质、脂质、无机盐、微生物等。沉淀物可能来源于手、眼、镜盒及眼周环境，它们一方面改变镜片的配适特征，另一方面造成眼部不同的病理变化。接触镜护理的目的就是要清除镜片上这些沉淀物及污染物，从而达到延长镜片使用寿命和保持眼部健康的功效。

实践三十五　镜片沉淀物的检测

一、能力要求

通过本环节的学习，使学员掌握隐形眼镜表面质量的检查和评估方法，认识各种镜片沉淀物，能够判断隐形眼镜表面有无划痕、磨损、斑渍附着及混浊。

二、仪器准备

使用仪器包括暗视场放大仪、裂隙灯显微镜、隐形眼镜、护理液、生理盐水、棉棒若干、烘干机、无屑纸巾等。

三、原理与方法

（1）通常隐形眼镜在使用时由于人为的损坏，比如开盖时疏忽、配戴时指甲未按规定修剪，均可造成镜片损坏、出现破裂、划痕等，从而影响配戴；或者由于护理不当而引起镜片表面沉淀物的出现，如锈斑、无机钙盐、胶冻块（结石）、变色等，这些变化均可在裂隙灯放大照明下观察到。裂隙灯是最常用的检查镜片表面是否存在沉淀物的仪器，在镜片配戴在眼上时也可进行检查。用镊子轻轻夹起镜片，利用一个黑色或深色的背景，则可将裂隙灯当作暗视场显微镜进行离体镜片检查（见图5－26）。

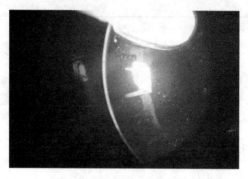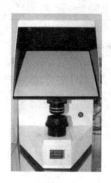

图5－26　裂隙灯检查镜片　　　　　　　图5－27　投影放大仪

（2）使用暗视场放大仪还可以检查隐形眼镜的表面质量（见图5－27）。目前主要用于判断：镜片表面的光滑度和镜片的完整性，从而评价镜片生产的工艺质量；镜片中有无不透明杂质、斑渍附着及混浊等现象，推断镜片材料的纯净度和聚合质量；陈旧镜片表面的划痕、磨损和分辨镜片表面沉淀物的类型、颜色和形态。

（3）隐形眼镜的沉淀物包括与泪液有关的沉淀物：主要为泪液成分如溶菌酶、脂质、清蛋白、黏液、免疫球蛋白、乳铁蛋白及无机盐等；与泪液无关的沉淀物：主要来源是周围环境理化产物及异物。常见的有以下几类沉淀物：

① 蛋白质沉淀：呈乳白色半透明膜；护理要求每日用表面活性清洁剂充分揉搓镜片，并定期采用去蛋白酶片处理镜片，避免采用热消毒方法和高含水离子型镜片。

② 脂质沉淀：细小半透明颗粒，取下镜片时易在镜面留下指纹，应用表面活性清洁剂充分揉搓镜片。

③ 胶冻块：乳白色半透明光滑斑块，隆起于镜片表面，边缘清晰；一旦形成难以去除，通常需更换镜片。

④ 真菌：可表现为镜片基质中黑色、灰绿色、棕黄色、粉红色或白色绒毛状团絮状的沉淀物；一旦发生则应及早更换镜片。

⑤ 锈斑：孤立的圆形、红褐色或黑色的小斑点，表面光滑；锈斑通常不引起明显不良反应，但需加强镜片护理，防止其扩大。

⑥ 生物膜沉淀：镜片表面均匀、透明的附着层，揉搓后可起皱脱落；应用表面活性剂充分揉搓冲洗镜片。

⑦ 变色：包括细胞色素沉淀物使镜片呈现淡而均匀的黄色、棕色、蓝色或黑色，以及荧光素、滴眼液、化妆品等沉淀呈鲜绿色、黄色或其他鲜艳的颜色。

⑧ 粘多糖沉淀:多发于镜片参数标记部,呈棕褐色胶冻状的不规则沉淀;若引起不适则需更换镜片。

⑨ 无机膜沉淀:镜片呈不均匀磨砂玻璃样改变;可试用维生素C溶液加热浸泡来清除,若无效则需更换镜片。

(4) 隐形眼镜镜片可因操作不当或材料等自身因素而发生破裂,其原因可根据裂痕的形态和走向进行分析。

① 配镜后短时间即发生镜片破裂,多为使用尖锐镊子、指甲过长或镜盒边缘锐利所致,裂痕形态常出现棱角。

② 部分抛弃式镜片或铸模成形镜片强度较低,易破裂,尤其镜片脱水后变得脆硬,极易破裂,此种镜片裂痕较圆滑。

四、操作步骤

(1) 检查者洗手,用生理盐水揉搓并冲洗镜片。

(2) 置一镜片于暗视场放大仪的测量平台,加入适量护理液或生理盐水。

(3) 检查镜片的完整性,并记录。

(4) 检查镜片有无不透明杂质、斑渍附着、混浊等现象,并记录。

(5) 分析其形成的原因并写出相关处理方法。

(6) 试用裂隙灯观察镜片质量,重复步骤(3)～(5)。

五、结果记录与分析

镜片编号		
肉眼所见		
裂隙灯检查		
暗视场放大仪		
沉淀物类型		

六、注意事项

(1) 在裂隙灯检查前,让镜片表面适当干燥或先吸干水分,沉淀物看起来会更明显。

(2) 在暗视场检查前,软镜需要用正常的生理盐水揉搓和冲洗镜片,将镜片放在湿性检查盒中并注入生理盐水直到全部浸没镜片。

第六章 斜视的检测

第一节 斜视相关概念

一、正位视与斜视

（1）正位视：在向前方注视时眼外肌保持平衡，打破融合后两眼均无偏斜的倾向，称为正位视。双眼的协调运动由大脑皮层中枢所管制，当眼球运动系统处于完全平衡状态时，分开的两眼能够成为同一个功能单位，不出现偏斜。正位眼临床罕见，多数人都有小度数的隐斜。

（2）隐斜视：能够被双眼融合控制的潜在的眼位偏斜，双眼融像被打破时斜视便显露出来，融像恢复，眼位也回复正位。

（3）显斜视：不能被双眼融合控制的眼位偏斜。一般分为共同性斜视与非共同性斜视（麻痹性斜视）等。

（4）主导眼：两眼在同时视物时，起主导作用的眼。

（5）Kappa角：为瞳孔中线（假定存在的光轴）与视轴（注视目标与黄斑中心凹连线）的夹角。用点光源照射角膜时，反光点位于瞳孔正中央，为瞳孔中线与视轴重合，即 Kappa 角为零。反光点位于瞳孔中线鼻侧，此为阳性 Kappa 角（正 Kappa 角），容易误以为轻度外斜视；反光点位于瞳孔中线颞侧，为阴性 Kappa 角（负 Kappa 角），容易误以为内斜视（图 6-1）。正常人通常 Kappa 角为正值，人群正常值为 $3°\sim5°$。

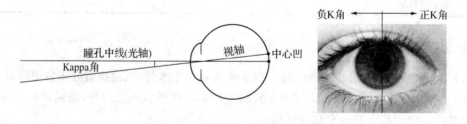

图 6-1　Kappa 角示意图

（6）三棱镜度（PD）：用于测量斜视度的单位。光线通过三棱镜在 1 米处向基底偏移 1 厘米为 1 PD。1 圆周度大约等于 1.75 PD，1 PD 大约等于 0.57 圆周度。

（7）第一斜视角：麻痹性斜视以正常眼注视时，麻痹肌所在眼的偏斜度。

第二斜视角：麻痹性斜视以麻痹肌所在眼注视时，正常眼的偏斜度。

图 6-2 为第一、二斜视角示意图。

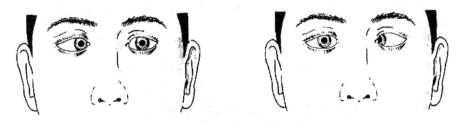

图 6 - 2　第一、二斜视角

二、眼的运动相关概念

（1）单眼运动：遮蔽一眼观察到的另一眼的眼球运动，内转角膜向内的运动；外转角膜向外的运动；上转角膜向上的运动；下转角膜向下的运动。单眼运动正常的标志为：内转时瞳孔内缘到达上下泪小点连线，外转时角膜外缘到达外眦角，上转时角膜下缘到达内外眦连线，下转时角膜上缘到达内外眦连线。

（2）双眼同向运动：双眼同时向相同方向的运动。

（3）双眼异向运动：双眼同时向相反方向的运动。包括集合和分开。

（4）融合：两眼同时看到的物像在视觉中枢整合为一个物像称为融合，含两种成分：① 感觉融合，将两眼所见的物像在大脑视皮层整合成为一个物像；② 运动融合，存在于有自然或者诱发分离的趋势时，通过集合运动使相同的物像落在并且保持在两眼视网膜对应区域。

（5）第一眼位：双眼注视正前方时的眼位。

第二眼位：双眼向上、向下、向左、向右注视时的眼位。

第三眼位：双眼向右上、右下、左上、左下注视时的眼位。

诊断眼位：第二、第三眼位为分析麻痹性斜视受累肌的眼位，称为诊断眼位。

表 6 - 1　眼注视的九方位

第三眼位	第二眼位	第三眼位
第二眼位	第一眼位（原眼位）	第二眼位
第三眼位	第二眼位	第三眼位

第二节　眼外肌与眼球运动

一、眼外肌生理

两眼各有 6 条眼外肌，其中 4 条直肌，2 条斜肌。分别为：内直肌、外直肌、上直肌、下直肌、上斜肌与下斜肌。

（1）内直肌：内直肌起于 Zinn 总腱环的内下部，沿眶内壁向前走行，其走行方向与原眼位眼球的水平面一致，终止并附着于眼球赤道部前的鼻侧巩膜上，其附着处距鼻侧角膜缘约

5.5 mm。该肌全长 40.8 mm,其中腱长 3.7 mm,宽 12.3 mm,是最粗大和最强有力的直肌,由动眼神经(Ⅲ)支配。

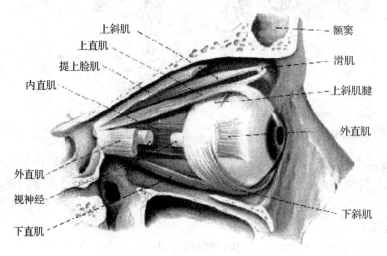

上斜肌　额窦
上直肌　滑肌
提上睑肌　上斜肌腱
内直肌　外直肌
外直肌
视神经
下直肌　下斜肌

图 6-3　眼外肌解剖图

(2) 外直肌:外直肌起始于 Zinn 总腱环外上部,沿眶外壁向前但偏颞方走行,其走行方向与原眼位眼球的水平面一致,终止并附着于眼球赤道部前的颞侧巩膜上,附着处距颞侧角膜缘约 6.9 mm。该肌全长 46.0 mm,其中腱 8.8 mm,宽 9.2 mm。由外展神经(Ⅵ)支配。

(3) 上直肌:上直肌起于 Zinn 总腱环的上部,上直肌在提上睑肌的下面向前上颞方走行,终止并附着于眼球赤道部前的上部巩膜上,附着处距角膜上缘约 7.7 mm,其附着线鼻侧端距角膜缘较近,颞侧端较远。上直肌全长 41.8 mm,其中腱长 5.8 mm,宽 10.6 mm。由动眼神经支配。

(4) 下直肌:下直肌起于 Zinn 总腱环的下部,向前下颞方走行,终止并附着于眼球赤道部前的下部巩膜上,附着处距角膜下缘约 6.5 mm,其附着线也是鼻侧端距角膜缘较近,颞侧端较远。下直肌全长 40 mm,其中腱 5.5 mm,宽 9.8 mm。由动眼神经支配。

(5) 上斜肌:上斜肌起于视神经孔的鼻上方靠近 Zinn 环的骨膜上,位于上直肌和内直肌的起始位置之间的稍后方。沿眶上壁与眶内壁的连接处向前至滑车处,穿过滑车,折向后颞下方,经过上直肌与眼球之间,终止并附着于眼球旋转中心后外方的上部巩膜上。上斜肌全长 60 mm,即起始至滑车段位 40 mm,滑车至附着段位 20 mm,其肌肉部分与肌腱部分各长 30 mm。由滑车神经(Ⅳ)支配。

(6) 下斜肌:下斜肌起于眶内下缘稍后的浅凹处,然后向后颞上方走行,越过下直肌的下面(即眶面),附着于眼球旋转中心后颞下方的巩膜上,其附着线为一上凸的弓形线,前端距外直肌附着线约 9.6 mm,后端在黄斑中心凹颞侧 2 mm 偏下 1 mm 处,腱宽约为 9.6 mm。下斜肌几乎全由肌肉构成,仅在附着处有少许肌腱组织。该肌全长 37 mm。由动眼神经支配。

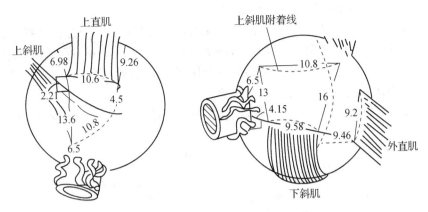

图 6 - 4 上、下斜肌附着线及周围组织

单独眼外肌在第一眼位时的主要作用、次要作用见表 6 - 2。当眼球运动离开第一眼位时,眼外肌因其收缩方向与视轴角度的变化,其主要作用和次要作用也发生相应的改变。

表 6 - 2 各眼外肌运动主/次要作用

眼外肌	主要作用	次要作用
外直肌	外转	无
内直肌	内转	无
上直肌	上转	内转、内旋
下直肌	下转	内转、外旋
上斜肌	内旋	下转、外转
下斜肌	外旋	上转、外转

内外直肌的主要功能是使眼球向肌肉收缩的方向转动。上、下直肌走向与视轴呈 23°,(图 6 -5),收缩时除使眼球上、下转动的主要功能外,同时还有内转内旋、内转外旋的作用。上、下斜肌的作用力方向与视轴呈 51°,收缩时主要功能是分别使眼球内旋和外旋;其次要作用上斜肌为下转、外转,下斜肌为上转、外转。

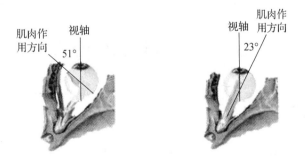

图 6 - 5 上下直肌和上下斜肌作用方向与视轴关系图

二、拮抗肌、协同肌、配偶肌

(1) 拮抗肌:同一眼作用方向相反的眼外肌互为拮抗肌。如:内直肌与外直肌,上直肌与下直肌,上斜肌与下斜肌即互为拮抗肌。

（2）协同肌:同一眼向某一方向注视时具有相同运动方向的肌肉为协同肌。如:右眼上转时右眼上直肌和右眼下斜肌为协同肌,右眼下转时右眼下直肌和右眼上斜肌为协同肌。

眼外肌可以某个作用是协同肌,而另外一个作用是拮抗肌。例如,上转时上直肌和下斜肌的垂直作用为协同肌,其旋转作用为拮抗肌。

（3）配偶肌:向某一方向注视时,双眼具有相同作用的一对肌肉称为配偶肌（图6-6）。

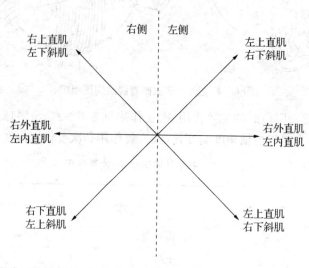

图6-6　双眼各注视方向的配偶肌

三、眼球运动定律

（1）神经交互支配定律（Sherrington's law）:眼外肌在接受神经冲动产生收缩的同时其拮抗肌相应抑制。例如,向右侧注视时,右眼外直肌收缩、右眼内直肌抑制,而左眼内直肌收缩和左眼外直肌抑制。

（2）配偶肌定律（Hering's law）两眼向相同方向注视时,相对应的配偶肌同时接受等量的神经冲动。

第三节　斜视的检查

一、斜视的检查和诊断

1. 角膜映光法

用于检查斜视的角度,但它不能排除 Kappa 角的影响。主要方法有:① Hirchberg 角膜映光法;② Krimsky 角膜映光法;③ 同视机角膜映光法;④ 弧形视野计角膜映光法。

2. 遮盖法

通过遮挡单眼观察眼球运动功能检查眼位的方法。遮盖是打破融合的方法之一,通过遮盖判断是否存在斜视以及斜视的性质。主要有交替遮盖法和遮盖去除遮盖法。交替遮盖多用于隐斜视及间歇性斜视患者。遮盖去遮盖法主要为鉴别隐斜视和显斜视及判断显斜为交替性斜视或恒定性斜视的主要方法。交替遮盖回答了有无眼位偏斜倾向。遮盖去遮盖回答了眼位偏斜倾向属于显斜视还是隐斜视。斜视判断如图 6-7 所示。

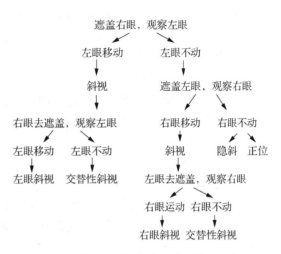

图 6-7　遮盖试验的检查步骤及结果判断

（1）遮盖去遮盖：用遮眼板遮盖任意一眼，遮盖时观察对侧眼是否有眼球移动，如果有眼球移动，说明对侧眼存在显斜视；如果对侧眼无眼球移动，说明对侧眼处在注视位。然后观察去除遮眼板后被遮眼的变化。如果被遮眼有返回注视位的运动，说明被遮眼为隐斜视，如果被遮眼停在某一偏斜位置上，提示被遮眼有显斜视。如果两眼分别遮盖时，对侧眼均无眼球移动，说明无显斜视。

（2）交替遮盖：用遮眼板遮盖一眼，然后迅速移到另一眼，反复多次，观察是否有眼球移动，如有眼球移动（眼位从斜位转为正位），说明有眼位偏斜的趋势。检查时要求遮眼板从一眼移至另一眼时没有双眼同时注视的情况出现，充分破坏双眼融合。

二、常用斜视测量方法

1. Hirchberg 角膜映光法

被检者注视 33 cm 处的点光源，根据反光点偏离瞳孔中心的位置判断斜视度，光点在角膜鼻侧属外斜视，光点在角膜颞侧属内斜视。点光源偏心 1 mm，偏斜估计为 7.5 度或 15 PD。角膜映光点位于瞳孔缘，斜视约为 10°～15°，映光点位于角膜缘，斜视约为 40°～45°，角膜映光点位于二者之间，斜视为 25°～30°（图 6-8）。该方法优点是比较简便，不需要患者特殊合作，缺点是不够精确，没有考虑到 Kappa 角的因素。大度数的正（阳性）Kappa 角易误诊为外斜视，而负（阴性）Kappa 角和内眦赘皮易误诊为内斜视。如考虑到 Kappa 角对于角膜映光检测结果的影响，可先测定被测眼的 Kappa 角，若 Kappa 角为正值，则外斜视值减 Kappa 角，内斜视值加 Kappa 角。

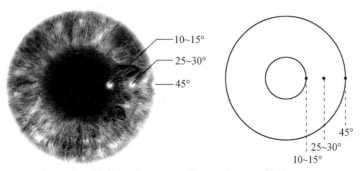

图 6-8　角膜映光法及光点位置与斜视度关系示意图

2. 三棱镜加角膜映光法(Krimsky test)

被检者注视一个 33 cm 处点光源,三棱镜置于斜视眼前,尖端指向眼位偏斜的方向,逐渐增加度数至角膜反光点位于瞳孔中央,所需三棱镜度数即为斜视偏斜度。

3. 同视机法

用同时知觉画片检查斜视度,检查时一眼注视画片中心,检查者把对侧眼镜筒调整到被查眼反光点位于瞳孔中央处,在刻度盘上可以直接读取斜视度数。此检查结果为他觉斜视角(客观斜视角)。

4. 三棱镜加遮盖试验

该法为比较精确的斜视角定量检查法,可以在任意注视方向和任意距离使用。检查时,将三棱镜置于斜视眼前,棱镜的尖端指向斜视方向,逐渐增加三棱镜度数至斜视角被中和,眼球不再移动为止。此时所用三棱镜度数即为所检查距离和注视方向的斜视度。可以用单眼遮盖去遮盖检查,也可用交替遮盖检查。临床上需两眼分别注视时检查裸眼与戴镜、看近与看远的斜视角,这对诊断和治疗具有重要意义。

三、眼位的主观检测

1. Maddox 杆检查法

Maddox 杆(马氏杆)是由数个并排的柱透镜(玻璃圆柱)组成。根据柱镜的屈光原理,通过 MaddoX 杆可以将一灯光折射成为一条状光线,光线的方向与玻璃棒排列位置垂直。透过马氏杆使像变形,从而分离双眼视觉。Maddox 杆检查法是目前最常用的方法,可单独测试或在综合验光仪上测试。检查时,在一侧眼前放置 Maddox 杆片(综合验光仪上辅助功能钮的右边 RMV、RMH,左边 WMV、WMH),将一眼的像变形而破坏融像,被测者观看一点状光源,其通过马氏杆看点光源则成一条线,线与杆的方向垂直(图 6-9),通过观察点与线条的位置关系判断隐斜视的方向,并用棱镜来测量隐斜视的量,记录下所测结果。远眼位 Maddox 测试可在 5 m 距离进行,近眼位 Maddox 测试在 40 cm 距离进行。

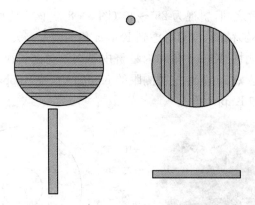

图 6-9　马氏杆及透过马氏杆所成的像

2. Vovgraefe 眼位检查

Von Graefe 是一种主观测斜视的方法,在综合验光仪上的旋转棱镜上进行,用棱镜将单个视标分离成两个,打破双眼融合功能,要先测视远眼位后再测视近眼位,能明确测定眼位分开双眼偏离的方向和量。

检测前需进行屈光不正矫正,嘱被检者注视最好视力上一行单个视标,右眼前置一底朝内 12△BI 的棱镜,左眼前置一底朝上 6BU△的棱镜(图 6-10),破坏双眼单视,使被检者眼前出现右上、左下的 2 个目标。测水平隐斜时,以 12△BI 作为测量镜,6△BU 作为分离镜,嘱被检者注视左下固定目标,在综合验光仪上以 2△/秒的速度连续增减右眼前棱镜度,至 2 个视标位于一条垂直线上,此时右眼前棱镜度数即为水平隐斜度数;测垂直隐斜时,以 6△BU 作为测量镜,12△BI 作为分离镜,嘱被检者注视右上固定目标,以 2△/秒的速度连增减左眼前棱镜度,至 2 个视标位于一条水平线上,此时左眼前棱镜度数即为垂直隐斜度数。

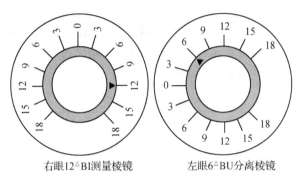

右眼12△BI测量棱镜　　　　左眼6△BU分离棱镜

图 6-10　Von Graef 技术棱镜特点

实践三十六　遮盖试验检查眼位

一、能力要求

本环节的目的是掌握遮盖法检查眼位的方法,通过学习了解遮盖试验的基本原理,掌握利用交替遮盖及遮盖去遮盖进行眼位检查的方法。

二、仪器准备

投影视力表,笔灯,遮盖板,棱镜组合。

三、原理与方法

(1)遮盖是打破融合的方法之一,通过遮盖判断是否存在斜视以及斜视的性质。

(2)遮盖去遮盖法用遮眼板遮盖任意一眼,遮盖时观察对侧眼是否有眼球移动,如果有眼球移动,说明对侧眼存在显斜视;如果对侧眼无眼球移动,说明对侧眼处在注视位。然后观察去除遮眼板后被遮眼的变化。如果被遮眼有返回注视位的运动,说明被遮眼为隐斜视,如果被遮眼停在某一偏斜位置上,提示被遮眼有显斜视。对于显斜被检者,可以通过被遮眼及去除遮盖时的眼球运动及眼位情况判断显斜是交替性还是恒定性。如果两眼分别遮盖时,对侧眼均无眼球移动,说明无显斜视。

(3)交替遮盖:用遮眼板遮盖一眼,然后迅速移到另一眼,反复多次,观察是否有眼球移动,如有眼球移动,说明有眼位偏斜的趋势。检查时要求遮眼板从一眼移至另一眼时没有双眼同时注视的情况出现,破坏双眼融合比较充分。

四、操作步骤

(一)交替遮盖试验

(1)检查者与被检者相对而坐,嘱被检者双眼向前平视。

(2)将笔灯置于33 cm处并投射至被测者鼻根处,或铅笔置于被测者双眼正中与眼睛高度相平的33 cm处。

(3)嘱被测者双眼注视正前方33 cm处目标,用遮盖板遮挡其右眼,同时观察左眼眼位的变化,停留3~5 s后,将遮盖板移至左眼并观察右眼眼位的变化。

(4)根据眼位的移动方向判断斜视的方向。

表6-3　遮盖法判断斜视

去遮盖瞬间眼球运动方向	眼球斜视方向	棱镜方向
内	外斜	底朝内
外	内斜	底朝外
上	下斜	底朝上
下	上斜	底朝下

(5)若未遮盖眼不发生移动,则可以进一步进行遮盖去遮盖实验。

(6)同样方法可以进行远距离眼位检查。

(二)遮盖去遮盖试验

(1)嘱被测者双眼注视33处目标,用遮盖板遮盖一眼,3~5 s后,突然撤去遮盖板,观察去遮盖后眼位的变化。

(2)根据去遮盖瞬间眼球的位置变化判断斜视的方向。

(3)结合原眼位,并通过交替遮盖检查判断显斜、隐斜,交替性斜视及恒定性斜视,并记录眼位情况。

(4)远距离检测步骤同上。

(三)遮盖加三棱镜试验

(1)交替遮盖及遮盖去遮盖试验同前,判断斜视或隐斜性质。

(2)根据斜视性质,在被测眼前增加棱镜,棱镜的尖端指向斜视的方向。增加棱镜直至去除遮盖时,眼球不再移动。

(3)记录棱镜的方向与大小。

五、结果记录与分析

裸眼	距离	眼位	棱镜度	戴镜	距离	眼位	棱镜度
遮盖法	33 cm			遮盖法	33 cm		
	5 m				5 m		

六、注意事项

（1）有屈光不正者，需测量裸眼与矫正两种状态下的眼位及棱镜度。

（2）远近距离眼位都要进行检测。

（3）利用棱镜度检测斜视量时，可将光标固定。

（4）检查时，眼球移动方向为斜位转为正位。

实践三十七　利用综合验光仪 Maddox 杆检查隐斜

一、能力要求

本环节的目的是掌握 Maddox 杆检查眼位的方法，通过学习了解 Maddox 杆的基本原理，掌握利用 Maddox 杆进行远近隐斜的检查。

二、仪器准备

综合验光仪，笔灯。

三、原理与方法

（1）利用综合验光仪进行，被测者矫正屈光，将 Maddox 杆放在被检者右眼前。

① 测量水平隐斜时，将 Maddox 杆的条柱水平放置。被检者右眼看到一条竖线，左眼看到一个光点。

② 测量垂直隐斜时，将 Maddox 杆的条柱垂直放置。被检者右眼看到一条水平线，左眼看到一个光点。

（2）根据点和线的关系判断斜视性质。水平方向，线条在右，点在左，则为内斜或内隐斜；如线条在左，点在右，则为外斜或外隐斜。将 Risley 棱镜放在被检者右眼前，测量水平隐斜时，用足量的 BI/BO 棱镜；测量垂直隐斜时，用足量 BU/ BD 棱镜。使点和线重合，测得斜视度。

四、操作步骤

以检测远距离眼位为例：

（1）屈光矫正与瞳距：远距检查时，综合验光仪上设远距和远距屈光矫正度数；观察投影板上的点状视标（近距离检查时，综合验光仪上设近距和近距屈光矫正度数，笔式电筒放在 40 cm 处)。

(2) 右眼前配戴 Maddox 杆,指导被检者看灯并注意到红线或白线,并询问其看到的线条与点光源的关系。

(3) 测量水平隐斜时,线条在右,点在左,则为内斜或内隐斜;如线条在左,点在右,则为外斜或外隐斜。置入 Risley 棱镜,调整 BI 或 BO 棱镜直至被检者报告线条经过灯的中心。记下棱镜量和棱镜底的方向。

(4) 测量垂直隐斜时,线条在上,点在下,或看到线条在下,点在上,调整 BU 或 BD 棱镜直至被检者报告线条经过灯的中心。记下棱镜量和棱镜底的方向。

(5) 结果:

① 远距记录 D,近距记录 N。

② 分别记录水平和垂直隐斜。

③ 记录偏移的方向和棱镜量。

④ 记录 Maddox 杆的类型。

五、结果记录与分析

	眼位方向	注视距离(m)	斜视类型	斜视程度(△)	基底朝向
马氏杆检查	水平	33 cm(N)			
	垂直				
	水平	5 m(D)			
	垂直				

六、注意事项

(1) 被检查者的屈光需要矫正良好。

(2) 先测远距离眼位,再测近距离。

(3) 检查时借助一遮挡板或手掌等,引导被检者识别 Maddox 杆成像状态,并减小被测者因双眼融像等因素导致的误差。

(4) 测量垂直隐斜时,按照习惯只记录上隐斜。

实践三十八　利用综合验光仪采用 Von Grafe 技术检查眼位

一、能力要求

本环节的目的是掌握 Von Grafe 技术检查眼位的方法,应用棱镜的成像特点,掌握利用 Von Grafe 技术进行远近眼位的检查。

二、仪器准备

综合验光仪,投影视标,近用杆与近视标表盘。

三、原理与方法

（1）矫正被测者屈光状态。观察最佳视力上一行单个视标。近眼位检查打开近用照明,检查距离 40 cm。

（2）将 Risley 棱镜摆到被测者的注视孔前,调整棱镜时请被测者将双眼闭上,右眼前放置 12△BI,左眼前放置 6△BU,被测者看到视标如图 6-11 所示。水平方向以 12△BI 作为测量镜,6△BU 作为分离镜;垂直方向以 6△BU 作为测量镜,以 12△BI 作为分离镜。

（3）通过调整测量镜,使视标分别在垂直方向,水平方向对齐,测得棱镜度,并记录眼位和方向。

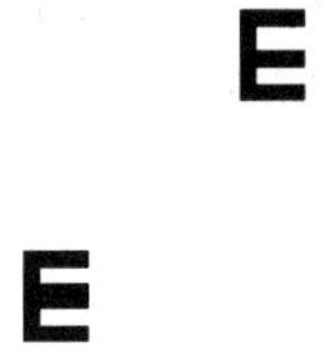

图 6-11 Von Graef 技术视标位置

四、操作步骤

（一）Von Graefe 法测量远距水平眼位

（1）在综合验光仪上将被测者的远距屈光矫正度数调整好,瞳距对好。

（2）将最佳视力上一行单个视标表作为视标。

（3）将 Risley 棱镜摆到患者的注视孔前,调整棱镜时请被测者将双眼闭上,右眼前放置 12△BI,左眼前放置 6△BU,以 12△BI 作为测量镜,6△BU 作为分离镜。

（4）请被测者将双眼睁开,问他看到多少个视标,它们的互相位置关系如何。此时应该看到两个视标,一个在右上方,一个在左下方。

（5）让被测者注视下方的视标,并保持视标的清晰。在注视下方视标同时,用余光注视上方的视标,直到上方的视标与下方的视标对齐。

（6）以 2△/S 的速度减少右眼棱镜度,直至被测者告知 2 个视标在垂直线上对齐。记录此时的棱镜底方向和度数。

（7）继续以同样方法转动棱镜直至被测者又看到 2 个视标,一个在右下,一个在左上。

（8）然后以反方向转动棱镜直至又将 2 个视标对齐,记录此时的棱镜底方向和度数。

（9）第 6 步和第 8 步值的平均值就是测量的结果。

（10）记录棱镜度和偏斜的类型。

举例:

"DLP:正视。"或"DLP:2△外隐斜。"或"DLP:4△内隐斜。"

（二）Von Graefe 法测量远距垂直眼位

（1）在综合验光仪上将被测者的远距屈光矫正度数调整好,瞳距对好。

（2）将最佳视力上一行单个视标表作为视标。

（3）将 Risley 棱镜摆到患者的注视孔前，调整棱镜时请患者将双眼闭上，右眼前放置 $12^{\triangle}$BI，左眼前放置 $6^{\triangle}$BU，以 $6^{\triangle}$BU 作为测量镜，$12^{\triangle}$BI 作为分离镜。

（4）请患者将双眼睁开，此时应该看到两个视标，一个在右上方，一个在左下方。

（5）让患者注视下方的视标，并保持视标的清晰。在注视右上方视标同时用余光注视左下方的视标，将左边的视标移动与右边视标对成一水平。

（6）以 $2^{\triangle}$/S 的速度减少左眼棱镜度，直至被测者告知 2 个视标在水平线上对齐。记录此时的棱镜底方向和度数。

（7）继续以同样方法转动棱镜直至被测者又看到 2 个视标，一个在右下，一个在左上。

（8）然后以反方向转动棱镜直至又将 2 个视标对齐，记录此时的棱镜底方向和度数。

（9）第 6 步和第 8 步值的平均值就是测量的结果。

（10）记录棱镜度和偏斜的类型。

（三）Von Gracfe 法测量近距水平隐斜视

准备和测量：除视标、瞳距和照明处，其他准备和测量程序同"远距水平隐斜测量"，检测距离为 40 cm。

记录：记录棱镜度和偏斜的类型。

举例：

"NLP：正视。"或 "NLP：$2^{\triangle}$ 外隐斜。"或 "NLP：$4^{\triangle}$ 内隐斜。"

（四）Von Graefe 法测量近距垂直隐斜视

准备和测量：除视标、瞳距和照明处，其他准备和测量程序同"远距水平隐斜测量"，检测距离为 40 cm。

记录：记录棱镜度和偏斜的类型。

五、结果记录与分析

检查方法	注视距离(m)	斜视类型 斜视程度($\triangle$)
Von Grafe 法	远距水平隐斜	
	远距垂直隐斜	
	近距水平隐斜	
	近距垂直隐斜	

六、注意事项

（1）检查者的屈光需要矫正良好。

（2）先测远距离眼位，再测近距离。

（3）如被测者在测试过程中没有看到分开的两个视标，则可以加大棱镜度直至看到视标分开。如果被测者告知只看到一个视标,检查一下是否一眼有遮盖或有什么遮挡了患者一眼的视线;如果被测者告知看到了2个视标,但是一个在左上,一个在右下,这时请增加右眼前的棱镜度数直至一个在右上,一个在左下。

（4）水平眼位通过调整棱镜使右上方视标水平移动并两次对齐下方视标,并记录对齐时棱镜度取得平均值。垂直眼位同上。

（5）测量时误差过大需重新测量。

（6）测量垂直隐斜时,只记录上隐斜。

第七章 眼镜加工

第一节 眼镜处方与加工准备

由于视觉生理特点、视力下降程度、视力矫正方法等因素,配镜处方因人而异,处方中各项数据都不尽相同。验配处方是加工师进行眼镜加工必须依据的专业参数。

(一)处方中的名词术语

处方内容主要包括:眼的屈光状态;所需的矫正镜度;瞳孔距离及配镜的使用目的。目前眼镜品牌和品种繁多,通常根据镜片的材料、结构、用途来分类眼镜。处方中的眼镜类型以结构分类居多,目前主要以单光眼镜、多焦点眼镜为主,其中多焦点眼镜包括双光眼镜、三光眼镜、渐进多焦镜。

眼的屈光状态是通过处方的矫正镜度来体现。对于远用处方,负球镜矫正近视,正球镜用于正视或老视,负柱镜和正柱镜分别用于近视散光和远视散光。轴向表明散光的方位;处方的瞳距决定眼镜定配的光学中心距;远用瞳距适用于以远距离为使用目的眼镜,近用瞳距适用于以近距离为使用目的眼镜。远用镜度反映远用屈光不正。近用镜度用于老视或者需要的近用屈光状态。

(二)处方常用简略字与符号

表 7-1 常见简略字与符号

略写字符	外 文	中 文
Rx	Prescription	处方
R、RE	Right Eye	右(眼)
L、LE	Left Eye	左(眼)
BE	Both Eye	双眼
OD	Oculus Dexter	右眼
OS	Oculus Sinister	左眼
OU	Oculus Unati	双眼
V	Vision	视力
DV	Distance Visual	远用
NV	Near Visual	近用

（续表）

略写字符	外文	中文
S、Sph	Spherical	球面
C、Cyl	Cylindrical	柱面
X、Ax	Axis	轴
D	Diopter	屈光度
PD	Pupillary Distance	瞳距（一般不标明，指的是远用瞳距）
FPD	Far Pupillary Distance	远用瞳距
NPD	Near Pupillary Distance	近用瞳距
PH	pupil height	瞳孔中心高度（简称瞳高）
RPH	Right pupil height	右眼瞳孔中心高度（简称右瞳高）
LPH	Left pupil height	左眼瞳孔中心高度（简称左瞳高）
P、Pr	Prism	三棱镜
△	Prism Diopter	棱镜度
BI	Base In	基底向内
BO	Base Out	基底向外
BU	Base Up	基底向上
BD	Base Down	基底向下
Add	Addition	近附加；下加光度
PL	Plano	平光
⌒或者/		联合
CL	Contact lens	角膜接触镜

（三）处方格式

　　配镜处方目前尚无统一的格式，处方虽形式多样，但每个项目都已用文字（可中文或外文）注明而显得清楚易懂。了解相关书写规范，即可正确识别。

　　处方上若有散光应注明柱镜轴位方向。标记法 0°起于每眼的左侧，即右眼为鼻侧，左眼为颞侧，按逆时钟方向 180°终于右侧，称为标准记法（TABO 标记法），是目前最普通使用的轴位标记法，标注具体规则见图 7-1。

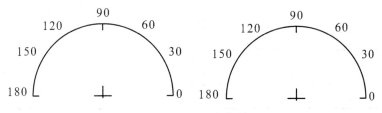

图 7-1　TABO 标记法

处方上棱镜的表示方法目前主要使用两种,棱镜 360 度标记法和直角坐标底向标示法。棱镜 360 度标记法,与散光轴位表示相似,双眼都从左向右逆时针旋转 360 度表示基底方向。即此法是把坐标分为四个象限,按角度表示底向的一种方法。从检查者角度出发,其右手边为 0 度,按逆时针方向旋转 360 度。例如 $2^\triangle B135°$,$4^\triangle B90°$,$6.5^\triangle B265°$ 等。

直角坐标底向标示法利用棱镜基底的主方向,即将棱镜基底分为 BI(基底向内)BO(基底向外)BU(基底向上)BD(基底向下)。鼻侧基底向内,颞侧基底向外。例如全自动定焦计上显示 $0.05^\triangle BO$,$0.04^\triangle BU$ 等。

需要注意的是,对于左眼来说 0°表示基底向外,180°表示基底向内。而右眼则相反,0°表示基底向内,180°表示基底向外。

第二节　配镜订单填写

一、处方填写示例

【例 7 - 1】　如下表所示为配镜处方填写方式。

表 7 - 2　配镜处方

姓名_____　年龄_____　职业_____　日期____年 月 日

		球 镜 SPH.	柱 镜 CYL.	轴 位 AXIS	棱 镜 PRISM	基 底 BASE	视 力 VISION
远 用 DISTANCE	右眼 OD	−3.00DS	−1.25DC	90	3	BU	1.0
	左眼 OS	−3.50DS	−1.75DC	95			1.0
近 用 READING	右眼 OD	−1.00DS	−1.25DC	90	3	BU	1.0
	左眼 OS	−1.50DS	−1.75DC	95			1.0

下加光(Add) +2.00DS　远用瞳距(FPD) 64 mm　近用瞳距(NPD) 62 mm　验光师_____

该远用处方表明左右眼远用屈光状态均为复性近视散光,远用瞳距 64 mm。而近用处方利用远用处方联合 Add 进行换算获得。

【例 7 - 2】　见表 7 - 3。

表 7 - 3　配镜处方

姓名_____　年龄_____　职业_____　日期____年 月 日

		球 镜 SPH.	柱 镜 CYL.	轴 位 AXIS	棱 镜 PRISM	基 底 BASE	视 力 VISION
远 用	右眼	−3.00DS	−1.00DC	95			1.0
	左眼	−2.00DS	−0.50DC	90			1.0
近 用	右眼	−2.00DS	−1.00DC	95			1.0
	左眼	−1.00DS	−0.50DC	90			1.0

眼镜类型 双光:下加(Add) +1.00DS　远用瞳距(FPD) 65 mm　近用瞳距(NPD) 63 mm　验光师_____

该处方表明左、右眼远用屈光状态均为复性近视散光,瞳距 65 mm 做远用镜。参考年龄与镜度,该屈光状态为老视眼。近用下加光度为+1.00DS。

【例 7 - 3】 见表 7 - 4。

表 7 - 4 配镜处方

裸眼视力			球 面	圆 柱	轴 位	棱 镜	基 底	矫正视力
远用	R	0.4	+2.75DS	+1.00DC	180	2△	向内	1.0
	L	0.5	+2.25DS	+1.75DC	180	2△	向内	1.0
近用	R							
	L							

瞳孔距离远用 63 mm　近用 60 mm　验光师 _____

这是球镜、柱镜联合三棱镜处方。屈光状态是复性远视散光伴有斜视。

【例 7 - 4】 便笺处方

DV　BE:+2.50DS

　　　PD:63 mm

处方表达:双眼远视+2.50D,远用瞳距 63 mm,一般处方中 PD 不特别说明,通常指远用瞳距。

【例 7 - 5】

远用　0.2R　−1.50DS/−0.50DC×165→1.0

　　　0.1L　−2.00DS/−0.50DC×150→1.0

　　　　　PD:64 mm

处方带有视力记录。前面有裸眼视力,右眼 0.2,左眼 0.1,后面为矫正视力,双眼均为 1.0。

【例 7 - 6】 近用　右眼:+2.00DS　左眼:+3.50DS　近用瞳距:65 毫米

表明近用处方,近用瞳距为 65 毫米。

二、处方填写注意事项

(1) 正确抄录配镜处方:按处方书写规范,处方先写右眼后写左眼,对不规范处方应做翻录;抄录镜度不要漏写符号,镜度的小数点及两位小数不可缺省;柱镜带轴位,棱镜有底向;瞳距及远用镜、近用镜反映要准确。除混合散光外,复性散光球镜和柱镜均应变为同符号。如有数据不明确,应弄清楚再填写。书写过程中注意字迹端正。

【例 7 - 7】 处方转换

原处方　R　−3.50DS/+1.25DC×30

　　　　L　−4.25DS/+1.50DC×150

转换为　R　−2.25DS/−1.25DC×120

　　　　L　−2.75DS/−1.50DC×60

一般建议配镜处方转换为球、柱镜同号。

【例 7 - 8】 转换远用处方为近用处方

已知远用处方　　R　−5.50DS/−1.25DC×25

　　　　　　　　L　−4.25DS/−1.50DC×155

　　　　　　　　FPD：65 mm

　　　　　　　　Add：+1.25DS

转换近用处方　　R　−4.25DS/−1.25DC×25

　　　　　　　　L　−3.00DS/−1.50DC×155

　　　　　　　　NPD：62 mm

【例7-9】 转换近用处方为远用处方

已知近用处方　　R　−2.50DS/−1.00DC×85

　　　　　　　　L　−2.25DS/−1.00DC×90

　　　　　　　　NPD：60 mm

　　　　　　　　Add：+1.50DS

转换远用处方　　R　−4.00DS/−1.00DC×85

　　　　　　　　L　−3.75DS/−1.50DC×90

　　　　　　　　FPD：63 mm

　　若事先没有根据被检者工作性质、工作距离具体测量近用瞳距，一般单光眼镜也可按照远用瞳距减去3 mm换算为近用瞳距。

　　(2) 配镜处方应在验光处方的基础上，详细标明加工具体参数，例如是否进行开槽、打孔、抛光、染色等具体操作。具体配镜处方如下表7-5。

表7-5　配镜处方示例

编　号			姓　名			邮　编		
联系人			地　址			传　真		
电　话			送货日期			订货人		
品种	屈光度		球　镜	柱　镜	轴　位	镜片设计	偏心内	偏心外
		右				球　面	mm	mm
		左				非球面		
远瞳距	mm	瞳高		原镜瞳距		镜片直径	镜片表面处理	
近瞳距	mm		mm		mm			
下加光度	右		镜架型号规格					
	左							
加工要求	车　边	倒　边	钻　孔	开　槽	抛　光	安　装	染　色	其　他
价格	镜　片		元	加工费		元	合计	元

　　(3) 加工师需认真填写客户资料。

第三节　配装眼镜加工基础

配装眼镜加工基础主要包括顶焦度计的使用,通过使用该仪器获得眼镜加工中心、水平基准线、眼镜光度等各项加工及质量检测参数。

实践三十九　顶焦度计的使用

一、能力要求

本环节的目的是学习和掌握顶焦度计的组成结构和基本测试原理和使用方法,通过学习顶焦度计的基本原理和设计要求,达到正确熟练掌握测量镜片后顶点屈光度、柱镜轴向、镜片光学中心和处方镜片的棱镜度的方法。

二、仪器准备

望远式镜片顶焦度计、全自动电脑镜片顶焦度计,不同类型的眼镜和镜片若干。

三、原理与方法

镜片测量常用顶焦度计(又称镜片测度仪),目前常用的顶焦度计主要分为望远式镜片顶焦度计和全自动电脑镜片顶焦度计两种。

(一)望远式镜片顶焦度计

1. 测量前准备

(1)调整视度　其目的为补偿测量者屈光不正,使被测量镜片度数误差减少到最小。在没有打开开关之前,眼离目镜适当的距离,将调整视度环向左旋转,全部拉出来。一边观察内部分划板上的黑线条清晰程度,一边将调整环向右慢慢旋转,至固定分划板上的黑线条清晰为止。

(2)调整好视度之后,打开电源开关,旋转测定镜片焦度值的旋钮,直到能够清晰看到准直分化板上的标识,将准直分划板的各个线条与固定分化板上的黑线条对正。此时由于在镜片位置支承圈上没有镜片,当光环调到最清晰时,读数窗内箭头应指在 0 刻度上,若不在,顶焦度计应修整。

2. 球面镜片的测量

(1)左手拿镜片,将被测镜片置于镜片台上,右手调整镜片升降台的高低,使镜片中心和光轴中心重合(即从目镜中看到绿色的活动分划板的十字中心和望远镜的十字分划中心重合)。

(2)若不重合时,可上下左右移动镜片的位置使其重合。

(3)打开固定镜片的导杆开关钮,使固定镜片的接触圈压紧镜片。

（4）转动顶焦度测量手轮，调节到视场中出现绿色的十字中心最清晰为止，且周围一圈小圆点均为圆形，此时手轮上的读数即为该镜片的顶焦度。

（5）这时将活动分划板的十字中心与望远镜分划的十字中心对正，用打印机构在镜片表面打印三个印点，其中间的印点即为镜片的光学中心。

3. 散光镜片的测量

球面镜片各个子午线具有相同的屈光度。散光镜片各个子午线屈光度不同，屈光度最弱的经线称弱子午线，相反，最强屈光度的经线称强子午线，弱子午线与强子午线之间总是有 90°的夹角。

测量散光镜片时，需分别测定两个互相垂直的子午线，测定结果换算为散光度数。具体测量方法如下。

装夹上散镜片后，绿色活动分划图线不清楚，散光镜片不能调整至各子午线一样清晰。测量时应首先转动散光轴测量手轮，调整绿色十字分划板的周围一圈小圆点为线条（即把点拉成线），且与绿色十字其中的一条线相平行，测得一个度数，其轴向记为与该线条互相垂直的方向，即轴向为清晰线条所在的子午线。同时用打印机构在镜片上打印三个印点做标记，将三个印点连成一直线，其中间的印点，即为该镜片的光学中心。然后再调整度数至小圆点转换的线与上个绿色十字其中互相垂直的另一条线相平行。分别测定两个子午线，直接读出刻度，根据十字分解法换算为镜片的度数。

【例 7 - 10】

子午线 1＝－4.00DC×180

子午线 2＝－6.00DC×90

该散光镜片度数为－4.00DS/－2.00DC×90。

【例 7 - 11】

子午线 1＝－2.00D×30

子午线 2＝－4.50D×120

该散光镜片度数为－2.00DS/－2.50DC×120。

4. 测量棱镜片

使用望远式焦度计量测量时，先将镜片的棱镜测量点固定在固定镜片接触圈处，调整调焦手轮使准直分划板绿色十字清晰，即可进行测量，此时准直分化板绿色十字的中心偏离望远镜的十字线标尺的角度及距离就是该镜片棱镜的基底方向及棱镜度。以右眼为例，如果准直分化板绿色十字的中心朝右偏离，则为底朝内；准直分化板绿色十字中心朝上偏离，则底朝上，偏离几个格即为几度棱镜。如朝右偏离三格即为 3△底朝内；朝上偏离两格即为 2△底朝上，此时用打印机打出三点，中间的一点就为加工中心。

一些特殊的处方，不仅水平有棱镜，而且垂直也有棱镜，则需要合成棱镜度加工中心。如右眼－4.00DS，联合 4△底朝内和 3△底朝上，这种处方需要合成一个棱镜加工，加工时需要将准直分划板绿色十字的中心朝右偏离标线中心四格，然后调整镜片工作台上下位置，使三条图像中心朝上偏离标线中心垂直三格，打印三点定出加工中心，即可得到联合 4△底朝内和 3△底朝上的棱镜度镜片。普通印点是打在光学中心上，而棱镜印点时，是离开光学中心打点。因为这样做才能给眼以棱镜效果。

5. 望远式镜片顶焦度计测量多焦点镜片

（1）双光镜片的镜度及其测量方法

双光镜远用部分的顶焦度称为远用度数，用 DF 表示；近用部分的顶焦度称为近用度数，用 DN 表示；附加的正球镜片的屈光度称为加光度数，用 Add 表示。在实际测量双光镜片镜度时，可利用顶焦度计来分别测得远用度数和近用度数。远用度数测量时应镜片凸面朝上，即镜架镜腿朝下，测量镜片后顶点焦度。近用度数测量时应镜片凸面朝下，即镜架镜腿朝上，测量镜片前顶点焦度。然后用近用度数减去远用度数即可得到加光度数。即 Add＝DN－DF。

（2）渐进多焦点镜片的镜度及其测量方法

远用屈光度检测：测量后顶点屈光力，镜片凸面朝上，凹面朝下，镜腿朝下，置于焦度计上，焦度计测量窗对准远用参考圈，并注意水平标志线等标记保持镜片水平位置。

近用附加度检测：可根据双光眼镜的原理，利用顶焦度计测量双光镜片的原理直接测量近用区前顶点屈光力和远用区前顶点屈光力，计算两次读数之差即为近用附加度。一般更建议利用电脑全自动顶焦度计的渐进多焦点测量模式，可以直接测出并核对，过程中注意测量近用附加度，应镜片凸面朝下，凹面朝上，即镜腿朝上。同样测量过程中注意水平标志线等为保持镜片的水平位置，不可倾斜。上述测量结果应与镜片上的近用附加度隐性标识数值相同。

（二）全自动电脑镜片顶焦度计

目前市面上，各种型号的全自动电脑镜片顶焦度计较多，但功能基本相近，相对于望远式焦度计的测量，更加直观准确。只需要理解配镜处方的名词术语，即可操作。

常见全自动电脑镜片顶焦度计测量界面与含义如下图 7－2。

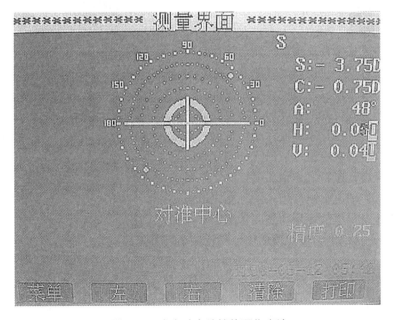

图 7－2　全自动电脑镜片顶焦度计

OD:右眼顶焦度;OS:左眼顶焦度;S(sph):球镜;C(cyl):柱镜;A(Axis):轴向;

柱镜表示方法"+"/"−"/"混合"三种。"+"代表柱镜形式一直以正柱镜表示;"−"代表柱镜形式一直以负柱镜表示;"混合"代表柱镜形式根据球镜的符号具体确定。

一般顶焦度计有 0.01D,0.12D,0.25D 三档步长。如果顶焦度计用于检测镜片,可以用 0.01D;如果用于测定镜片光学中心,确定水平线,可采用 0.25D 的步长。

【例 7 - 12】 屏幕参数设置 0.01D 步长,

S(sph)球镜−5.07

C(cyl)柱镜−1.27

A(Axis)轴向 78　采用 0.01D 步长

而同样的镜片,位置不移动,参数设置为 0.25D 步长,则屏幕上表示为:

S(sph)球镜−5.00

C(cyl)柱镜−1.25

A(Axis)轴向 78

【例 7 - 13】 如屏幕上参数设置"−"时

S(sph)球镜−5.00

C(cyl)柱镜−1.25

A(Axis)轴向 78

而同样这个镜片,位置不移动,当将镜片表示方法改为"+",即屏幕上参数符号设置为"+",则屏幕上的表示为

S(sph)球镜−6.25

C(cyl)柱镜+1.25

A(Axis)轴向 168

四、操作步骤

(1) 利用望远式镜片顶焦度计测定球镜。

(2) 利用望远式镜片顶焦度计测定柱镜。

(3) 利用望远式镜片顶焦度计测定棱镜。

(4) 利用望远式镜片顶焦度计测定双光镜。

(5) 利用望远式镜片顶焦度计测定渐进多焦镜。

(6) 利用全自动电脑镜片顶焦度计测定球镜。

(7) 利用全自动电脑镜片顶焦度计测定柱镜。

(8) 利用全自动电脑镜片顶焦度计测定棱镜。

(9) 利用全自动电脑镜片顶焦度计测定双光镜。

(10) 利用全自动电脑镜片顶焦度计测定棱渐进多焦镜。

五、结果记录与分析

镜片类型	望远式镜片顶焦度计	全自动电脑镜片顶焦度计
球镜 1		
球镜 2		
柱镜 2		
柱镜 2		
棱镜 1		
棱镜 1		
双光镜 1		
双光镜 2		
渐进多焦镜 1		
渐进多焦镜 2		

六、注意事项

（1）每次测量前必须调整目镜视度，使其适应测量人员眼的屈光状态。

（2）测量者的眼有散光时，必须戴上自己的校正散光的眼镜，然后再进行测量工作。

（3）确认顶焦度计的零位。

第四节　全框眼镜的加工

全框眼镜的加工是眼镜加工的主体，是掌握眼镜装配的基础，是各类框架眼镜装配中最简单的一类。

实践四十　全框眼镜的加工与制作

一、能力要求

本环节目的是掌握全框眼镜的装配，通过学习半自动磨边机及其附件定中心仪、制模板机、撑片打孔机的使用方法，熟练掌握全框眼镜加工操作流程，装配合格的全框眼镜。

二、仪器准备

制模板机、撑片打孔机、定中心仪、半自动磨边机、直尺、手动磨边机、顶焦度计等。

三、原理与方法

全框眼镜的加工分为以下七个步骤。

1. 确定镜片光学中心和加工水平基准线

利用自动或手动顶焦度计。具体步骤详见实践三十三。

2. 模板制作

(1) 手工制作模板

该法适用于全框、半框、无框眼镜。将拆下撑片的镜架反置在空白模板上,建议使用含有水平和垂直刻度的空白模板,以利于确定模板几何中心。将眼镜架镜腿朝上,左手稍用力按住镜圈压在模板上,右手用标记笔沿镜圈内缘在模板上画出镜圈的轮廓。注意镜架轮廓在空白模板中上下刻度相同,左右刻度相同。或者利用拆下的撑片,画出水平中心线与垂直中心线,将其对准空白模板上的十字线,用划针或标记笔在空白模板上划出或画出撑片的轮廓。过程中可根据配戴者的要求改变模板的形状,但需要注意空白模板几何中心的确定和水平中心线的水平。剪下模板,并在模板上用箭头同时标出鼻侧与上侧。锉刀将模板边缘修整光滑。

(2) 制模板机制作模板

该法仅适用于制作全框眼镜。取下镜架上的撑片,在制模板机上用橡皮按钮和夹子分别固定锁接管、鼻梁和镜圈,并且用水平线旋钮推动挡板使两个镜圈成水平,使镜架的中心与刻度盘内的零度标记一致,即可加工出模板中心与镜架几何中心相一致的模板。

(3) 撑片打孔机制作模板

该法适用于全框、半框、无框眼镜,但需要注意撑片不能过薄。眼镜架撑片可保护镜架镜圈不变形。由于撑片与镜圈几何形状相同,可以直接用原眼镜架撑片制作模板,把撑片放在撑片打孔机上,将撑片的几何中心和水平中心线对准该机器上的中心和水平线,按下机器压杆,打下 3 个孔,即可制作适合该镜架的模板。该法缺点是打孔需要一定的技巧,孔不能偏斜、过小或打大,要恰到好处;如果撑片本身就很薄的话,比较容易裂掉,同时还必须控制好打孔的速度,过快或过慢都会影响模板的质量。由于撑片比较薄,必要时可考虑叠加铁片在磨边机上加工进行固定,以免加工时影响精度。

3. 移动光心

(1) 打开电源开关,点亮照明灯,操作压杆将吸盘架转至左侧位置上。

(2) 将加工完成的标准模板正面(有刻度线的一面)朝上,标记朝前装入定中心仪上刻度面板的两只定位销中,以备用来确定左眼镜片的加工中心。当确定右眼镜片加工中心时,将标准模板鼻上方标注朝加工师右上方放置,标记朝前装入刻度面板的定位销中即可。

(3) 将镜片凸面朝上放置在模板上,并且使镜片的光学中心水平基准线与模板水平中心线相重合。

(4) 根据配镜处方瞳距要求和镜架几何中心水平距,计算出左右镜片光学中心水平移心量。

(5) 转动中线调节螺丝,使红色中线与水平移心后的位置相重合。

(6) 通过视窗进行观察,并移动镜片的光学中心,使镜片的光学中心与红色中线相重合,然后再沿红色中线垂直方向上下移动镜片的光学中心,使其与垂直移心后的位置相重合。这时镜片光学中心的位置即为加工中心位置。

(7) 将吸盘红点朝里装入吸盘架上,操作压杆,将吸盘架连同吸盘转至镜片光心位置,按下压杆即将吸盘附着在镜片的加工光心上。

4. 磨边

主要利用半自动磨边机和全自动磨边机进行加工。目前半自动磨边机广泛应用于磨边中，是现今运用最广泛的一种镜片加工设备，它重复性好，计量准确，操作简便，大大提高了工作效率。半自动磨边机用于镜片割边时要配合以定中心仪来确定镜片的光心位置。

(1) 模板、镜片的装夹操作：开启电源开关，自动磨边机处于待工作状态。将合适的模板安装在左边模板轴上，再将定中心仪确定的安装橡皮真空吸盘的镜片嵌按在镜片轴的键槽内。

(2) 镜片材料的设定操作：目前大部分自动磨边机都有镜片材料（光学玻璃、光学塑料或 PC 镜片）选择按钮，来保证磨削质量与效率，操作时根据被加工镜片的材料进行选择。

(3) 镜片加工尺寸的调整操作：由于模板尺寸通常比镜架槽沟略小及砂轮的磨损等因素，所以设定镜片加工尺寸比模板稍大，操作时可按使用说明并根据经验进行微调。

(4) 磨削压力的调整操作：操作时可按机器使用说明，选择一个最佳值。

(5) 倒角种类位置的调整操作：操作时，根据框架类型，选择尖边或平边按钮；除全框架外，一般都应选择平边，根据镜片周边厚度，设定尖角在周边上分布的位置，有些自动磨边机可自动判断，不需预设。

(6) 加工顺序的设定操作：大部分型号机器可自动进行粗磨→精磨→倒尖角边（平边）的磨削，只需按动联动开关，否则选择单动开关。

(7) 磨边启动和监控操作：装夹好模板、镜片后，关好防护盖，做好各项预定调节工作，自动磨边的主要手工操作阶段结束。按下磨边启动按钮开关。使用过程中，部分机型也可以利用夹紧或松开旋钮进行镜片在砂轮上的移位以保护砂轮，防止砂轮在同一位置持续磨削，损坏砂轮。

(8) 卸下镜片。

5. 磨安全角

磨边结束后，打开防护盖，按下松开按钮或旋松夹紧块，卸下镜片，并在手磨砂轮机上对镜片的凸凹两边缘上倒出宽约 $0.5\,\text{mm}\times30°$ 的安全倒角。利用手动磨边机，配合以垂直磨边和水平磨边。

6. 装配

进行全框眼镜装配。

7. 整形与检测

根据下列定义确定参数：

光学中心水平偏差即光学中心水平距离的实测值与标称值（如瞳距、光学中心距离）的差值＝光学中心距离－瞳距。

光学中心水平距离：两镜片光学中心在与镜圈几何中心连线平行方向上的距离。

瞳距：眼正视视轴平行时两瞳孔中心的距离。

光学中心单测水平偏差：光学中心偏差，单测水平距离与二分之一标称值的差值。

光学中心垂直互差：两镜片光学中心高度的差值。光学中心垂直互差＝左片光心高度－右片光心高度（光学中心垂直互差取其绝对值）。

光学中心高度指光学中心与镜圈几何中心在垂直方向的距离。

四、操作步骤

① 确定镜片光学中心→② 模板制作→③ 移动光心→④ 半自动磨边→⑤ 磨安全角→⑥ 抛光→⑦ 全框眼镜装配→⑧ 整形、检测,包括计算光学中心水平偏差,光学中心单侧水平偏差,光学中心高度,光学中心垂直互差,轴向偏差。

五、结果记录与分析

眼镜编号	处方眼镜			配装眼镜		
	R/L瞳距	R/L瞳高	R/L处方轴向	R/L光学中心到鼻梁中线的距离	R/L光学中心到镜架下缘槽最低点的水平切线距离	R/L定配轴向
1						
2						
3						

眼镜编号	光学中心水平偏差	光学中心单侧水平偏差(R/L)		光学中心高度(R/L)		光学中心垂直互差	轴位偏差(R/L)	
1		R	L	R	L		R	L
2								
3								

六、注意事项

(1) 务必在撑片及模板上标出鼻侧与镜片的上侧,以防在磨片时将左右镜片及镜片的上下侧混淆。

(2) 在改变模板形状时,不可移动模板的中心位置,并要使模板桩头处的形状与镜架桩头的形状一致,以防装片后桩头处有裂隙。

(3) 在根据等高线画出水平基准线与垂直基准线时务必精确,否则将会引起割边时镜片散光轴位的变动和光学中心的移位。

(4) 利用制模板机,必须安装模板后进行操作,严禁无模板操作。操作时,注意镜架是否变形。

(5) 定中心仪的灯泡使用时间过长时,由于太热,严禁用手触摸灯泡。严禁长时间打开电源,以防灯泡烧坏;不用时,关闭电源。当照明灯不亮时,应先检查电源插座上的保险丝,再检查照明灯泡。

(6) 清洁定中心仪时,应使用软毛刷或软布擦拭刻度面板和视窗板,切勿用干硬布料等擦拭面板,以免损坏。每周在压杆活动配合处加入少量润滑油。

第五节　半框眼镜的加工

半框眼镜的加工与全框眼镜的基本原理相同,最重要的区别就是正确使用开槽机进行开槽。

实践四十一　半框眼镜的加工与制作

一、能力要求

本环节的目的是掌握半框眼镜的装配,通过学习开槽机的基本结构,掌握开槽机的正确使用,装配合格的半框眼镜。

二、仪器准备

制模板机、定中心仪、半自动磨边机、直尺、手动磨边机、顶焦度计等。

三、原理与方法

半框眼镜的加工分为以下九个步骤:

(1) 确定镜片光学中心和加工水平基准线。

(2) 模板制作。

(3) 移动光学中心。

(4) 磨边。

(5) 磨安全角。

(6) 抛光:用抛光机将镜片边缘抛光至平滑光洁。先抛光后开槽,以避免沟槽内留有抛光剂,难以清洁。同时也避免若开槽后的镜片边缘过薄,导致抛光时镜片破裂。

(7) 开槽:开槽机主要应用于半框眼镜的制作中,通过开槽砂轮和镜片的转动,可在镜片上制作深度不同的槽型,便于半框眼镜的装配。在电源已通电,开槽砂轮下海绵浸湿的情况下,用旋钮控制两个夹头夹紧镜片中心,过程中注意镜片的内面朝向要与仪器上标识一致。通过仪器下面的转轮,设置开槽类型,设置前弧槽、后弧槽、中心槽。设置开槽深度,大约每个刻度调整 0.1 mm 左右,一般设置刻度调到 3~4,即 0.3~0.4 mm。

(8) 装配半框眼镜:镜圈在上,开槽后镜片在下,先将镜片的上半部的沟槽嵌入金属框内凸起的尼龙线内,左手将金属框与镜片固定,右手用宽约 5 mm 的丝绸带将与上部镜圈连接的尼龙线嵌入镜片下半部的沟槽内,恰好使尼龙线处于槽口当中,固定镜片。注意散光半框眼镜在装片时,需要保持水平线位置正确,以防镜片轴位出现偏差。

(9) 整形与检测。

四、操作步骤

(1) 确定镜片光学中心:同实践三十四。

(2) 模板制作:同实践三十四。

(3) 移动光心:同实践三十四。

(4) 磨边:注意半框眼镜选择镜片边缘为"平边"模式,余同实践三十四。

(5) 磨安全角。

(6) 抛光。

(7) 开槽:

① 深度刻度盘须调到"0"位,镜片开关和砂轮开关均在"OFF"位置。

② 利用附件加水器,用水充分地润湿冷却海绵块。

③ 将镜片最薄处朝下(大部分仪器前表面朝右,后表面朝左)放置到机头上的左右夹头之间,用旋钮控制夹紧镜片。注意使镜片上的内面朝向与仪器上的标识一致。

④ 将机头降低到操作位置,打开导向臂,镜片落到两导向轮之间,切割砂轮之上。

⑤ 设置开槽类型:前弧槽、后弧槽、中心槽。打开镜片开关至"ON"位置,使镜片转动 1/4 转后,检查确定槽的位置是否恰当。

⑥ 设置开槽深度:一般刻度调到 3~4,即 0.3~0.4 mm。打开砂轮开关至"ON"位置。大约 40 s 后,切割的声音发生变化时,表明开槽完成。

⑦ 关闭砂轮开关,关闭镜片开关。

⑧ 打开导向臂,抬起机头,卸下镜片。

(8) 半框眼镜装配

① 镜圈在上,开槽后镜片在下,先将镜片的上半部沟槽嵌入金属框内凸起的尼龙线内。

② 接着,左手将金属框与镜片固定,右手用宽约 5 mm 的丝绸带将与上部镜圈连接的下部镜圈尼龙线嵌入镜片下半部的沟槽内,在镜片下中央部用力拉,从耳侧到鼻侧逐渐开始嵌入沟槽内。

③ 尼龙线嵌入后,用绸带在镜片下中央部拉试。出现 1.5~2.0 mm 左右的间隙最合适。

④ 检查框架与镜片是否完全吻合。倾斜左右镜片,在镜片内侧和上方检查框架同镜片之间有无缝隙。必要时调整框架,使之与镜片一致。

⑤ 检查鼻侧部:鼻托或鼻托支架不能接触镜片边缘,看是否保持一定的间隙。

⑥ 检查沟槽的均匀性:从正面观察,特别要确认转角部、平行部有无差异。

⑦ 检查尼龙线:是否突出沟槽 1/2 左右。

(9) 整形、检测:同实践三十四。

五、结果记录与分析

眼镜编号	处方眼镜			配装眼镜		
	R/L瞳距	R/L瞳高	R/L处方轴向	R/L光学中心到鼻梁中线的距离	R/L光学中心到镜架下缘槽最低点的水平切线距离	R/L定配轴向
1						
2						
3						

眼镜编号	光学中心水平偏差	光学中心单侧水平偏差(R/L)		光学中心高度(R/L)		光学中心垂直互差	轴位偏差(R/L)	
1		R	L	R	L		R	L
2								
3								

六、注意事项

（1）开槽机使用时,机器海绵蘸水沾湿,严禁无水操作。每日取出海绵清洗干净,使用前需注入水充分浸湿海绵,当海绵用旧后及时更换。

（2）开槽机的切割轮前方固定有一小排水管,同时配制有一个塞子以防止偶然的喷浅,需经常拔动塞子,防止过多的积水使轴承锈蚀。

（3）使用前应给各转动轴部位上润滑油,并经常保持清洁。使用后及时进行机器的各部分清洁。

（4）重新更换切割轮时,应先断开电源插头,然后在槽的小孔中插入一细棒,再旋开轮盘的十字槽头螺丝钉。

（5）如果需在玻璃等较硬材质的镜片上开槽很深时,先将开槽深度设置所需的一半进行开槽,然后再将开槽深度设置所需的深度即可。如在PC镜片上开槽,需要注意开槽过程中,镜片碎屑的清理。

（6）注意保持镜片的轴位不变,即始终保持水平中心线的水平状态。

（7）注意尼龙线长度适中,若太长,镜片固定不紧。若太短,镜片不容易嵌入。

第六节　无框眼镜的加工

无框眼镜的加工与全框眼镜、半框眼镜的基本原理相同,最重要的区别之一在于无框眼镜需要打孔。

实践四十二　无框眼镜的加工与制作

一、能力要求

本环节的目的是掌握无框眼镜的装配,通过学习打孔机的基本结构,掌握打孔机的正确使用,装配合格的无框眼镜。

二、仪器准备

制模板机、定中心仪、半自动磨边机、直尺、手动磨边机、顶焦度计、开槽机等。

三、原理与方法

无框眼镜的加工分为以下九个步骤:

(1) 确定镜片光学中心。

(2) 模板制作

将镜架反置在平板上(镜架的撑片超出平板,使镜腿平放在平板上),用划针在平板上移动,在镜架撑片上划出等高线。以等高线为基准在撑片中心位置画出水平基准线与垂直基准线。拆下撑片,将撑片的水平基准线与垂直基准线对准模板毛坯上的十字线,用划针在空白模板上画下撑片的轮廓。剪下模板,并在模板上用箭头同时标示出鼻侧与镜片的上侧。用锉刀将模板修整光滑。可根据配戴者对片形的特殊要求改变原眼镜模板的形状,过程中注意模板几何中心和水平基准线位置的固定。

模板制作中务必在撑片及模板上标示出鼻侧与镜片的上侧,以防在磨片时将左右镜片以及镜片的上下侧混淆。在改变模板形状时,不可移动模板的中心位置,并要使模板桩头处的形状与镜架桩头的形状一致,以防装片后桩头处有缝隙。在根据等高线画出水平基准线与垂直基准线时务必精确,否则将会引起割边时镜片散光轴位的变动和光学中心的移动。如使用无模板型自动扫描磨边机,且不需修改形状,则不需要制作模板,直接扫描撑片即可。

(3) 移动光心。

(4) 磨边:注意无框眼镜选择镜片边缘为"平边"模式。

(5) 磨安全角。

(6) 抛光:抛光可在打孔前或打孔后进行。

(7) 打孔。

根据装配要求,标定镜片打孔标记点,将定位钻头对准标记点,操作控制手柄,在标记偏内处钻出定位点,控制钻头的钻入深度不使镜片击穿。将镜片放在铰刀位置,校正钻孔位置的角度是否正确。用铰刀将镜片上的定位孔打通(孔径要稍小),此时,速度一定要慢。退回铰刀,镜片翻转180°,双手握稳镜片,从反面少许扩孔。将孔的中心对准下端的铰刀,由下至上平稳扩孔。钻孔时,越往铰刀上面移动,所钻孔越大。钻孔完毕,用锥形锉在孔的两侧倒棱。

（8）装配无框眼镜

① 镜片上做出打孔参考标记：镜片磨边完成后，确定镜架上的孔位（金属鼻托、鼻梁、镜脚处），用标记笔标出准确的位置。镜架的桩头安装在镜片前表面，则在前表面标记，反之亦然。将镜架撑片与镜片相互吻合，在镜片大小未改变的情况下，注意水平基准线应重合。以镜架撑板上的孔为参考，标记打孔点，并可用鼻梁桩头或镜腿桩头的定位孔与之验证。

② 打鼻侧孔：钻头对准镜片鼻侧标记点偏内侧，按照透镜类型，选择正确的打孔角度。钻孔过程中注意验证两侧鼻侧孔的对称，过程中可以先轻钻点一下，用鼻梁桩头验证，若有偏差，及时修正。将两镜片水平加工基准线重合，对称相扣，验证另一片鼻侧打孔点位置。过程中注意及时修正位置，最后利用锥形孔进行两侧倒棱，以防止发生装配过程中的镜片破裂。

③ 装配鼻梁：将鼻梁左右桩头分别与左右镜片在鼻侧用螺栓连接，螺母用内六角套管旋紧。注意在孔的两侧用镊子垫上塑料垫圈，必要时垫上金属垫圈。安装鼻梁时，用双手握住左右镜片，检查镜片水平度，并再一次确认所做记号的位置是否准确。安装完毕，双手握住左右镜片，用眼观察镜架的弧度和镜片的水平状况。过程中注意检查装配好的镜片对称性，要求正视、侧视、俯视各个角度镜片对称，符合镜片标准调校要求，检查鼻梁左右桩头与镜片连接松紧度是否合适，调至合适为准。

④ 打颞侧孔：将镜片水平放置，折叠右侧镜腿，颞侧桩头紧贴右侧镜片的颞侧，使镜腿与鼻梁左右桩头螺栓帽连线平行，确定颞侧的位置。钻头对准镜片颞侧标记点偏内侧，按照透镜类型，选择正确的打孔角度。钻孔过程中注意验证两侧颞侧孔的对称，过程中可以先轻钻点一下，用鼻梁桩头验证，若有偏差，及时修正。打孔完毕，利用锥形孔进行两侧倒棱。

⑤ 装配镜腿：将左右镜腿桩头分别与左右镜片在颞侧用螺栓连接，螺母用内六角套管旋紧。注意在孔的两侧用镊子垫上塑料垫圈，必要时垫上金属垫圈。该过程可以配合颞侧打孔，可边打孔边装配边调整，以最后确定正确的位置。

⑥ 调整确认：首先，要检查螺栓、垫片、金属套垫是否拧紧，如有松懈，将螺母重新拧紧，最后装上螺帽。其次，要用调整钳进行开合的调整，主要是镜腿的前倾角和把镜腿折叠后的角度。在对所有的螺栓进行紧合后，再对镜腿的角度、弧度等进行调整。

（9）整形与检测

① 检查镜片的磨边质量与尺寸式样，检查镜片上的钻孔是否与镜架上的螺孔在靠近镜片中心处内切，若不符合要求则应返工修正。

② 调整眼镜：镜片的面、鼻托和镜腿的调整要求同普遍金属镜架。但是在调整时特别注意用力的方法。检查时把眼镜反置在平板上，检查架形有否扭曲，两镜片是否在同一平面上，镜脚的弯度、接头角、外张角和眼镜的倾斜角是否理想，鼻托叶是否对称等。调整时要用两把钳子以控制受力。如无法调整，则需将镜片拆下，调整后再装上镜片。操作时不可用力过猛，因为镜片上的钻孔所能承受的力极小，受力过大会引起镜片钻孔处破裂。

四、操作步骤

（1）确定镜片光学中心：同实践四十。

（2）模板制作。

（3）移动光心：同实践四十。

（4）磨边：注意无框眼镜选择"平边"模式，余同实践四十。

（5）磨安全角。

（6）抛光：抛光可在打孔前或打孔后进行。

（7）打孔。

（8）装配无框眼镜。

（9）整形与检测。

五、结果记录与分析

眼镜编号	处方眼镜			配装眼镜		
	R/L瞳距	R/L瞳高	R/L处方轴向	R/L光学中心到鼻梁中线的距离	R/L光学中心到镜架下缘槽最低点的水平切线距离	R/L定配轴向
1						
2						
3						

眼镜编号	光学中心水平偏差	光学中心单侧水平偏差(R/L)		光学中心高度(R/L)		光学中心垂直互差	轴位偏差(R/L)	
1		R	L	R	L		R	L
2								
3								

六、注意事项

（1）制作时，需强调鼻侧孔和装配的正确性，因为与颞侧相比较，鼻侧一旦打孔有误，调整难度较大。打孔与装配过程互相交叉，若先打完孔后再装配无法获得良好的装配效果，一般次序应为先装鼻梁再装左右镜腿。先打鼻侧孔，然后与鼻梁装配，要求装配后两镜片在鼻梁处两侧对称，必要时进行调整。颞侧孔位确定仅作为参考之用，具体位置应在打完鼻侧孔装配后，以镜腿倒伏平行为依据，再做最后标记确认。总体而言，左右镜片上标记点的位置要对称，左右眼鼻侧孔与颞侧孔分别对称，两镜片的水平基准线要水平成一条直线，两鼻侧孔的连线、两颞侧孔的连线与镜架水平中心线平行或重合。

（2）打孔的位置为桩头一侧，打孔的方向原则上垂直于镜面。一般建议：① 凹透镜，打孔方向略向曲率中心方向倾斜。② 凸透镜，打孔方向为与上下两面几何中心连线方向平行。③ 平光镜打孔方向垂直于镜面。打孔角度的确定，目的使装配更牢固，同时避免镜面角太小或太大。

（3）确定打孔位置以及打孔时要反复验证。注意不要一次性把孔打透，需慎重地确认打孔的位置，边检查边打孔，分成几次完成。对初学者来说，刚开始最好使用细的钻头进行实践，可减少甚至避免发生错误。同时，还须注意的是，打孔时，孔的位置不要太靠近镜片外侧的边缘,而要尽可能地略微向内侧靠拢,以避免镜片的破裂。必要时,可利用改锥等工具伸入已打好的孔中,根据改锥竖直的程度检查所打孔是否垂直、方向是否准确。

(4) 打孔后,对孔需要倒棱。打孔装配旋螺母时不可旋过紧,以防止镜片破裂。

(5) 装配时,注意螺栓长度应与镜片厚度相配合。如螺栓过长,可用专用剪钉钳等工具将螺栓剪短。

(6) 如不需修改形状,也可以考虑直接利用撑片与加工后的镜片重合,按照撑片打孔位置确定镜片打孔位置并进行装框。

(7) 聚碳酸酯(PC)镜片适合无框眼镜,可作为首选镜片,但需要注意打孔过程中无水操作及热量的散发。

第七节　配装眼镜的检测

检测是装配眼镜完成后的重要环节。检测量包括测量镜片后顶点屈光度、柱镜轴向、镜片光学中心和处方镜片的棱镜度。

实践四十三　配装眼镜检测标准与方法

一、能力要求

本环节的目的是掌握单光、双光配装眼镜质量检验标准,通过学习配装眼镜检测标准,达到独立进行单光与双光配装眼镜质量检验的能力。

二、仪器准备

镜片顶焦度计一台,各类型装配眼镜(标注原始处方镜片度数)若干、镜片厚度测定仪。

三、原理与方法

根据国标 GB13511-2011 配装眼镜第 1 部分:单光和多焦点进行检测。

(1) 定配眼镜的两镜片光学中心水平距离偏差应符合表 1 的规定。

表 7-6　定配眼镜的两镜片光学中心水平距离偏差

顶焦度绝对值最大的子午面上的顶焦度值(D)	0.00~0.50	0.75~1.00	1.25~2.00	2.25~4.00	≥4.25
光学中心水平距离允差	0.67△	±6.0 mm	±4.0 mm	±3.0 mm	±2.0 mm

(2) 定配眼镜的水平光学中心与眼瞳的单侧偏差均不应大于表 1 中光学中心水平距离允差的二分之一。

(3) 定配眼镜的光学中心垂直互差应符合表 2 的规定。

表7-7 定配眼镜的光学中心垂直互差

顶焦度绝对值最大的子午面上的顶焦度值(D)	0.00~0.50	0.75~1.00	1.25~2.50	>2.50
光学中心垂直互差	≤0.50$^\triangle$	≤3.0 mm	≤2.0 mm	≤1.0 mm

（4）定配眼镜的柱镜轴位方向偏差应符合表3。

表7-8 定配眼镜的柱镜轴位方向偏差

柱镜顶焦度值(D)	0.25~≤0.50	>0.50~≤0.75	>0.75~≤1.50	>1.50~≤2.50	>2.50
轴位允差(°)	±9	±6	±4	±3	±2

（5）定配眼镜的处方棱镜度偏差应符合表4的规定。

表7-9 定配眼镜的处方棱镜度偏差

棱镜度($\triangle$)	水平棱镜允差($\triangle$)	垂直棱镜允差($\triangle$)
≥0.00~≤2.00	对于顶焦度≥0.00~≤3.25D:0.67$^\triangle$ 对于顶焦度>3.25D: 偏心2.0 mm所产生的棱镜效应	对于顶焦度≥0.00~≤5.00D:0.50$^\triangle$ 对于顶焦度>5.00D: 偏心1.0 mm所产生的棱镜效应
>2.00~≤10.00	对于顶焦度≥0.00~≤3.25D:1.00$^\triangle$ 对于顶焦度>3.25D: 0.33$^\triangle$+偏心2.0 mm所产生的棱镜效应	对于顶焦度≥0.00~≤5.00D:0.75$^\triangle$ 对于顶焦度>5.00D: 0.25$^\triangle$+偏心1.0 mm所产生的棱镜效应
>10.00	对于顶焦度≥0.00~≤3.25D:1.25$^\triangle$ 对于顶焦度>3.25D: 0.58$^\triangle$+偏心2.0 mm所产生的棱镜效应	对于顶焦度≥0.00~≤5.00D:1.00$^\triangle$ 对于顶焦度>5.00D: 0.50$^\triangle$+偏心1.0 mm所产生的棱镜效应

    例：镜片的棱镜度为3.00$^\triangle$，顶焦度为4.00D，其棱镜度的允差为0.33$^\triangle$+（4.00D×0.2 cm）=1.13$^\triangle$。

    （6）子镜片的垂直位置（或高度）。子镜片顶点的位置或子镜片的高度标称值的偏差应不大于±1.0 mm，两子镜片高度的互差应不大于1 mm。

    （7）子镜片的水平位置。两子镜片的几何中心水平距离与近瞳距的差值应小于2.0 mm。两子镜片的水平位置应对称、平衡，除非标明单眼中心距离不平衡。E型多焦点子镜片的测量点是在它的分界线上的最薄点。

    （8）子镜片顶端的倾斜度。子镜片水平方向的倾斜度应不大于2°。

    （9）柱镜轴位的测量方法。用眼镜框架作为水平基准时，应将框架的下边缘靠在焦度计的基准靠板上。单光镜片在光学中心上进行测量。

    （10）棱镜度。

    分别标记左、右镜片处方规定的测量点，并在左、右镜片的规定点上测量水平和垂直的棱镜度数值，然后按以下规则计算水平和垂直棱镜度差值。

    如果左、右镜片的基底取向相同方向，其测量值应相减。

    如果左、右镜片的基底取向方向相反，其测量值应相加。

    左右两镜片顶焦度有差异时，按镜片顶焦度绝对值大的一侧进行考核。

四、操作步骤

（1）测量标记镜架的镜片的顶焦度值、瞳距、光学中心水平距离偏差，垂直互差、处方棱镜度偏差等相关参数。

（2）测量双光眼镜相关参数。

（3）对应配装眼镜国家标准查找相应误差数值。

（4）将眼镜分别按其编号填入实验记录表格，并最终判断是否合格。

五、结果记录与分析

（1）单光眼镜检测

装配眼镜编组	镜片组编号							
	1	2	3	4	5	6	7	8
顶焦度数值								
光学中心水平距离偏差								
光学中心垂直互差								
轴位偏差								
处方棱镜度偏差（△）								
合格或不合格								

（2）双光眼镜检测

	子镜片顶点的位置或子镜片的高度标称值的偏差	两子镜片高度的互差	子镜片几何中心水平距离与近瞳距的差值	子镜片的水平位置是否对称、平衡	子镜片顶端的倾斜度
双光眼镜1					
双光眼镜2					
双光眼镜3					
双光眼镜4					
双光眼镜5					

六、注意事项

（1）对照 GB13511－2011 配装眼镜国家标准进行检测，必要时参考 GB10810.1－2005《眼镜镜片》。

（2）要求顶焦度误差精度单位为 0.01D，距离偏差单位精确到 mm。

实践四十四　渐进多焦点眼镜的标识与识别

一、能力要求

本环节的目的是掌握渐进多焦点眼镜的标识与识别,通过学习渐进多焦镜的基本原理,达到熟练识别各种标识的作用,了解渐进多焦点眼镜的光学参数要求。

二、仪器准备

渐进多焦镜成品眼镜若干副,测量卡,顶焦度计等。

三、原理与方法

渐进多焦镜的镜片表面标识分为显性(临时性)标识和隐性(永久性)标识。显性标识是可用肉眼直接观察到,当加工全部完成并进行质量检测后,需要擦拭去除,方可配戴。隐性标识则需要借助阳光或灯光通过仔细辨认才能看到,且终生保留在镜片内。

1. 隐性标识(永久性标识)

隐形刻印是恢复渐进多焦镜所有标记时的参考点。隐性标识包括隐形刻印、镜片的颞侧区域的近用附加度标记和鼻侧区域的商标及材料标记。通过了解已配镜者的镜片标识,可以识别镜片的生产厂家及镜片材料、折射率等,帮助验配师了解其配镜历史。

(1)隐形刻印:在棱镜参考点的两侧各有一个小圆圈(或者方框、三角形,不同品牌镜片该标识具体表现形式不一),称为隐形刻印。

(2)近用附加度:在颞侧隐形刻印的下方会标记有镜片的近用附加度,表明验光时的下加光度数,一般有两位数来表示,例如 20 代表下加光＋2.00D。理论上远用参考圈测量的度数联合近用附加度,即等于近用参考圈测出的度数。

(3)品牌与折射率:在鼻侧隐形刻印下方会标记有镜片的商品品牌和材料,如不同厂家生产的不同类型镜片,其商品名称均不相同,显示标记不同。

2. 显性标识(临时性标识)

显性标识是装配加工的主要依据。通过上述参考点可确认远用屈光力、棱镜量和近用屈光力。加工完成之前均应保留,当验配出现问题时,恢复显性标识可帮助验配师复核验配结果。

(1)配镜十字(又称验配十字):配镜十字与视远时的瞳孔中心相重合。如果瞳距和瞳高测量准确,配镜十字与顾客的瞳孔中心相重合。

(2)远用参考圈:一般位于配镜十字上方 4 mm 处。远用参考圈是测量镜片远用度数的区域。将远用参考圈对准焦度计的测量窗,测量镜片的后表面,即测量后顶点度。

(3)近用参考圈:位于棱镜参考点的下方。同远用参考圈相同,近用参考圈是测量镜片近用度数的区域,视近区的度数理论上等于远用屈光力联合近用附加度。测量镜片的近用度数,需要将镜片近用参考圈的凸面对准焦度计的测量窗,从而测出镜片的近用光度,即测量前顶焦度。

实际工作中,近用加光的实际测量是比较困难的,因为渐进片的近用加光的位置不一定在近用参考圈的中心。加光路径根据不同的远用度数、不同的加光作不同变化,所以在近用参考圈中心处不一定能测到非常精确的加光度。因此常根据颞侧的近用附加度刻印来确定近用加光。

（4）棱镜参考点：棱镜参考点是用于检测镜片棱镜大小是否符合规定的测量点，一般位于配镜十字的下方 4 mm 处。渐进多焦镜由于前表面曲率自上而下不断变大（即曲率半径不断变小），因此镜片下部厚度逐渐变薄，从而导致厚度差异而产生底朝上的棱镜效应。由于镜片上方和下方的度数和厚度是不一致的，从美观角度考虑，为取得上方和下方厚度的基本一致，因而在车间加工时会做一个底向下的棱镜。通常棱镜的度数同镜片的下加光度数是成正比的，约为下加光度数的三分之二。例如近用附加度为 3.00D，棱镜度为 2$^\triangle$，基底朝下。通过棱镜参考点可精确测量出镜片的实际棱镜度数，其意义在于如果两眼镜片的棱镜度数相差超过 1$^\triangle$，则配戴者较难以适应，故需要控制两眼垂直棱镜差异在 1$^\triangle$ 之内。

（5）水平标志线：在配镜十字和棱镜参考点两侧各有两条水平短线，这四条短线可帮助判断镜片的安装是否处于水平位置及是否有倾斜。配镜十字和水平标志线作为加工时的参考。配镜十字需与视远时瞳孔中心相重合，水平标志线供装配加工时确定镜片的水平位置，加工中需要与镜架的几何中心水平线平行或重合。

四、操作步骤

1. 观察隐形刻印

利用对准日光灯管或者对镜片呵气等方法，寻找镜片的隐形刻印。

2. 标记显性标识和隐性标识

判断镜片为右片或左片，置右镜片在测量卡的右边，找出和标记镜片上的两个隐形刻印，将眼镜凸面朝下放在测量卡上，镜腿向上。将隐形刻印和特定厂商的测量卡上相应的点对好。标记配镜十字、所有水平线、远用参考圈、近用参考圈、棱镜测量点。将眼镜移到测量卡的左边，用同样的方法标记左镜片。

3. 识别商标与品牌、折射率

观察镜片鼻侧隐形刻印下方的区域。

4. 识别近用附加度

观察镜片颞侧隐形刻印下方的区域。

5. 测量远用屈光度

测量后顶点屈光力，镜片凸面朝上，凹面朝下，镜腿朝下，置于焦度计上，焦度计测量窗对准远用参考圈，并注意以水平标志线等标记保持镜片水平位置。

6. 测量近用附加度（Add）

利用电脑全自动顶焦度计的渐进多焦点测量模式，可以直接测出并核对，过程中注意应镜片凸面朝下，凹面朝上，即镜腿朝上。同样测量过程中注意水平标志线等为保持镜片的水平位置，不可倾斜。该结果理论上应等同于镜片颞侧隐形刻印下方标记的近用附加度。例如颞侧标记处中 20 表示加光为+2.00D，若为 17，则表示加光为+1.75D。

7. 测量单眼瞳距、单眼瞳高

将镜架的镜腿朝上置于测量卡上，使鼻梁位于斜线指标的中央，且保证配戴中心位置在"0"刻度线上。此时配镜十字在测量卡上的读数即是单眼瞳距，而镜架下内侧缘所对的刻度数值即为瞳高。

8. 观察棱镜参考点

棱镜参考点是用于检测镜片棱镜大小是否符合规定的测量点。一般位于配镜十字的下方 4 mm 处。测量该处棱镜度，一般附加棱镜度 = 2/3Add。例如，Add（加光镜度）为 +3.00,则测量到的垂直棱镜度一般为 $2^{\triangle}$。

五、结果记录与分析

编号	1	2	3	4
判断右片或左片				
远用屈光度				
近用附加度				
商标或品牌				
折射率				
棱镜参考点的棱镜度				
单眼瞳距(R/L)				
单眼瞳高(R/L)				

六、注意事项

（1）如果在检测前镜片上的标记被擦去了,需重新标记镜片。

（2）酒精擦拭标记时,注意镜布的选择,以免损坏膜层。

第八章 视觉保健方法与操作

本章所论视觉保健是以中医理论为基础,根据眼与全身脏腑、经络的关系,以传统的中医辨证论治、整体观念思想为依据,采用推拿、按摩、针灸等方法,对眼周及全身的穴位进行干预,达到视觉保健的目的。

第一节 眼保健常用穴位

眼与五脏六腑关系密切。《灵枢·大惑论》记载:"五脏六腑之精气皆上注于目而为之精。"精即为眼的视觉功能。人体作为一个有机的整体,只有五脏六腑功能调和,才能使眼得以正常视物并充满神采。人体的经络是身体各部位及功能联系的纽带,因此通过对眼睛周围及全身穴位的合理配伍与干预,可以达到有效的视觉保健作用。

眼周围常见穴位如图8-1所示。

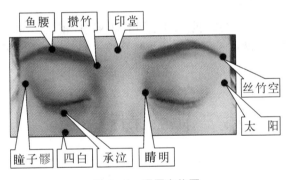

图8-1 眼周穴位图

1. 睛明

在鼻根目内眦角稍上方凹陷处。主治目赤肿痛,迎风流泪,胬肉攀睛,内外翳障,雀目,青盲,夜盲,色盲,近视,急、慢性结膜炎,泪囊炎,角膜炎,电光性眼炎,视神经炎等。

2. 攒竹

眉头凹陷中,眶上切迹处。主治头痛,目眩,目翳,目赤肿痛,迎风流泪,近视,眼睑瞤动,眉棱骨痛,急、慢性结膜炎,面神经麻痹等。

3. 鱼腰

在瞳孔直上,眉毛的中点。主治目赤肿痛,目翳,结膜炎,眼睑下垂,眉棱骨痛。

4. 丝竹空

在眉梢的凹陷中。主治头痛,目眩,目赤痛,眼睑瞤动。

5. 瞳子髎

在目外眦旁 0.5 寸,眶骨外缘凹陷中。主治头痛,目赤肿痛,怕光羞明,迎风流泪,远视不明,目翳,色盲。指压此穴,可以促进眼部血液循环,治疗常见的眼部疾病,并可以去除眼角皱纹。

6. 球后

在面部,沿眶下缘的外 1/4 与内 3/4 交界处,患者正坐仰靠,轻轻闭目取之。一切目疾,如视神经萎缩,视神经炎,视网膜色素变性,视网膜动脉或静脉阻塞,中心性视网膜病变,色觉异常,近视,青光眼,早期白内障,玻璃体混浊,内斜视等。

7. 承泣

目正视,瞳孔直下,当眶下缘与眼球之间。主治目赤肿痛,夜盲,迎风流泪,口眼歪斜。

8. 四白

目正视,瞳孔直下,颧骨上方凹陷中。主治目赤痒痛,目翳,口眼歪斜,头痛眩晕。

9. 印堂

在两眉连线的中点。主治头痛,眩晕,鼻渊,鼻衄,小儿惊风,产后血虚。

10. 阳白

目正视,瞳孔直下,在眉上 1 寸处。主治头痛,目痛,目眩,外眦疼痛,夜盲。

11. 太阳穴

在眉梢与目外眦之间向后约 1 寸的凹陷中。主治眼疲劳、目赤肿痛、头痛,牙痛,面瘫等疾病。

12. 风池

平风府穴,在胸锁乳突肌与斜方肌上端之间的凹陷中,相当于耳垂齐平。主治疾病为:头痛、头重脚轻、眼疲劳、颈部酸痛、落枕、失眠、宿醉。此穴是足少阳胆经上的重要腧穴之一。

第二节　保健方法

一、推拿疗法

推拿疗法如图 8-2 所示。

1. 抹法

用单手或双手拇指螺纹面紧贴皮肤,做上下或左右往返移动,称为抹法。操作时用力要轻而不浮,重而不滞。此手法具有通经活络、温煦皮部、扩张血管、增进血运、清醒头目、散瘀消肿的作用,适用于头面、颈项部和手掌部。

2. 揉法

以指或掌定于施治部位,进行左右、前后的内旋或外旋揉动的方法,称为揉法。此法可分为指揉和掌揉两种。指揉法是用手指螺纹面吸定于作用部位;掌揉法是用手掌大鱼际或掌根吸定于作用部位。两种方法都要求腕部放松,以肘部为支点,前臂做主动摆动,带动腕部及掌指做轻柔缓和的摆动。此手法具有活血散瘀、理气松肌、温经通络、清脑明目、消肿止痛、宽胸理气、健脾和胃、消积导滞的作用,适用于头面、颈项、躯干及四肢。

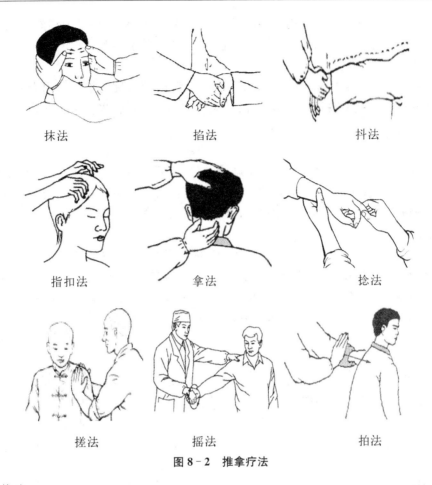

抹法　　　　　　　　　掐法　　　　　　　　　抖法

指扣法　　　　　　　　拿法　　　　　　　　　捻法

搓法　　　　　　　　　摇法　　　　　　　　　拍法

图 8-2　推拿疗法

3. 推法

用指、掌或肘部着力于一定的部位,进行单方向的直线运动,称为推法。此法可分为指推法、掌推法及肘推法。操作时指、掌或肘要紧贴体表,用力要稳,速度要缓慢而均匀。此手法具有疏经活络、促进血液循环、祛瘀消积、健脾和胃、舒筋理肌、解痉镇痛的作用,适用于头面、颈项、躯干、四肢。

4. 运法

以掌或指的螺纹面于施治部位做直线或环形的反复运摩、揉动,称为运法。用力较轻柔,作用力仅达皮表,不可带动深层组织。此手法具有活血通脉、通经活络的作用,适用于头面部、胸腹部。

5. 点法

以指端或屈指骨突部或肘尖,着力于施治部位,按而压之,称为点法。此法分为指点法、屈指点法、肘尖点法。

(1) 指点法将力贯注于指端,着力于施治部位,一般用于较明显的腧穴。

(2) 屈指点法是以食指或中指或拇指屈曲,以屈曲的骨突部位着力于施治部位,多用于穴位较深,面积稍大的部位,为强力点法。

(3) 肘尖点法是以屈肘后的肘尖着力于施治部位,压而点之或点而循之,主要用于肌肉丰厚的穴位或体形肥胖者。

三种方法,在操作时均要求用力要稳,用力要由轻到重,切忌用暴力猛然下压。此手法具有开通闭塞、活血止痛、调整脏腑的作用,适用于头项、腰背、胸腹、四肢。

6. 掐法

用指端(多用拇指端)甲缘重按施治部位而不刺破皮肤,称为掐法。用力要稳,切忌滑动,力量不宜过大。此手法具有开窍醒神、祛风散寒、温通经络、兴奋神经的作用,适用于面部及四肢末梢。

7. 捏法

以拇指与其余四指的对合力,着力于施治部位,反复交替捏拿,称为捏法。动作刚中有柔,柔中有刚,灵活自如,循其经络、穴位捏而拿之,不可呆滞。此手法具有行气活血、舒筋通络、促进萎缩肌肉的恢复、消除肌肉酸胀的作用,适用于头颈、肩部和四肢。

8. 叩击法

用拳背、掌根、掌侧小鱼际或指尖叩击体表,称为叩击法。重者为击,轻者为叩。掌或指尖一起一落有节奏地叩击。可用单手,也可用双手。动作要轻巧,灵活自如,着力均匀。指尖叩击时,指端垂直,将力集于指端,以腕关节的自然摆动带动指端运动,叩击于施治部位。此手法具有通经活络、调和气血、祛风散寒、疏松腠理、健润皮肤的作用,适用于头面、肩背、四肢部。

9. 振法

以掌或指于施治部位做上下快速振颤动作,称为振法。掌指着力于体表,前臂和手部的肌肉静止性用力,产生振颤动作。用手指着力称为指振法,用手掌着力称掌振法。操作时力量要集中于指端或手掌上,振动的频率较高,着力稍重。此手法具有活血止痛、温经散寒、和中理气、消食导滞、调节胃肠的作用,适用于全身各部位。

10. 拿法

用大拇指和食、中两指,或用大拇指和其余四指做相对用力,在一定的部位和穴位上进行节律性的提捏,称为拿法。用力要由轻而重,不可突然用力;要缓和而有连贯性。此手法具有祛风散寒、开窍止痛、舒筋通络、分离粘连、消除疲劳的作用,适用于颈项、肩部、四肢。

11. 捻法

用拇、食指螺纹面捏住施力部位,两指做相对搓揉动作,称为捻法。动作要灵活,用力不可呆滞。此手法具有舒筋通络、滑利关节的作用,适用于四肢小关节。

12. 搓法

用双手掌面夹住一定的一部位,相对用力做快速搓揉,同时做上下往返移动,称为搓法。双手用力要对称,搓动频率要快,移动速度要慢。此手法具有调和气血、舒筋通络、活血止痛、祛风散寒的作用,适用于腰背、胁肋及四肢,以上肢部最常用,一般作为推拿完毕的结束手法。

13. 抖法

用双手握住患者的上肢或下肢远端,用力做连续的小幅度的上下颤动,称为抖法。颤动幅度要小,频率要快。此手法具有活血止痛、放松肌筋、解除粘连、通利关节、顺理筋经、消除疲劳的作用,适用于四肢部,以上肢最为常用,常与搓法配合,作为治疗完毕的结束手法。

14. 摇法

使关节做被动的环转活动,称为摇法。根据部位的不同,可分为颈部摇法、腰部摇法、肩部摇法、肘部摇法、腕部摇法、髋部摇法、膝部摇法及踝部摇法。操作要和缓,切忌粗暴。摇动的幅度要在关节生理功能许可的范围内。摇动幅度要由小到大,速度由慢到快。此手法具有滑利关节、松解粘连、增强关节活动功能的作用,适用于全身各关节部位。

15. 扼法

以单手或双手掌螺纹面拢住施治部位扼压片刻,成为扼法。施手法时,先在局部疏揉以放松,再扼提,须随呼吸而操作。吸气时扼之为补,呼气时送扼为泻。反之则作用相反。此手法具有遏止过盛气血、濡养精筋、调和气血、平衡阴阳的作用,适用于颈、腹、腋、股、四肢部。

16. 拍法

用虚掌拍打体表,称为拍法。手指自然并拢,掌指关节微屈,平稳而有节奏拍打施治部位。此手法具有舒筋通络、行气活血的作用,适用于肩背、腰臀部及下肢部。

17. 激光针法

激光针法是用激光束照射腧穴以治疗疾病的方法,简称光针。它具有无痛、无菌、快速等特点,患者无痛苦,对于年老体弱及恐惧针刺的患者尤为适宜。将激光束对准腧穴,照射距离一般为 20～30 mm,特殊为 100 mm。照射时,用电流调节钮逐渐增大电流(一般将电流调至 6 mA)。一般可以每日照射 1 次,每次取 2～4 穴,每次照射 2～5 min,10 次为 1 疗程。同一部位照射不宜超过 15 次。病情较顽固者,可照射 3 个疗程,或 3 个疗程以上,每个疗程间隔为 7～10 d。常用此法来治疗油风、湿疮、白癜风、白疕、摄领疮、酒渣鼻、粉刺、口眼㖞斜、面颈部皱纹、眼袋等。

二、针灸疗法

针灸疗法是以中医理论为指导,运用针刺、灸疗等方法刺激经穴,以疏通经络、调节气血、协调阴阳,从而达到防治疾病目的的一种眼保健疗法。针灸疗法是中医眼保健的重要手段之一。由于其疗效确切,经济方便,在眼病治疗与眼保健中都得到了广泛的应用。

针灸眼保健的方法多种多样,可概括为针法、灸法、拔罐法、穴位磁疗法等。这些方法可单独使用,也可合用,其作用机制都是通过局部和循经治疗两方面的作用,来疏通经络、调节气血、协调阴阳,调节脏腑组织的功能,调动机体的内在因素,消除引起视觉疾病的病因,使机体恢复到正常的生理状态,同时强身健体,促进皮肤新陈代谢,从而达到明目的目的。

三、传统疗法在眼部的应用

推拿、按摩、针灸等疗法在治疗和预防各类疾病中有其显著的优势。根据眼部穴位的分布特点,以及经络在眼周的行走特点,运用推拿、按摩、点穴、针灸等方法,以中医基础理论、整体观念和辨证论治的思想为指导,将眼局部和全身的穴位进行配伍,在各种眼部疾病的治疗和预防中有很高的应用价值。

实践四十五　眼部穴位的推拿与按摩

一、能力要求

本环节的目的是掌握视觉保健的核心应用,通过学习了解推拿疗法的基础知识及眼部穴位的推拿与按摩技术,达到熟练规范的应用推拿疗法进行视觉保健的要求。

二、仪器准备

理疗床。

三、原理与方法

(1)熟悉眼部穴位分布特点及主治功能。
(2)以常用的推拿和按摩手法为基础,根据眼部穴位及面部的特点进行应用。

四、操作步骤

(1)按摩准备:坐稳,双腿分开,沉肩、垂肘;以拇指指纹面贴合穴位,其余四指作为支撑;在按摩过程中轻声询问顾客舒适度,及时调整力度、按摩方向,敷热毛巾。

(2)按揉风池:双手食指中指并拢,从颈后两侧往上推至推不动,以右手为准顺时针旋转(以被按摩者为准),揉50下。眼感到疲倦时,可指压此穴。

(3)轮刮耳廓:双手除拇指外其余四指托于耳后,拇指沿耳轮廓一圈,以右手为准顺时针旋转,20下;捏鼻净通:拇指食指捏着"小耳朵"(耳屏),两指指腹不离皮肤,捏50下;捏耳垂:拇指食指捏着耳垂中部,两指指腹不离皮肤,捏50下。

(4)食指揉睛明:用食指指腹揉8个8拍。

(5)拇指按揉攒竹:除拇指外其余四指轻托于头两侧,拇指从眉心开始向外拉直至第一个凹陷停下,以右手为准顺时针旋转,先揉4个8拍,再按4个8拍。

(6)食指点按鱼腰:除拇指外其余四指轻托于头两侧,拇指从眉心开始向外拉直至眉中间凹陷处停下,用双手食指指腹点按8个8拍。

(7)拇指按揉丝竹空:除拇指外其余四指轻托于头两侧,拇指从眉心开始向外拉直至眉梢凹陷处停下,以右手为准顺时针旋转,先揉4个8拍,再按4个8拍。

(8)拇指按揉太阳穴:除拇指外其余四指轻托于头两侧,拇指置于目外眦与眉毛连线斜上方3 cm凹陷处,以右手为准顺时针旋转,轻揉8个8拍。

(9)拇指点按瞳子髎:除拇指外其余四指轻托于脸颊两侧,拇指置于目外眦上方0.5寸处,点按8个8拍。

(10)拇指按揉球后:除拇指外其余四指轻托于脸颊两侧,拇指垂直于瞳子髎和承泣间偏承泣的三分之一,以右手为准顺时针旋转,先揉4个8拍,再按4个8拍。

(11)拇指按揉承泣:除拇指外其余四指轻支撑于被按摩者下巴处,拇指垂直于瞳孔正下方的凹陷处,以右手为准顺时针旋转,先揉4个8拍,再按4个8拍。

(12) 拇指按揉四白:除拇指外其余四指轻托于脸颊两侧,拇指置于承泣正下方凹陷处,以右手为准顺时针旋转,先揉 4 个 8 拍,再按 4 个 8 拍。

(13) 食指点按上迎香、睛明、天应:除拇指食指外其余三指头自然握拳,两拇指置于额头上,中指按压鼻翼两侧凹陷处(上迎香)后提拉至内眼角上方(睛明穴)处再按,后提拉至眉头下方的凹陷(阿是穴)处,共 20 下。

(14) 五指自然张开,按揉头部督脉穴、膀胱经、胆经,共 8 个 8 拍。

五、结果记录与分析

项　目	右　眼	左　眼
眼周穴位推拿与按摩		
要求	顺序是否准确	操作是否规范	动作是否熟练

六、注意事项

(1) 严重心、脑、肺疾患的患者或极度衰弱者,不能承受推拿手法的刺激,不适宜全身性推拿按摩。

(2) 有出血倾向和血液病患者,由于手法刺激可能导致局部组织充血,不宜施术。

(3) 局部有严重皮肤损伤及皮肤病的患者,如湿疹、癣、脓肿、皮肤冻伤、烫伤等,不宜施术。

(4) 妊娠 3 个月以上的孕妇,其腹部、腰部及肩井、合谷、三阴交等穴不能施以手法,以防引起流产。

(5) 饥、饱、疲劳时及激烈运动之后,不宜施术。

(6) 施术者的双手要保持清洁和温暖,勿戴戒指,要经常修剪指甲。

(7) 按摩过程中,被施术者如出现头晕、心慌、休克等异常时,可让其平卧。头晕者按风池、百会穴;心慌者按内关穴;休克者取头低脚高位,掐人中穴;牙关紧闭者按合谷穴。

实践四十六　针灸疗法——毫针法

一、能力要求

本环节的目的是掌握应用毫针法的操作手法,通过学习了解毫针法的基础知识及毫针法的基本手法,达到熟练规范的应用毫针法进行穴位运针。

二、仪器准备

(1) 针具:一般临床常用的毫针粗细为 28～32 号,长度为 25～75 mm(即 1～3 寸)。眼部用针一般选用 32～36 号,长度为 15～40 mm(即 0.5～1.5 寸),若要透穴则可选 75 mm(3 寸)左右的毫针。提倡使用一次性针具。

(2) 目前临床所用毫针多为不锈钢所制,使用前一定要煮沸消毒或高压蒸汽消毒,也可用75％乙醇或一般器械消毒液浸泡消毒。医者的手及就医者的皮肤也应进行严格的消毒。

三、原理与方法

（1）针法，即是采用不同的针具，刺激人体的一定部位，运用各种方法激发经气、疏通经络、协调气血，以达到治疗和保健的目的。不同形状的针具，各有不同的用法和用途。常用的针具有毫针、三棱针、梅花针等。除此之外，近代针法与各种疗法相结合又创造了许多新的针法，如电针、水针、穴位照射疗法，还有针刺与外科手术相结合的挑治疗法，割治疗法，穴位穿线、埋线、结扎疗法等。

（2）毫针法是用毫针刺激腧穴的治疗方法。

（3）毫针是针刺中应用最为广泛的一种针具，因其针体细小，适合针刺全身的腧穴。

四、操作步骤

1. 进针手法

躯干四肢部位的穴位，可根据部位选用适当的进针方法。面部腧穴的进针，因其皮肉浅薄，血管和神经末梢丰富，则多采用单手进针法、双手进针法中的爪切进针法及提捏进针法，最大限度地减轻疼痛，使进针顺利。透穴时则可采用挟持进针法。

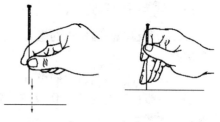

图8-3　进针手法示意图

2. 针刺角度、方向和深度

治疗及保健一般多采用斜刺或横刺法，针尖方向对向病灶，针刺不要过深，一般刺入10～15 mm（0.3～0.5寸）即可。

3. 行针手法

有提插（见图8-4）和捻转两种基本的针刺手法。在针刺得气时，即在针尖进入一定深度后，施行上下、进退的行针手法，反复地将针从浅层插进深层，再由深层提到浅层。这种纵向的行针手法，称为提插法。进针得气后，将针反复地前后、左右来回旋转捻动的进针手法，称为捻转法。

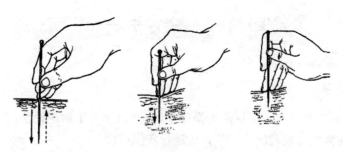

图8-4　提插法示意图

4. 辅助手法

在针灸眼保健中常用的辅助手法是刮法和弹法。刮法是在针刺得气后，用食指或中指的指甲轻刮针柄以加强针感助气运行的方法。弹法是在针刺得气后，用手指轻弹腧穴或针柄，以加强针感、助气运行的一种催气手法。两种方法均可加强针感和促使针感扩散，从而加强治疗作用。

5. 留针

针刺得气后,将针置留于腧穴中一定时间称为留针,一般留针 20～30 min。

五、结果记录与分析

项　目	右　眼	左　眼
毫针法		

要求	顺序是否准确	操作是否规范	动作是否熟练

六、注意事项

(1) 针刺后嘱患者不要随便变动体位,以防弯针或滞针。

(2) 对晕针者应迅速出针,使患者取头低脚高位躺卧,休息片刻。个别严重者,指按人中穴或灸关元、气海穴即能苏醒,卧位一般不会晕针。

(3) 一些损容性疾病和美容缺陷,针刺有独到的疗效,但是疗程较长,需嘱患者配合,持之以恒。

(4) 孕妇禁刺小腹部、腹部、腰骶部腧穴及三阴交、合谷、昆仑、至阴、太冲等一些通经活血的腧穴。经期也不宜针刺这些腧穴。

(5) 皮肤有感染、溃疡、瘢痕或肿瘤的部位不宜针刺。

(6) 眼区及脊椎部的腧穴,要注意掌握一定的角度和深度,不宜大幅度地提插、捻转和长时间留针。

实践四十七　针灸疗法——电针法

一、能力要求

本环节的目的是掌握应用电针法的操作手法,通过学习了解电针法的基础知识及电针法的基本手法,达到熟练规范的应用电针法进行穴位运针的要求。

二、仪器准备

电针仪的选择:临床上使用的电针仪种类很多,规格也不同。选择电针仪时可以从以下几方面考虑。

(1) 波形:不同波形有不同的功效。常见的直流脉冲波形有尖波、方波和正弦波。尖波易通过皮肤扩散到组织器官中去,对运动神经和肌肉起兴奋作用,改善血液循环和组织营养,能提高新陈代谢,对神经系统损害、皱纹、肌肉萎缩、肥胖症等较适宜。方波具有消炎止痛、镇静催眠、解痉、恢复肢体功能、促进组织吸收以及止痒等作用,对于各种炎症及瘾疹、风疹瘙痒等皮肤病较适宜。正弦波具有调节神经肌肉张力的作用,可用于神经肌肉疼痛及瘫痪的治疗。所以应选择有多种波形的电针仪。

（2）频率：高频脉冲对组织损伤小，镇痛效果明显，具有抑制神经与肌肉兴奋的作用。低频脉冲具有兴奋神经与肌肉的作用。因此，应选择频率可调的电针仪。

（3）电流强度：由于治疗的病种不同以及受施者的个体差异，需对电流强度进行调节。因此，应选择电流强度在一定范围内可调的电针仪。

三、原理与方法

（1）电针法是用电针仪输出脉冲电流通过毫针或直接作用于人体经络、腧穴的一种针刺方法。它具有针和电刺激的双重效应，能客观地控制针的刺激量，代替手法运针，节省人力，是临床较常用的一种疗法。

（2）电针法用于较顽固的损容性皮肤病、斑秃、皱纹、摄领疮、肥胖症等，均有较好疗效。

四、操作步骤

（1）使用前，先将电流强度调节至"0"位。将电针仪的输出线的正负极分别接在两根毫针的针柄上。应该注意，一般将一对电极连接在身体的同侧，尤其胸背部电针时，不允许将两个电极跨接在身体两侧。

（2）开启电源后，应从小到大增加电流强度，通电一段时间后，须再适当增加输出电流强度，否则达不到预定的刺激量。刺激强度以病人能够耐受为度，使电针局部出现酸、胀、热等感觉或局部肌肉出现节律性抽动。

（3）单穴电针时，可将一个电极与针柄连接，另一电极与生理盐水浸湿的纱布连接，作为无关电极，固定在同侧皮肤上。相邻的一对腧穴进行电针时，毫针间要用干棉球相隔，以免发生短路，损坏仪器。

（4）治疗结束时，先将电流强度调回至"0"位，然后关闭电源，撤去电极，再轻轻将毫针起出。

五、结果记录与分析

项　目	右　眼		左　眼
电针法			
要求	顺序是否准确	操作是否规范	动作是否熟练

六、注意事项

（1）不宜在心前区、延髓附近的腧穴施用电针，以免发生心跳停止或呼吸困难等危险。

（2）电流强度的调节，必须由小至大逐渐加强，不可突然加强，以免出现晕针、弯针及断针等现象。

（3）使用电针仪时，如遇到输出电流时断时续，往往是电针仪的输出部分发生故障或导线接触不良，应排除故障后再使用。

（4）温针灸用过的毫针，或针柄由铝丝绕制并经氧化处理呈金黄色的毫针，导电性能不好，最好不用这类毫针，如使用时须将输出电极夹在针体上。

（5）使用前先将输出电钮等全部调零，使用后也应调零，然后关闭电源，撤去导线。

实践四十八　耳穴保健法

一、能力要求

本环节的目的是掌握应用耳穴疗法的预防保健,通过学习了解耳穴的基础知识及点穴按压方法,达到熟练规范的操作耳穴治疗方法。

二、仪器准备

治疗盘、针盒(短毫针等)或菜籽等,碘酒、酒精、棉签、镊子、探棒、胶布、弯盘等。

三、原理与方法

(1) 耳穴保健法是在针灸学耳针的基础上发展变化而来的,就是运用强力定向磁珠,通过对耳穴相应穴位的贴压,使强力刺激和磁疗双重功效作用于耳穴,然后通过耳穴神经、经络、气血的传输与传导,直达患者的脏腑,疏通血脉,调整脏腑阴阳平衡及气血运行。

(2) 耳针法是用针或其他刺激物刺激耳廓上的耳穴以治疗疾病的方法。它具有操作简便、适应症广、疗效迅速等优点。耳廓上凡是具有诊断和治疗作用的点或部位统称为耳穴。

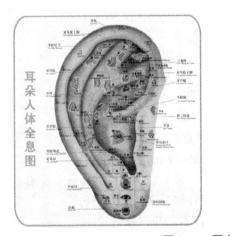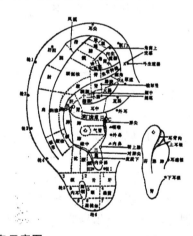

图 8-6　耳穴全息示意图

(3) 临床实践证明,当机体的组织或器官发生异常变化时,往往在耳廓的特定部位会出现阳性反应点,比如阳性反应物、压痛点、良导点、敏感点等。

(4) 耳针选用较细、较短的毫针,一般可选用 28 号 15 mm 长的毫针。如果用埋针法,可选用特制的耳内皮内针。如用压豆法,可用王不留行籽、小米、绿豆、莱菔子、油菜籽等,临床以王不留行籽为常用。

四、操作方法

1. 针刺法

(1) 左手拇、食指固定耳廓,中指托住耳穴部的耳背,右手持针在耳穴进针,一般刺入

2～3 分即可。

（2）如果局部无针感，可调整针尖方向。

（3）留针时间一般为 20～30 min。

2. 埋针法

（1）左手绷紧耳穴处皮肤，右手用镊子夹住消毒的皮内针柄，轻刺入耳穴。

（2）一般刺入针体的 2/3，再用胶布固定。两耳可轮换针刺。

（3）埋针后，每日患者可自行按压 3～4 次，留针 3～5 d。

3. 压豆法

（1）先将籽或豆置于约 0.5 cm×0.5 cm 的小方块胶布中，然后贴敷于耳穴上。

（2）每日自行按压 3～4 次，每次 1～3 min，3～5 d 更换 1 次，两耳轮换，对胶布过敏者，可改用针刺法。

（3）治疗近视眼，用王不留行籽、菜籽、白芥子或绿豆等均可。

（4）取穴、眼、目 1、目 2、肾区、肝区及心区，双耳均贴压，10 d 后更换，间隔 2 d，共 4～5 次一疗程。

（5）休息复查视力。贴后可用手压迫增强刺激。

4. 刺血法

（1）用三棱针在耳穴处点刺出血。

（2）此法具有祛瘀生新、清热解毒、活血止痛的作用。

（3）针刺前，先按揉耳廓使其充血，刺后挤血 5～10 滴，两耳轮换，3～5 d 1 次，病情重者可 2 d 1 次。

5. 搓耳法

（1）搓耳朵，以右手为准顺时针用掌心揉搓耳朵，4 个 8 拍。

（2）按揉耳甲腔（心反射点），双手食指指肚伸进耳窝里，指甲盖向外，其余四指成空心拳，以右手为准顺时针揉搓，4 个 8 拍。（心反射点）

（3）点按三角窝（小肠、大肠、十二指肠、胃反射点），双手食指指肚顺势伸进耳窝里，由内而外按压 4 个点，4 个 8 拍。（小肠、大肠、十二指肠、胃反射点）

（4）搓耳背，食指和拇指并拢，沿着耳后由上而下搓耳背，4 个 8 拍，每个 8 拍 4 个来回。

（5）捏缺口（屏间切迹），拇指食指指腹相对，捏住缺口，双指不离开皮肤，4 个 8 拍。

（6）捏耳垂，拇指食指指腹相对，捏住耳垂，双指不离开皮肤，4 个 8 拍。

具体流程见图 8-7。

五、操作评估

（1）当前主要症状、临床表现及既往史。

（2）耳针部位的皮肤情况。

（3）女性患者的生育史，有无流产史，当前是否妊娠。

（4）对疼痛的耐受程度。

（5）心理状况。

六、注意事项

（1）严格消毒，防止感染，耳廓有炎症的部位禁针。不可刺入耳软骨。

（2）妇女怀孕期间应慎用耳针，禁用内生殖器、盆腔、内分泌、肾等耳穴。

（3）有习惯流产史的孕妇，不宜用耳针。

（4）一次取穴不宜太多，以 3～7 穴为宜。

（5）耳针亦可能发生晕针，处理方法与毫针法相同。

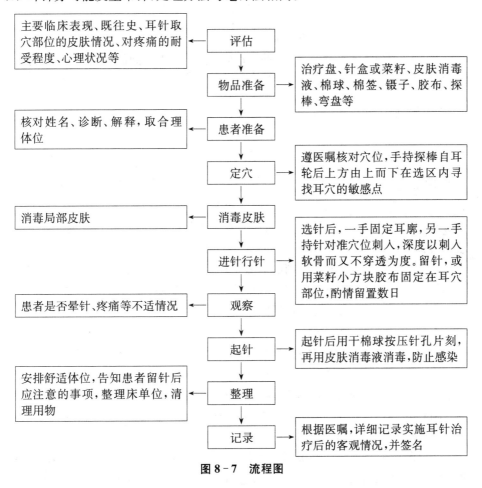

图 8-7 流程图

实践四十九 灸 法

一、能力要求

本环节的目的是掌握中医灸法在视觉保健中的应用，通过学习灸法的原理、使用材料、作用及操作，达到熟练使用灸法技术开展眼保健工作的能力。

二、操作准备

施灸材料主要是艾叶制成的艾绒,卷成艾炷或艾条。

三、原理与方法

(1) 原理:灸法是以经络、脏腑等理论为指导,利用艾绒或其他药物,在腧穴上或患处烧灼和熏熨,借其温热效能及药物的作用,通过经络传导,起到温通经络、扶正祛邪的作用,达到治病和保健目的的一种外治方法。

(2) 方法:主要有艾炷灸、艾条灸、温针灸。

(3) 特点:灸法无痛、无损伤,操作简便,疗效显著。采用不同的灸治方法可应用于多种疾病的治疗,同时又有保健作用。

四、操作步骤

(一) 艾炷灸

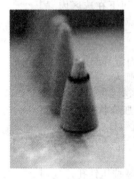

图 8-8　艾炷示意图

艾炷是指用艾绒制成的圆锥形小体,分大、中、小三种,大者高 1 cm,锥底直径 0.8 cm,重约 0.1g,可燃烧 3~5 min;中者为大者之半,如枣核大;小者如麦粒。燃烧一炷称为灸一壮(见图 8-8)。

临床上应用炷的大小、壮之多少,随病证及施灸部位不同而有区别,少者 1~3 壮,多者可达数十壮。一般阴寒虚弱之证宜多灸,体壮者宜少灸,肌肉丰满处宜大炷,浅薄处宜小炷。艾炷灸法又分为直接着肤灸和间接隔物灸两类。

1. 直接灸

将艾炷直接放在施灸部位的皮肤上,根据对皮肤刺激强度的不同,又分为瘢痕灸、无瘢痕灸和发泡灸。

(1) 瘢痕灸用小艾炷,施灸部位被烧破,用一般药膏贴于创面,1 周左右化脓,化脓期应不断换药,待创口结痂脱落后留下瘢痕。临床一般用于治疗黑痣、疣目及局部难治的皮肤病。应该注意,此法不要用于面颈部。

(2) 无瘢痕灸用中、小艾炷,施灸后病人稍觉烫就去掉艾炷,另换一炷,以患处或腧穴处皮肤红晕,无烧伤,病人自觉舒适为度。临床适用于癣、湿疮、痣、疣目等疾患。

(3) 发泡灸用小艾炷,在艾炷点燃后病人感到发烫时继续灸 3~5 s,施灸部位可出现一艾炷大小的红晕,1~2 h 后局部发泡,无须挑破,外敷以消毒纱布,3~4 d 后可自然吸收。此法适用于白驳风、皮炎、癣等。

2. 间接灸

间接灸是用药物将艾炷与施灸腧穴部位的皮肤隔开而施灸的一种方法,具有灸法及药物的双重作用,较直接灸常用(见图 8-9)。

根据所用的药物不同,有隔姜灸、隔蒜灸、隔葱灸、隔盐灸、隔附子灸、隔胡椒灸、隔巴豆灸等。直接将药物切成片或捣烂制成薄饼或将药研碎用面粉调制成薄饼,药饼上须扎少量细孔,置于施灸部位,再上置艾炷灸之。另有一种封脐法,将不同的中药配方研末,置于脐窝内,上贴胶布以封脐,再置艾炷于上灸之。

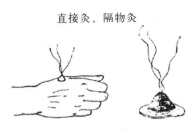

直接灸、隔物灸

图 8 - 9　间接灸示意图

（二）艾条灸

艾条灸是指艾绒卷成条状,在施灸部位上熏灸,使用时将艾条的一端点燃,距腧穴皮肤1~2 cm 左右熏灸,或像鸟雀啄食一样,一上一下移动施灸,或左右移动或反复旋转施灸。一般每穴施灸 3~5 min,以皮肤红晕为度。

此法应用较广,适用口眼㖞斜、白驳风、白疕、油风等疾病及眼袋、皱纹等,并可用于保健。

（三）温针灸

温针灸是针刺与艾灸相结合使用的一种方法。具体操作方法是在针刺得气的基础上,将艾绒捏在针柄上如中艾炷大小,点燃后直到熄灭为止,其热力可通过针身传入体内,达到治疗目的(见图 8 - 10)。

此法适用于既需要留针又需施灸的病证。

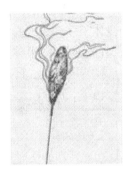

图 8 - 10　温针示意图

五、结果记录与分析

项　　目	部　　位	部　　位
灸　　法		
要　　求	顺序是否准确	操作是否规范	动作是否熟练

六、注意事项

(1) 颜面五官、阴部和有大血管的部位不宜使用直接灸。

(2) 施灸的顺序,一般是先上部后下部,先背部后腹部,先头部后四肢,先阳经后阴经。

(3) 腰、背、腹部施灸壮数可多,胸、头项、四肢壮数要少;青壮年可多灸,老人、妇女、小儿宜少灸。此外,施灸壮数的多少须结合病情而定。

(4) 睛明、丝竹空、瞳子髎、人中、尺泽、委中等穴禁灸;妇女妊娠期,腰骶部和小腹部不宜施灸。

(5) 施灸后,如皮肤起泡,小者可不做任何处理,数日后可自行吸收;大者可用消毒针头刺破,放出液体,外敷消毒纱布即可。

实践五十　拔罐法

一、能力要求

本环节的目的是掌握单火罐吸拔法,其中重点掌握闪火法,通过学习闪火拔罐、穴位、体位的选择、火罐大小的适用部位,达到熟悉掌握眼保健常用的拔罐方法及其运用。

二、仪器准备

以杯罐做工具,大多是玻璃的,也有陶瓷、竹子、塑料制成的杯罐。

三、原理与方法

(1) 拔罐法是以杯罐做工具,借助热力或其他方法,排除罐中空气,造成负压,使其吸着于身体某一部位或腧穴,造成局部充血,使毛细血管扩张,对腧穴、经络产生刺激,以通畅气血、宣散邪阻,调节体内的代谢,从而达到治疗疾病作用的一种方法。

(2) 拔罐疗法具有行气、活血、温经通络、消肿止痛、散风、祛寒等作用。

四、操作步骤

1. 火罐法

(1) 利用燃烧时火的热力,排出空气,形成负压,将罐吸附于皮肤腧穴上(见图8-11)。

(2) 操作时,用镊子夹住蘸有95%乙醇的棉球,点燃后在罐内迅速环绕一下抽出,再速将罐口置于腧穴皮肤即可吸住,或将乙醇棉球点燃后投入罐内,火未熄灭时速将罐口罩在皮肤上。

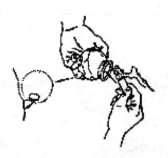

图8-11　火罐示意图

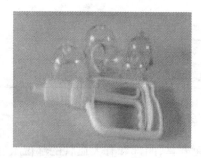

图8-12　抽气罐示意图

2. 抽气罐法

(1) 使用特制的罐,一般用竹筒或塑料制成。

(2) 使用时,先将罐口置于皮肤上,然后通过特殊的装置将罐内空气抽出,形成负压而吸附于皮肤。

(3) 此法较火罐法安全,无灼伤皮肤之忧(见图8-12)。

3. 刺络拔罐法

(1) 先在皮肤穴位上用三棱针、梅花针点刺出血。

（2）然后将罐吸附于点刺出血部位,出血量一般掌握在 1～3 mL 左右。

（3）起罐后,于被刺部位外敷消毒纱布,胶布固定,4～6 h 再除去。

（4）以上各种方法的留罐时间为 10～15 min,刺络拔罐以 10 min 为宜。

五、结果记录与分析

项　目	部　位	顺　序
拔罐法		
要　求	顺序是否准确	操作是否规范	动作是否熟练

六、注意事项

（1）体位须适当,局部皮肉如有皱纹、松弛、瘢痕凹凸不平及体位移动时,火罐易脱落。

（2）根据不同的部位,选择适宜大小的罐。

（3）应用火罐法时,棉球不要沾酒精太多,以防酒精滴下,烧伤皮肤。

（4）五官部位,肛门及心尖搏动处,大血管分布部位,孕妇的腹部、腰骶部均禁止拔罐。

（5）刺络拔罐时,要避免刺伤动脉血管。

（6）留罐时间不宜太久,以免皮肤起泡。

（7）拔罐后,一般局部呈红晕或发红色,为正常现象,2～3 d 会自行消退。如果局部瘀血严重者,不宜在原部位再拔罐。

（8）如果遇晕罐现象,应立即起罐,令其卧床休息片刻即可消除。

实践五十一　刮痧法

一、能力要求

本环节的目的是掌握眼周刮痧的技巧,通过学习刮痧工具及介质的使用,达到熟练掌握眼保健刮痧手法的能力。

二、仪器准备

1. 器具

（1）特制刮痧板(见图 8-13):用具有清热解毒作用且不导电、不传热的水牛角,制成具有不同弯度、不同角度、不同长短边缘及不同厚薄的几何形状。

（2）汤匙:边缘光滑且无破损的瓷、金属或塑料汤匙。

（3）纽扣:边缘光滑的,较大的有机玻璃纽扣。

（4）瓷碗、瓷酒杯:选取边缘较厚且光滑无破损的瓷碗或瓷杯。

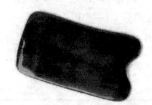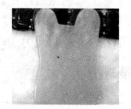

图 8-13　刮痧板

2. 介质

为减少刮痧时的阻力,避免皮肤擦伤和增强疗效,施术时要选用适当的介质。

(1) 水、酒剂:通常用冷开水、温开水或白酒。

(2) 油剂:常用芝麻油、菜籽油、豆油等植物油(无毒性的)。

(3) 刮痧活血剂:采用中药提炼浓缩调配而成,具有活血化瘀作用。

三、原理与方法

1. 原理

刮痧法是用光滑的硬物器具或用手指,在人体表面特定部位或腧穴反复进行刮、挤、揪、捏等物理刺激,使皮肤发红、充血的一种治疗方法。此法起源较早。早在唐朝,人们就用苎麻来刮治痧病,以后历代有所发展。近几年有人较系统地进行了整理,并已将此法用于疾病的治疗和保健。

2. 方法

(1) 刮痧:用器具沾上介质,刨刮一定部位,使皮肤局部充血发红,甚至呈现暗紫点。可分横刮、顺刮。

(2) 抓痧:术者用五指抓撮一定体表部位,抓要快、紧稳,撮要狠、有力,使抓撮部位迅速发红露筋。

(3) 扯痧:施术者将食、中指做弯曲状,沾冷水或白酒,用手指扯提一定部位,反复多次,使皮肤充血,以出现暗紫色痧点为度。在提扯时,一般应迅速用力。

(4) 揪痧:施术者将手指提拿旋揪或用指关节弯屈旋揪一定部位。当揪住时,左右扭旋提拿,使皮肤呈暗紫红斑。也可沾冷水或白酒旋揪。

(5) 挤痧:施术者用两手指对挤压或单指挤压一定部位,在反复挤压后可出现紫红痧斑。

(6) 拍痧:施术者用手指沾白酒或冷水拍打一定部位,连续拍打,使皮肤呈现紫红斑点或充血为度。

(7) 放痧:施术者用某种方法使皮肤充血呈紫红斑点时,在斑点上用针挑痧点出血。

四、操作步骤

临床需据辨证结果选择相关经络或腧穴施行刮痧术。辨证配穴一般与针灸、按摩术同。根据经络或腧穴所在部位的不同,可以采用不同的手法。

(1) 头颈部:两颈侧夹或刮;颈前窝侧揪;颈后窝刮或拍;面部刮。

(2) 躯干部:胸腹刮;背脊两侧刮、拍、抓并放痧;胸部挤、刮、夹;肚角(脐下 2 寸旁开 2

寸)揪。

（3）四肢部：肘窝扯、刮、拍、夹；腘窝扯、刮、拍、夹并放痧。

五、结果记录与分析

项　目	部　位	顺　序
刮痧法		
要　求	顺序是否准确	操作是否规范	动作是否熟练

六、注意事项

（1）按顺序刮拭，用力均匀。若病人感到疼痛难忍，手法宜放轻，增加刮拭次数，直到痧斑形成为止。刮面部时刮至面部微微发红发热即可，不可刮出紫疹。

（2）若有晕刮者，应停止刮痧，让其平卧，休息片刻。若不缓解可指按百会、内关、涌泉等腧穴。

（3）刮痧后，患者应休息片刻，适量饮用温开水或姜汤。

第九章 常见问题的分析与处理

第一节 常见验光问题的分析与处理

验光师在验光工作中会面临各种问题,既有基础性的,也有技术性的;本节既有日常性的,也有特殊性的。验光师要结合理论与实践对所遇到的问题逐一解决。列举在验光中出现的一些常见问题并解答。

【问题 1】验光验到 1.0 还是 1.5?

面对这一问题,首先需要明确的是,即使最简单的理解"验光",也至少应该包括屈光不正度检测、眼镜处方这两个环节。

屈光不正度可以这样理解,在调节静止状态下,平行光线需要借助多少镜度补偿才可使进入眼屈光系统后的光线形成焦点,且焦点落在视网膜上。为获得该补偿镜度设计有各种客观、主观屈光检测方法如:检影验光、电脑验光仪验光、MPMVA、红绿视标检测、散光表检测、交叉圆柱镜检测等。

这里,"调节静止"、"形成焦点"、"焦点落在视网膜上"三个要素可以作为屈光检测精准度的评估指标,即以"检测是否处于调节静止状态下进行"、"是否形成焦点"、"焦点是否落在视网膜上"作为判断屈光不正度准确与否的三条标准。

某一位顾客,当"形成焦点、焦点在视网膜上"时,其视力未必一定是 1.5 或 1.0;反之,不管是获得 1.0 还是 1.5 的视力,亦未必一定已形成焦点或焦点未在视网膜上。无论是使用综合验光仪还是使用试镜架插片进行屈光测量,只要是以双眼 MPMVA 结束,都同样存在这样的状况。

眼镜处方则是借助适当镜度的眼镜来解决顾客视觉问题。眼镜处方的一般要求可以归纳为:以顾客的屈光不正度、视力为基础,满足其视觉生活的视力需求;以顾客的调节、辐辏、融像等视功能为基础,满足与其视力需求所对应的调节、辐辏、融像的需求。因此,验光的目的是通过精确的屈光检测和合理的眼镜处方,最终给顾客以清晰、舒适与持久的视觉,而不应以矫正视力为单一评价标准。

【问题 2】检影验光比电脑验光数据更准确?

目前常用的电脑验光仪采用红外光线进行检测,提供内景视标供被测眼注视,所测屈光为视网膜黄斑中心凹对应的屈光不正度。而通常的检影验光中,入射光线稍微偏离视网膜黄斑中心凹,被测眼避开直接注视检影镜窥孔,所测屈光为偏离视网膜黄斑中心凹的屈光不正度。

常态下进行电脑验光仪验光所得数据确实不如睫状肌麻痹下进行检影验光的数据准

确,但这种准确度差异主要是由调节控制方法的不同所造成的,而非电脑验光、检影验光的差异。

在同样的睫状肌麻痹下,电脑验光仪所测屈光数据并不比检影验光逊色。

【问题3】综合验光仪主观验光不如检影验光准确?

一些验光师非常习惯使用综合验光仪验光而几乎不用检影验光,相反,另外一些验光师非常强调检影验光而几乎不使用综合验光仪。前者常见于在眼镜公司工作的验光师,后者常见于在医院眼科工作的验光师。

显然,两类验光师的顾客群是有明显差异的。眼科的验光顾客群以低龄的少年儿童为主。一方面,他们调节很活跃,需要强有力的调节控制方法来控制其调节,因而多采用睫状肌麻痹剂控制调节;另一方面,他们在主观配合上的可靠程度可能让验光师无法接受,所以多采用客观屈光检查方法。而眼镜公司的顾客群的年龄总体偏大,较弱的调节控制方法如雾视法也能够把调节影响控制在可接受范围,主观配合上的可靠程度较高。

综合验光仪主观屈光检测采用各种远视标供被测眼注视,所测屈光为视网膜黄斑中心凹对应的屈光不正度。检影验光所测屈光为偏离视网膜黄斑中心凹的屈光不正度。

常态下进行综合验光仪主观验光所得数据确实不如睫状肌麻痹下进行检影验光的数据准确。但这种准确度差异主要是由调节控制方法的不同所造成的,而非主要由综合验光仪主观验光与检影验光在屈光检测方法上的差异所造成的。

不同的顾客,需要选择不同的调节控制方法与屈光检测方法。但通常情况下,多采用客观屈光检查如检影验光或电脑验光仪的数据作为初始光度,后续再进行程序化的主观屈光检查来精确。

【问题4】用综合验光仪验光花时间太多,不如试镜架插片快捷?

一些验光师抱怨使用综合验光仪耗费太多的时间,宁愿选择试镜架上插片。

通常,程序化验光的验光师在习惯使用全自动综合验光仪后,很难再接受手动的综合验光仪。同样,习惯使用全自动综合验光仪后,验光师也不可能愿意接受在试镜架上去完成同样多步骤的验光程序,因为速度与效率实在太低。除非,只是做很少的步骤时,在试镜架上才可能会比综合验光仪完成得快些。

【问题5】红绿视标检测比MPMVA检测更能够证明焦点在视网膜上?

部分验光师认为红绿视标检测是基于红绿色差的光学原理,数据更客观,更可靠;MPMVA是纯主观测量,数据太主观,不可靠。

MPMVA、红绿视标检测都是主观屈光检查方法中的一种,都用来判断焦点与视网膜之间的位置关系。

MPMVA表示最大正镜度最好视力,通过轻雾视下获得的最大正镜度来保证调节静止。红绿视标法,也是通过轻雾视下获得的红绿一致来保证调节静止。二者在规范的操作下,调节控制基本相当。

MPMVA中,当屈光(客观)获得"焦点在视网膜上",则视觉(主观)获得"最好视力"。

因为客观屈光与主观视觉之间有这一基本规律:焦点在视网膜上时,视力最好。反过来，视力最好时，可以推定此时焦点在视网膜上。MPMVA 的原理就是基于这样的逻辑推理。MPMVA 直接用视力证明焦点位置。

红绿视标中，当屈光（客观）达到"焦点在视网膜上时"，"红绿成像大小会一致"，则视觉（主观）获得"红、绿视力一致"。

因为客观屈光与主观视觉之间有这一基本规律：焦点在视网膜上时，红、绿视力一致。反过来，红、绿视力一致，可以推定焦点在视网膜上。红绿视标检测的原理就是基于这样的逻辑推理。红绿视标法间接用红、绿视力来证明焦点位置。

基于人群中有一部分人不具有"焦点在视网膜上时，红、绿视力一致"这一规律的，且实践中红绿视标检测也受较多环境因素的影响，一般认定红绿视标检测的可靠程度较 MPM-VA 低。

【问题 6】主观屈光检查中，调节对人眼球面屈光不正检测的影响是明确的，但对散光检测无影响？

人造的正负等焦的混合性散光状态是交叉圆柱镜的使用条件，该检测受到调节影响最小。散光表检测、裂隙片检测都需要在雾视下进行，亦即人工近视散光状态下检测。散光表检测得益于所有方向上的感觉同时获得。即使在雾视下，裂隙片检测因为是在最清楚、最模糊的两个裂隙方向上分别进行的 MPMVA，两个方向的数据不是同时获得，受到调节的影响有时可以不相同。

【问题 7】使用综合验光仪上的交叉圆柱镜检测时，经常有顾客表述所见的蜂窝视标中的小黑圆看上去似椭圆而不是圆？

一般的看法，当最小弥散圆落在视网膜上时，交叉圆柱镜的介入仅仅是让最小弥散圆变得更大或更小。但是在实际的交叉圆柱镜检测散光时，一些患者主诉蜂窝视标中的小黑圆看上去似为椭圆。

验光师清楚知道：较高度数的散光镜片会引起像的变形，即像散。因为散光镜片各向屈光力不同，两个主子午线方向屈光力差异最大，所产生的不同的放大倍率导致像散。

常备的交叉圆柱镜有三种：$\pm 0.25D$、$\pm 0.375D$ 和 $\pm 0.50D$。最常用于精确散光的为 $\pm 0.25D$ 的交叉圆柱镜。似乎这样低度的散光不足以产生显见的像散。但实际上，这一小度数的交叉圆柱镜确实会产生足以让顾客感知的像散。

产生这样的效应主要源于综合验光仪的厚度。在综合验光仪上，交叉圆柱镜的位置置于最前面。该镜与眼角膜前顶点的距离已不再是通常的 12 mm，简单的测量就能够发现镜眼距已经超过 70 mm。

测量交叉圆柱镜距角膜 73 mm，借助于：$SMp=1/(1-lF)$，可以计算几种交叉圆柱镜的屈光力放大倍率。

(1) $\pm 0.25D$：

垂直方向的 $SMp=1/[1-0.073\times(-0.25)]=0.982\ 0$

即垂直方向的缩小作用为 1.8%。

水平方向的 $SMp=1/(1-0.073\times 0.25)=1.018\ 5$

即水平方向的放大作用为 1.8%。

总倍率为 3.6%。

（2）±0.375D：

垂直方向的 SMp=1/[1−0.073×(−0.375)]=0.973 3

即垂直方向的缩小作用为 2.7%。

水平方向的 SMp=1/(1−0.073×0.375)=1.028 1

即水平方向的放大作用为 2.8%。

总倍率为 5.5%。

（3）±0.50D

垂直方向的 SMp=1/[1−0.073×(−0.50)]=0.964 8

即垂直方向的缩小作用为 3.5%。

水平方向的 SMp=1/(1−0.073×0.50)=1.038 9

即水平方向的放大作用为 3.8%。

总倍率为 7.3%。

从以上数据可知,即使±0.25D 的交叉圆柱镜所产生的两个方向上的相对放大率就已经达到人眼所能够感知的像数量。

【问题 8】在偏振分视红绿视标的平衡中,为何绿色 9 或红色 5 底色亮在右眼前加＋0.25DS 而不在左眼前减−0.25DS? 为何绿色 3 或红色 6 底色亮在左眼前加＋0.25DS 而不在右眼前减−0.25DS?

偏振分视红绿视标平衡检测中,左、右眼前放置好偏振镜片,右眼见绿色 9 和红色 6;左眼见绿色 3 和红色 5。

选择此平衡方法的基础是:左、右眼单眼第二次 MPMVA 最佳矫正视力时看红绿视标的感觉相同。即单眼检测时,左、右眼是停止与同样的红绿感觉。

在双眼同时视等同调节刺激下,双眼调节反应量相同。

如果出现绿色 9 鲜亮。可以判断,此时右眼焦点后移到视网膜后,而左眼焦点在视网膜上。还可以推断,右眼在单眼检测时,就是依靠调节使焦点落在视网膜上,故在右眼前加＋0.25DS。如果出现红色 5 鲜亮,可以判断,此时右眼焦点在视网膜上,左眼焦点前移到视网膜前。但还可以推断,右眼在单眼检测时,就是依靠调节使焦点落在视网膜上,所以仍然在右眼前加＋0.25DS。

【问题 9】顺规散光和逆规散光的区别在哪里?

在人眼中,垂直方向屈光力大的散光称之为顺规散光。从屈光状态来说,近视的屈光力最大,所形成的焦线位于视网膜前;远视的屈光力最小,所形成的焦线位于视网膜后。因此,在单纯性散光和混合性散光中,近视位于垂直方向,远视位于水平方向为顺规散光。在复性散光中,近视度数大或者远视度数小的在垂直方向为顺规散光。顺规散光和逆规散光是针对于人眼的屈光状态而言,在讨论矫正镜片或者处方时容易产生混淆。

例:对于处方或者矫正镜片而言,−2.00DC×180 表示的是顺规散光,而＋1.00DC×180 表示的是逆规散光。有人会认为＋1.00D>0>−2.00D,因此−2.00DC×180 应该是逆规散光。实际上顺规散光和逆规散光是针对于人眼的屈光状态,而非矫正眼镜的情况。

对于矫正眼镜为$-2.00DC\times180$而言,眼在垂直方向是$+2.00D$,在水平方向是0,因此在垂直方向的屈光力比水平方向屈光力大$+2.00D$,因此是顺规散光。

【问题 10】角膜曲率仪中散光的记录方式?

角膜曲率仪利用角膜的反射性质来测量角膜曲率半径。在角膜前的一特定位置放一特定大小的物体,该物体经角膜反射后产生像,测量此像的大小即可计算出角膜前表面的曲率半径。一般的角膜不是球面,而是呈环曲面,屈光力约为$+43D$。为了能完整地精确测定角膜表面曲率及屈光力状态,必须测量角膜的两条主子午线。测试光标经呈环曲面的角膜成像后,不同子午线上曲率半径不一样,在角膜的两条子午线上产生最大和最小屈光力。因此需要分别记录二者的屈光力和曲率半径,用来计算角膜散光和隐形眼镜的基弧。角膜曲率仪的数据记录有两种方式,当散光轴位在水平或者垂直方向时,可以分别记录,例如$H:+43.00D$ $V:+44.00D$;或者$+43.00D@180/+44.00D@90$。表示的含义都是在水平方向屈光力为$+43.00D$,在垂直方向屈光力为$+44.00D$。当散光轴位不在水平或者垂直方向时,需要标记具体轴位位置,如$+42.00D@80/+41.00D@170$,此处的数据记录描述的是角膜的屈光状态。在处方中记录某一方向的屈光力以及其所在的轴位时与角膜的屈光状态不同,但是是相对应的。对于$+43.00D@180/+44.00D@90$而言,按照处方方法记录应为$+43.00DC\times90/+44.00DC\times180$,其散光处方为$+1.00DC\times90$或者$-1.00DC\times180$。

第二节　常见加工问题的分析与处理

【问题 1】普通的近视眼镜镜片可以加工染色吗?

可以。

方法 1:门店内选择普通的未加膜未加硬树脂镜片直接染色,具体染色颜色可由加工师(或验光师)根据色板与顾客共同确定,缺点是镜片无法进行加硬和减反射等膜层处理。方法 2:根据配戴者屈光不正度数,直接定做镜片,由镜片生产公司染色并进行加膜加硬等表面处理后交与门店进行具体装配。方法 2 相对方法 1,不易出现染色不均的问题,颜色相对比较持久,同时镜片表面处理之后,镜片防护功能更加完善,缺点是加工订货需要一段时间。

【问题 2】屈光不正患者可以配戴太阳镜等时尚的遮阳眼镜吗?

可以。

(1) 利用染色镜片:颜色可以选择多样,一般无须定做,为配合效果,最好选择塑料镜架。一般染色镜片由于只能选择价格处于中低档的未加膜未加硬树脂镜片,所以整体镜片价格比较便宜,比较适合学生时尚族。门店染色时注意染渐变色时,必须考虑镜片有无散光,以此确定水平线后进行染色,以更好的体现加工工艺的专业性和复杂性。染色镜片可考虑搭配以一些时尚款式的太阳镜架,但是需注意,有些太阳镜架由于弯度太大,无法安装普通弯度的光学镜片,即并不适合改造为普通的光学镜架。

(2) 利用含有度数的偏光镜片:需要个性化订制镜片,由于偏光片的原理为偏光层夹在镜片中间,类似三明治形态,所以偏光片一般不适合半框、无框眼镜架,需特殊定制以适合镜架。同时偏光片的加工中由于偏光轴的存在,需注意偏光镜的装配方向。整体而言,该法价格稍贵,更加适合驾驶人士与钓鱼人士等。

(3)含有度数的变色镜片:变色镜片材料分为玻璃和树脂两种。在玻璃变色镜片制造工艺中,感光微粒卤化银与镜片材料均匀地混合在一起,在遇到阳光中的紫外线照射时,镜片颜色变深。然而,采用这种工艺制成的变色镜片有很多不尽人意之处:加工成高度数的镜片后,在变色过程中镜片相对厚的部分会比薄的部分颜色深,有损镜片的美观及配戴舒适感。玻璃变色镜片价格便宜,但由于变色原理限制不适合高度屈光不正(例如近视会中间变色浅,周边深,而远视相反)、屈光参差者(两眼变色程度不一致)。树脂变色镜片的工作原理摒弃了将感光微粒与镜片材料混合的工艺,而是在镜片前表面镀上一层变色材料,并通过加工使变色材料渗入镜片,这样即使镜片被加工成不同的度数或厚度,其变色程度也始终均匀,但价格稍贵。对需要配戴处方眼镜的消费者而言,变色眼镜更具灵活性,可运用于常规验光处方,使得眼镜同时具备矫正视力和紫外线防护的功效。

(4)隐形眼镜+太阳眼镜或变色镜片或偏光镜片:优点是眼镜款式可以任意选择,但是不适合禁忌配戴隐形眼镜的人士。

(5)普通光学眼镜+夹片:任何人群镜片无须订做,携带方便,价格优惠,但是由于美观性欠缺,通常此法只适合于预算不充分、对美观要求不高的中老年男性。

(6)套镜法:该法只需要购买组合架形式的眼镜即可,购买一副眼镜的价格获得两幅眼镜,相对于夹片法,式样美观,易于接受,但通常镜架选择范围较小。

【问题3】镜架选择,如何体现加工师的重要作用?

每种镜架都各有各的特色和用途,能满足顾客配戴需求,漂亮、舒适,适合其配戴场合即为合适的镜架。眼镜的价值应包括验光服务与定配加工服务的价值。从整体加工难度上来讲,全框<半框<无框。对全框眼镜加工的难度,高度屈光不正镜片>低度屈光不正镜片,半框眼镜正好相反。无框眼镜加工是高级眼镜定配工的必考项目,无框眼镜的加工难度与眼镜镜架的款式密切相关,款式越复杂,加工难度越大。又如在眼镜选择,加工师可利用最小可用镜片直径原理引导配戴者选择合适尺寸的眼镜架和镜片。例如56-16-135的镜架,配戴者瞳距58mm,而门店的库存镜片最大直径是70mm,假设最小磨边余量为1mm,即假设镜片加工时边缘最多只需要磨削1mm,根据计算可知如果加工这副眼镜需要56+(56+16-58)+1×2=72mm 的直径镜片。若店内最大直径镜片只有70mm,即库存镜片是不能用的。此时,有两种解决方法:① 订购大直径镜片,这样会增加成本支出,包括时间成本和经济成本。② 更换几何中心距较小的镜架。比较二法,后者更为经济可行,同时根据加工原理可知,镜架几何中心距与眼镜瞳距相差越大,鼻侧和颞侧厚度相差越大。例如更换小镜架可避免大镜框配小瞳距所造成的高度近视镜片鼻侧薄、颞侧厚的现象,尤其对于在乎镜片边缘厚度的顾客。

【问题4】为什么钛金属架价格比较昂贵?

钛金属架相对一般合金镜架轻,耐腐蚀,不过敏、不易褪色、牢固性佳。钛材料本身价格昂贵,且钛金属镜架必须在(真空)无氧状态下焊接、电镀,对设备和加工工艺的要求很高,因此钛金属架价格昂贵且很难被修复，需送到专门的厂家修理，制造和售后服务的成本都比较高。

【问题 5】为什么镜架较小，而镜架售价会相差那么多？

产品的价值不一样：除不同的材质、工艺制造出来的产品质量的区别外，还包括款式、产地、品牌等流行和时尚因素。此外根据眼镜生产厂商的市场定价、市场投放数量、销售推广政策等，镜架售价也会受到影响。

【问题 6】影响镜架褪色快慢的主要因素是什么？

主要与镜架的材质、镀层质量相关，同时亦与配戴者的工作环境、生活环境和汗液酸碱程度相关。这些均会直接影响镜架褪色的时间。正常情况下：普通的铜合金大约三个月～半年左右褪色；镍合金半年～一年左右褪色；包金 5 年方褪色。总体来说，镜架配戴后，半年后均有颜色变浅的现象，一般建议 2 年左右更换镜架。

【问题 7】镜架上 56□14 - 135 表示什么含义？

这是一种镜架尺寸的表示方法，称为方框法，通常镜腿的内侧，就像配戴者买衣服、鞋子有尺寸选择一样，例如此例镜架上标记 56□14 - 135，代表镜圈的尺寸为 56 mm，中间鼻梁为 14 mm，135 mm 表示把镜腿从铰链孔中心到伸展镜腿末端的长度，即相当于镜腿扳直之后的长度。

【问题 8】镜架上若标明 MADE IN JAPAN 与 FROM JAPAN 有何区别？

前者是日本制造，后者是指品牌源于日本。

【问题 9】镜腿上标明 NO NIKEL 或 NIKEL FREE 表示什么意思？

代表此镜架不含镍。部分人群，由于接触镍会引起过敏性皮炎，故针对该类人群，需要选择标有 NO NIKEL 或 NIKEL FREE 的镜架。

【问题 10】如何区分板材镜架与注塑镜架？

两者均为塑料镜架，但制作原理不同。注塑架是树脂颗粒，经过加温融化后利用模具注塑成型的，制作工艺简单，生产成本低。缺点易变形，抗拉、压强度低，装配镜片的沟槽尺寸不均匀，由于材料从热变冷过程中产生收缩，结构尺寸不同导致内应力的产生，同时材料融化在模具腔体内沿不同的方向流动，在融合处分子间结合强度偏低，容易发生损坏，影响镜架的强度。同时注塑架颜色或是单色，或是色彩混合，无明显分界。

板材架是用树脂板材，经过铣床进行内车、铣槽、外车、车铣花式、定性、抛光、表面处理、印刷等多道工序加工而成，甚至达到 100 多道，需要人工操作，生产工艺复杂，加工成本高，镜架强度高、不易变形、镜片沟槽尺寸均匀，可调整性良好。由于板材架是压制之后进行裁剪，故镜架有接缝痕迹，同时镜腿等处会有切割的纹理，颜色相对层次分明，色彩立体。

【问题 11】全框镜架、半框镜架、无框镜架三种类型，哪一种最好？

没有好坏之分，不同类型镜架适合于不同的人群，应该根据配戴者的屈光不正度数、喜好等综合考虑选择。

全框镜架:适合任意镜片,尤其高度数镜片,可部分遮掩镜片厚度,但需经常检查螺丝是否松动并及时调整。

半框镜架:适合度数适中的配戴者,近视 2.00D 以下,远视 1.50D 以下度数较低的顾客,由于边缘厚度原因不建议其配半框架,否则镜片下框边缘容易崩边。又如近视 8.00D 以上等度数偏高者,开槽加工后,下边缘厚度较厚,影响美观。

无框镜架:适合度数适中的配戴者,需配合以树脂或 PC 片。度数偏低,打孔加工后,镜片容易碎裂,尤其普通树脂,故推荐 PC 镜片。度数偏高,打孔加工后,边缘厚度较厚,影响美观,且甚至很难安装,需要螺栓加长等处理。无框镜架,打孔处螺丝容易松动造成镜片松动,选择特定款式,四孔四槽的无框镜架甚至八孔八槽的镜架,稳定性大大提高,但是加工难度也随之增加,所以无框架在同等材质情况下,相对价格较高。

【问题 12】高度近视患者如何选择眼镜?

从镜架角度,考虑以下方面:

(1)眼镜几何中心距:尽量选择眼镜几何中心距接近瞳距的镜架,以减少移心量,减少鼻、颞侧厚度差别。

(2)镜圈尺寸、镜架高度:镜圈尺寸、镜架高度选择较小,减少镜片边缘厚度和眼镜的重量。

(3)镜架边缘宽度:尤其高度近视患者应尽量选择较为宽的镜圈,例如塑料全框镜架,使镜片边缘镜圈包含的厚度尽量大,减少镜片前后伸出的量,使镜片外观不明显。

(3)鼻托、鼻托支架:适合选择面积大且具有防滑表面的鼻托,以分散眼镜对鼻梁的压力并避免由于眼镜过重导致眼镜下滑。鼻托支架等部位,注意保证离镜架边缘有一定的空间距离或鼻托支架容易调整,确保一定边缘厚度的镜片能够顺利安装。

(4)镜腿和桩头:需要结实、牢固、耐用,以支撑厚重的眼镜并满足眼镜易下滑需经常扶正的需求。

从镜片角度,考虑高折射率镜片,减少镜片边缘厚度。

从加工技巧角度,考虑采用钻石切边等工艺,改善镜架美观程度。

【问题 13】可否推荐水晶镜片? 据说水晶镜片可以养目,这种说法对吗?

水晶能透过紫外线、红外线,有双折射作用,并不是理想的眼镜材料,从光学、视觉健康角度来说,不宜推荐。同时水晶镜片硬度高、很难研磨,且由于其不具有一定的弯度,与镜架不相匹配,即使安装也并不与人脸型弧度相匹配。所以从加工、美观角度也不适合制作眼镜。

【问题 14】树脂镜片常见有哪些折射率? 该如何选择?

常见折射率有 1.499,1.56,1.61,1.67,1.701,1.74。5.00D 以内建议 1.56/1.61,5.00D~8.00D 建议 1.61~1.67,8.00D 以上建议 1.67~1.74。

【问题 15】变色镜片的原理如何？如何鉴别？

玻璃变色片是在玻璃材料中加入卤化银,强光刺激下分解为银原子与卤素,使镜片的颜色变深,光照变弱后,又结合成卤化银,颜色变浅。其过程是可逆的。树脂变色镜片是利用镀膜或表面渗透方法。其中表面渗透法较为理想,可应用于任何一种屈光力镜片,同样表现为均匀的变色效果,不会出现玻璃光致变色镜片的变色不均匀现象。实际工作中,可以利用硬币放上遮盖,并进行阳光或紫外光照射,以鉴别变色与否,并确定变色效果。

【问题 16】变色镜片能否永久使用？

不能。由于玻璃变色镜片老化后镜片底色往往加深,而树脂光致变色材料老化后,变色深度往往变浅,所以应定期更换变色镜片,一般至少每二年更换一次。

【问题 17】PC 镜片的加工注意事项？

(1) 注意干磨:PC 镜片粗磨阶段应该干磨,而在精磨或抛光阶段可以湿磨,因为产生的热量最小,细磨最后两圈时加水(使镜片边缘光滑)。磨制过程中,应随时清除边缘碎屑,以免伤到镜片。

(2) 注意散热:高光度及小架圈镜片加工时,手抬机头,减小压力,注意在细磨前散热(在直接供水时尤为重要)。有些特别高光度及小架圈在粗磨过程中应停机数次,散热。有时停机后向粗砂轮加注冷水,以利散热。

(3) 注意清洗砂轮:由于 PC 属粘性材料,镜片加工完毕后,用竹筷子在砂轮上磨几圈,清除粘在砂轮上的细渣。在加工前应清洗吸头,保持清洁。

(4) 注意清洗水槽:保证水质清洁(尤其循环水),PC 镜片不会像树脂镜片那样产生大量粉尘,PC 的碎屑较粗可以用过滤网过滤。有条件者可以使用非循环水。

(5) 注意抛光:抛光轮应选用细布轮,应修整布轮保持表面平整。应选用白色抛光膏。抛光时镜片与布轮接触力度不宜过大,应使镜片边缘与布轮表面处于半接触状态。

如用全自动磨边机,一般均带有抛光功能,其抛光效果完全可以满足要求。值得注意的是,在抛光前或抛光过程中,为避免前一工序留下的碎屑在抛光时被压在镜片边缘而影响美观,用带直边的塑料铲或废镜片将碎屑刮掉。

如用半自动磨边机,则需要用独立的自动抛光机,建议利用较软、较细的抛光布料采用慢速度、小压力的干抛光。避免额外增加的热能减少镜片的尺寸和随着时间变化而引起边缘破裂。禁止在 PC 镜片上用化学抛光方法,因为化学制剂可能会溶解 PC,最终会损坏镜片。

(6) 注意装配镜架类型。全框金属架:镜片大小要与镜架大小一致,不宜过紧,架圈弧度与镜片弧度尽量一致。半框架:先不加水开槽 1～2 圈,然后加水后再开 1 圈以上即可。开槽后再清除镜片渣子,拉丝不宜使用过紧。无框架:注意孔位一致、吻合,不宜过紧。清除孔边上的毛渣。孔与镜架边缘距离合适,切忌强行安装,避免日后应力过大造成孔裂崩边。板材架:镜片不宜过大,不要强行安装,以免应力过大,造成膜层损坏。

(7) 注意应力:安装完成后,利用应力仪检查装配应力是否合适,装配应力不宜过大,特别是打孔处。磨边后,注意倒角,不仅满足正常镜片边缘加工要求,同时消除内应力。

（8）注意膜层龟裂：尽可能用全自动磨边机，因为这些磨边系统都带有专为PC镜片及AR超防水多层反射膜镜片设计的磨边程序，且大部分均配备适合CR－39和PC镜片使用的钻石砂轮。建议该类镜片镀膜后，上吸盘磨边前使用表面保护胶纸。一方面预防可能的刮花，另一方面防止镜片在磨边时滑动，减少在磨边时吸盘给减反膜镜片带来过多的压力。如果吸盘的压力过高，镜片会在磨边时弯曲，从而引起镜片的膜层龟裂。注意贴保护胶纸之前，确定镜片的表面干净。

【问题18】PC镜片，开槽有何注意事项？

建议用独立的自动开槽机进行PC镜片开槽。使用方便、槽位设置灵活、只需要配一片高质量的开槽砂轮。用于PC镜片开槽的砂轮要比一般的砂轮粗糙，也可考虑用带缺口的开槽砂轮。虽然某些品牌自动磨边机设有开槽、磨安全角功能，但不建议用来做相应的PC镜片加工。即使使用，也应注意槽的清理。例如某些全自动磨边机在PC镜片上开槽时，会重复两次以便槽开得更干净。此时需注意，第一次开槽后进行抛光再做第二次开槽。为避免第一次开槽留下的碎屑在抛光时被压在镜片边缘而影响美观，建议在第一次开槽时，用带直边的塑料铲或废镜片将易清除的碎屑刮掉。若开槽后，沟槽中仍然残留有碎屑，可使用金属针伸入沟槽内清除，也可利用一种专门用来清理PC镜片开槽的小工具刀（开槽修边器），由活动螺丝刀把装上特殊形状的刀片组成，进行清理。

同磨边一样，PC镜片开槽也不能有水。在开槽之前按照加工无框架的方法加工，在开槽时先不加水开一圈，再加水开一圈，这样减少开槽时镜片留下的白色残留物。

【问题19】PC镜片，打孔有何注意事项？

热量与应力是镜片钻孔工艺的困扰因素。尽管PC镜片相对于普通片而言，更加不易产生裂纹甚至断裂，更加适合配装无框眼镜，但在钻孔过程产生过多的热量会使任何镜片材料变形、烧焦、熔化等。

无论是用自动或手动的钻孔机，为避免过热，首先应选择锋利的钻头。钻头过钝会产生过多的热量，破坏镜片（如熔融），使钻孔比钻头大许多。其次，钻孔过程中避免重压钻头以减少热量。最好不要试图一次钻透，而应分几次钻。如果采用的钻头异常锋利，转速可高一些，否则转速应较低，以减少热量的释放。

决定了钻孔位置后，用镜框再次检查孔位是否正确。尽管PC镜片材料较一般树脂片材料强度高，不易断裂、崩边，PC镜片钻孔仍建议用修边器，由活动螺丝刀把装上锥形砂轮组成。将孔和槽边缘修成圆角，防止镜片在配制或使用中出现裂片现象。

总之，只要正确使用工具、操作得当，PC镜片上钻孔会是干净、光滑、无变形、无裂纹、无碎片的。

【问题20】镜架调整的基本原理？

一般要求：镜架镜面角$170°\sim180°$；左右镜圈前倾角一致，约为$8°\sim15°$，对镜架、太阳镜和远用眼镜取偏小值，对近用眼镜、双光镜和渐进多焦点眼镜取偏大值；镜腿外张角相等，约为$80°\sim95°$夹角；调整两侧镜腿的身腿倾斜角一致，使两镜腿从侧面看相互平行，使得前倾角相等，约为$8°\sim15°$；调整双侧镜腿及脚套弯点，并保持双侧镜腿弯点长、垂俯角、垂内角相等;调整鼻托,使左右鼻托对称,高度、角度及上下位置适中;调整铰链螺丝松紧度,交替开合镜腿,既利于保持镜腿顺利开合,又有微小的阻力感,在镜腿张开的情况下,左右轻轻晃动镜架时,镜腿仍可保持原位。

其次,由于对眼镜前部所做的调整会直接影响镜架后部形态,所以在调整时应遵循"由前向后"原则,即一副眼镜架有多个部位需要调整时,应遵循由鼻梁、镜圈、鼻托、桩头、镜腿、脚套的顺序进行调整。

最后,调整完成的镜架,需要达到如下要求。

(1)配装眼镜左、右两镜面应保持相对平整。

(2)配装眼镜左、右两镜腿外张角 80°~95°,并左右对称。

(3)两镜腿张开平放或倒伏均保持平整,镜架不可扭曲。

【问题 21】眼镜加工中有何个性加工技巧?

(1)钻石切边工艺:可以利用此工艺降低镜片边缘厚度。

(2)眼镜美容加工工艺:包括镜片镶钻、镜片个性贴花、镜片染色、五彩硅胶圈装饰工艺。

(3)金属镜架美容工艺:利用混合型镀层修补涂料,既可以用于修补彩色金属镜架,也可以用做基色涂料,还可以进行稀释、混色,轻松地进行微妙的颜色调整。因此,修补涂料不仅是简单意义上的颜色修补,还是金属镜架的美容"化妆品"。混合型镀层修补涂料具有毛刷细、涂刷量少、涂刷外观效果佳等多种优点,因此可以涂刷镜架全身,改变镜架外观,从而达到修饰美容的效果。

(4)利用各类装饰腿套、脚套、独特装饰眼镜链等进行美容。

【问题 22】无框眼镜抛光、磨安全角加工容易出现的问题?

目前,无框镜通常有两类:一类是外上镜,即镜梁、镜腿金属孔位在镜片前表面;另一类是内上镜,即镜梁、镜腿金属孔位在镜片后表面。在加工无框眼镜时,对于磨制成型的镜片在倒边时要有侧重,此时,无论是外上镜还是内上镜,都应该先用记号笔点好打孔点位,磨安全角时,只要将镜片与镜架、镜腿弯头全接触一侧多磨一些即可,注意此时范围不可超过金属覆盖部位。在对其他部位倒边时,需要将镜片边缘轻轻磨掉一些,以镜片边缘不锋利为原则。要特别注意不能抛光过亮,否则会产生干扰反射光,从而影响镜片美观。

【问题 23】无框眼镜上螺栓时需要注意的问题?

给打好孔的镜片上螺栓时,应当选择长度短于镜片内表面的鼻侧螺栓。此外,对于内上镜,不宜在镜片外表面加垫片。针对树脂片具有一定弹性的特点,将螺栓螺帽安装好之后,可先将镜腿合拢,仔细观察合拢后的平衡情况,此时先不要急于上紧,待经过相应调整,直到完全平衡后,再紧固螺帽。建议无论是否需要,都在螺丝上涂一些螺丝紧固剂,避免以后出现螺丝松动现象。

【问题 24】如何鉴别偏光镜片?

方法一:利用偏光镜片测试卡透过偏光镜片可以观看特定的隐藏图像,普通镜片无法观看,或者通过镜片观看手机、日光灯管等,检查手机屏幕或日光灯管是否有颜色深浅变化。

方法二:利用两片偏光镜片,将一副已知的偏光镜和另一副未知的太阳镜镜片水平重叠,然后旋转偏光太阳镜镜片,发现两片镜片遮光效果由浅变深,就说明第二副也是偏光镜。

【问题 25】为什么偏光镜片容易从镜框里面掉出来。

一方面,由于非定制光度偏光镜的镜片较薄,厂家生产时,若镜片制作过大,镜框挤压镜片,会使镜片拱起,产生额外光度,影响偏光效果,影响视力,故镜片往往制作偏小易掉出来。另一方面,定制光度偏光镜片,加工师加工时考虑应力的因素,加工尺寸较小,也容易较松。验配师应经常检查陈列的偏光镜,发现镜片偏小应提前退回厂家或加工车间,避免滞销。在销售中鼓励顾客选择较厚的偏光镜片。

【问题 26】加工染色镜片的注意事项?

若镜架弧度很大,注意不能定配非球面镜片。很多定做染色片可以根据镜框的弧度定做最适合的弯度,染色镜片可以选择表面镀膜处理,以减少近视镜片的涡纹现象。染色镜片若选择渐进染色类型,加工时需要根据轴向考虑水平线方向。

【问题 27】是否所有的太阳镜架可用于加工装配普通镜片?

不是,需要考虑以下因素:

(1)屈光度数:例如高度数镜片不能定配。

(2)镜架、镜片弧度:部分镜架弧度很弯,不适合普通球面镜片,若是非球面镜片,对镜架弧度的匹配程度要求则更高。

(3)镜框尺寸:需要考虑是否镜片直径能够满足移心,必要时定做大直径镜片满足移心。

(4)款式:例如有些太阳镜架由于加工工艺因素,镜架镜片一体,不能卸下镜片,或卸下镜片后影响镜架外观,均不能用于装配。

附录 眼镜验光与加工操作模拟试题

初级眼镜验光员操作模拟试题

眼镜验光员初级操作技能考核准备通知单

试题 1. 远视力检查

考生准备：水笔

考场准备：标准对数视力表、记录纸、指示棒、遮盖板、模特

试题 2. 检影镜检影验光

考生准备：水笔

考场准备：试题试件、带状光检影镜、镜片箱、试镜架、瞳距尺、暗室、检影模型眼或患者

试题 3. 开具验光标准处方

考生准备：水笔

考场准备：验光处方单

试题 4. 电脑验光仪的使用

考生准备：水笔

考场准备：电脑验光仪、模特

试题 5. 隐形眼镜正反面的识别

考生准备：无

考场准备：试题试件、流动水、洗手液(皂)、隐形眼镜及护理包、干手巾(面巾纸)

说明：以上设备仪器、相关工具数量根据鉴定人数、场次配备,满足批次鉴定需要。并应在鉴定前由专人检测检修合格,视情况配备备用设备及配件。

初级眼镜验光员操作模拟试题

考卷编号：_____

注意事项

一、本试题依据国家颁布的《眼镜验光员国家职业标准》命制；

二、请考生仔细阅读试题的具体考核要求，并按要求完成操作或进行笔答或口答；

三、操作技能考核时要遵守考场纪律，服从考场管理人员指挥，以保证考核安全顺利进行。

试题 1. 远视力检查

考核要求：

（1）本题分值：10 分

（2）考核时间：5 min

（3）具体考核要求：熟练掌握远视力检查及记录方法

（4）否定项说明：① 检查距离严重偏差（超过 1 米）的

　　　　　　　　② 检查时间超过 5 min

　　　　　　　　③ 记录错误

眼别	视力（裸眼）	视力（矫正）
OD		
OS		
OU		

试题 2. 检影镜检影验光

考核要求：

（1）本题分值：40 分

（2）考核时间：5 min

（3）具体考核要求：掌握单纯球性屈光不正的检影

（4）否定项说明：① 误差超过 0.75D

　　　　　　　　② 时间超过 5 min

镜片编号	检影结果	正确答案

试题 3. 开具标准处方

考核要求：

(1) 本题分值：20 分

(2) 考核时间：2 min

(3) 具体考核要求：熟练掌握处方的内容及处方格式

(4) 否定项说明：① 记录结果与验光结果不相符

　　　　　　　② 时间超过 2 min

眼别		球镜度	柱镜度	轴位	棱镜度	基底	矫正视力
远用	R						
	L						
近用	R						
	L						
PD		mm	NPD		mm	Add	D

试题 4. 电脑验光仪的使用

考核要求：

(1) 本题分值：10 分

(2) 考核时间：3 min

(3) 具体考核要求：熟练掌握电脑验光的操作及结果分析

(4) 否定项说明：① 时间超过 3 min

　　　　　　　② 显示屏上出现的 ERROR、AAA、OOO 等故障无作出合理解释

眼别	屈光度	PD
OD		
OS		

试题 5. 隐形眼镜正反面的识别

考核要求：

(1) 本题分值：20 分

(2) 考核时间：5 min

(3) 具体考核要求：熟练掌握隐形眼镜正反面的标准，区分正反面

(4) 否定项说明：① 未洗手

　　　　　　　② 区分错误

　　　　　　　③ 超过 5 min

镜片编号	镜片结果（正面、反面）	区分方法

中级眼镜验光员操作模拟试题

眼镜验光员中级操作技能考核准备通知单

试题 1. 使用器械进行主觉验光检查

考生准备:水笔
考场准备:远用标准对数视力表、记录纸、标准镜片箱(套)、试镜架、模特

试题 2. 带状光检影镜检影验光

考生准备:水笔
考场准备:试题试件、带状光检影镜、镜片箱、试镜架、瞳距尺、暗室、检影模型眼或患者

试题 3. 开具标准处方

考生准备:水笔
考场准备:验光处方单

试题 4. 电脑验光仪的使用

考生准备:水笔
考场准备:电脑验光仪、模特

试题 5. 各种镜片的识别

考生准备:水笔
考场准备:试题试件、各种镜片

说明:以上设备仪器、相关工具数量根据鉴定人数、场次配备,满足批次鉴定需要。并应在鉴定前由专人检测检修合格,视情况配备备用设备及配件。

中级眼镜验光员操作模拟试题

考件编号：_____

注意事项

一、本试题依据国家颁布的《眼镜验光员国家职业标准》命制；

二、请考生仔细阅读试题的具体考核要求，并按要求完成操作或进行笔答或口答；

三、操作技能考核时要遵守考场纪律，服从考场管理人员指挥，以保证考核安全顺利进行。

试题 1. 使用器械进行主觉验光检查

考核要求：

（1）本题分值：20 分

（2）考核时间：30 min

（3）具体考核要求：熟练掌握验光器械进行主觉验光检查

（4）否定项说明：① 超时

　　　　　　　　② 不当操作致使仪器损坏

序号	考核内容	记录结果	备注
1	验光前位置的调整		
2	测量裸眼视力		
3	初始数据的输入		
4	雾视		
5	散光表		
6	第一次双色实验		
7	交叉圆柱镜（JCC）精调散光		
8	第二次双色实验		
9	双眼平衡		
10	整理验光器械		

试题 2. 检影镜检影验光

考核要求：

（1）本题分值：40 分

（2）考核时间：5 min

（3）具体考核要求：掌握单纯近视散光或单纯远视散光的检影

（4）否定项说明：① 超时

② 球镜、柱镜误差大于0.75D,轴向偏差大于30

镜片编号	检影结果	正确答案

试题 3. 开具标准处方

考核要求：

（1）本题分值：20 分

（2）考核时间：2 min

（3）具体考核要求：熟练掌握处方的内容及处方格式

（4）否定项说明：① 记录结果与验光结果不相符

② 时间超过 2 min

眼别		球镜度	柱镜度	轴位	棱镜度	基底	矫正视力
远用	R						
	L						
近用	R						
	L						
PD	mm		NPD		mm	Add	D

试题 4. 电脑验光仪的使用

考核要求：

（1）本题分值：10 分

（2）考核时间：3 min

（3）具体考核要求：熟练掌握电脑验光的操作及结果分析

（4）否定项说明：① 时间超过 3 min

② 显示屏上出现的 ERROR、AAA、OOO 等故障无作出合理解释

眼别	屈光度
OD	
OS	

试题 5. 各种镜片的识别

考核要求：

（1）本题分值：10 分

（2）考核时间：5 min

（3）具体考核要求：熟练掌握各种镜片的特征

（4）否定项说明：① 超时过 3 min

　　　　　　　　② 识别错误

镜片编号	镜片检测方法	镜片检测结果	备　注		
			玻璃（　　） 树脂（　　）		
			加硬加膜（　　） 偏光（　　） 散光（　　）		

高级眼镜验光员操作模拟试题

眼镜验光员高级操作技能考核准备通知单

试题 1. 使用裂隙灯进行眼前节检查

考生准备：水笔
考场准备：暗室、裂隙灯、模特

试题 2. 使用综合验光仪进行主觉验光检查

考生准备：水笔
考场准备：综合验光仪、模特

试题 3. 检影镜检影验光

考生准备：水笔
考场准备：试题试件、带状光检影镜、镜片箱、试镜架、瞳距尺、暗室、检影模型眼或患者

试题 4. 开具标准处方

考生准备：水笔
考场准备：验光处方单

试题 5. 色觉图谱本的应用

考生准备：水笔
考场准备：色觉图谱本

说明：以上设备仪器、相关工具数量根据鉴定人数、场次配备，满足批次鉴定需要。并应在鉴定前由专人检测检修合格，视情况配备备用设备及配件。

高级眼镜验光员操作模拟试题

考件编号：_____

注意事项

一、本试题依据国家颁布的《眼镜验光员国家职业标准》命制；

二、请考生仔细阅读试题的具体考核要求，并按要求完成操作或进行笔答或口答；

三、操作技能考核时要遵守考场纪律，服从考场管理人员指挥，以保证考核安全顺利进行。

试题 1. 使用裂隙灯进行眼前节检查

考核要求：

(1) 本题分值：10 分

(2) 考核时间：3 min

(3) 具体考核要求：熟练掌握裂隙灯进行眼前节检查

(4) 否定项说明：① 超时

② 对裂隙灯的使用根本不明确

	右　眼	左　眼
眼　睑	皮肤（　　） 倒睫（　　　）	皮肤（　　） 倒睫（　　　）
结　膜	充血（　　） 结石（　　　） 乳头（　　） 滤泡（　　　） 分泌物（　　　）	充血（　　） 结石（　　　） 乳头（　　） 滤泡（　　　） 分泌物（　　　）
示意图		
角　膜	透明（　　） 新生血管（　　　）	透明（　　） 新生血管（　　　）
前　房	透明（　　） 房水闪辉（　　　）	透明（　　） 房水闪辉（　　　）
瞳　孔	对光反射（　　　） 形状大小（　　　）	对光反射（　　　） 形状大小（　　　）
晶状体	透明（　　　）	透明（　　　）

试题 2. 使用综合验光仪进行主觉验光检查

考核要求：

（1）本题分值：30 分

（2）考核时间：30 min

（3）具体考核要求：熟练掌握综合验光仪进行主觉验光检查

（4）否定项说明：① 超时

　　　　　　　　② 操作不当致使仪器损坏

序号	考核内容	记录结果	备注
1	验光前位置的调整		
2	测量裸眼视力		
3	初始数据的输入		
4	雾视		
5	散光表		
6	第一次双色实验		
7	交叉圆柱镜（JCC）精调散光		
8	第二次双色实验		
9	双眼平衡		
10	整理验光器械		

试题 3. 检影镜检影验光

考核要求：

（1）本题分值：30 分

（2）考核时间：5 min

（3）具体考核要求：掌握复性近视散光或复性远视散光的检影

（4）否定项说明：① 超时

　　　　　　　　② 球镜误差大于 0.50D，柱镜误差大于 0.50D

镜片编号	检影结果	正确答案

试题 4. 开具标准处方

考核要求：

（1）本题分值：20 分

（2）考核时间：2 min

（3）具体考核要求：熟练掌握处方的内容及处方格式

（4）否定项说明：① 记录结果与验光结果不相符

② 时间超过 2 min

眼别		球镜度	柱镜度	轴位	棱镜度	基底	矫正视力
远用	R						
	L						
近用	R						
	L						
PD		mm	NPD		mm	Add	D

试题 5. 色觉图谱本的应用

考核要求：

（1）本题分值：10 分

（2）考核时间：5 min

（3）具体考核要求：熟练掌握色觉图谱本的应用

（4）否定项说明：超时

被测者姓名	测试项目	测试结果

初级眼镜定配工操作模拟试题

眼镜定配工初级操作技能考核准备

试题 1. 顶焦度值为－1.00—5.00DS 镜片、全框金属镜架的装配

考生准备：水笔

考场准备：试题试件及备件、半自动磨边机、顶焦度计、手动磨边机、定中心仪、模板机（试题规定手工制模除外）、钻孔机（装配无框架需备）、抛光机（装配半框及无框眼镜需备）、烘灯或加热器（塑胶架需备）、工装及整形工具（套装）、相关量具、清洗清洁工具、渐进镜片测量卡（装配渐变焦眼镜需备）。

试题 2. 更换眼镜拉丝

考生准备：水笔

考场准备：试题试件、拉丝、顶焦度计或电脑焦度计（试题规定不得使用除外）、相关量具。

试题 3. 对一副金属全框眼镜进行整形

考生准备：水笔

考场准备：试题试件、工装及整形工具（套装）、烘灯或加热器（塑胶架需备）、相关量具、清洗清洁工具。

说明：以上设备仪器、相关工具数量根据鉴定人数、场次配备，满足批次鉴定需要。并应在鉴定前由专人检测检修合格，视情况配备备用设备及配件。

初级眼镜定配工操作模拟试题

考件编号：＿＿＿＿＿＿

注意事项

一、本试题依据国家颁布的《眼镜验光员国家职业标准》命制；

二、请考生仔细阅读试题的具体考核要求，并按要求完成操作或进行笔答或口答；

三、操作技能考核时要遵守考场纪律，服从考场管理人员指挥，以保证考核安全顺利进行。

试题 1. 顶焦度值为－1.00—5.00DS 镜片、全框金属镜架的装配

（1）本题分值：60 分

（2）考核时间：40 min

（3）具体考核要求：加工完成后的眼镜应符合国家标准

（4）否定项说明：存在下述中的一项则整体成绩计 0 分

　　① 镜架、镜片的选择错误

　　② 配装眼镜质量不符合国家标准

　　③ 镜架或镜片破损

　　④ 操作时间超过 50 min

装配要求：

（监考老师填写）

瞳距		
备注		

（考生填写）

光度	右眼	
	左眼	

镜架几何中心距	镜圈垂直高度	瞳距（PD）	瞳高	水平移心量	垂直移心量

试题 2. 更换一副成品眼镜拉丝

(1) 本题分值：30 分

(2) 考核时间：10 min

(3) 具体考核要求：能按国家标准更换一副成品眼镜拉丝

(4) 否定项说明：存在下述中的一项则整体成绩计 0 分

　　① 检测操作不当造成镜架或镜片损伤

　　② 操作时间超过 15 min，更换拉丝不成功。

试题 3. 对一副金属全框眼镜进行整形

(1) 本题分值：10 分

(2) 考核时间：10 min

(3) 具体考核要求：能按国家标准对一副成镜进行整形

(4) 否定项说明：存在下述中的一项则整体成绩计 0 分

　　① 操作不当造成镜架或镜片损坏

　　② 操作时间超过 15 min

中级眼镜定配工操作模拟试题

眼镜定配工中级操作技能考核准备

试题 1. 顶焦度值为＋1.25—＋6.00DS，≤＋2.00DC 镜片、半框镜架的双光装配

考生准备：水笔

考场准备：试题试件及备件、半自动磨边机、顶焦度计、手动磨边机、定中心仪、模板机（试题规定手工制模除外）、钻孔机（装配无框架需备）、抛光机（装配半框及无框眼镜需备）、烘灯或加热器（塑胶架需备）、工装及整形工具（套装）、相关量具、清洗清洁工具、渐进镜片测量卡（装配渐变焦眼镜需备）。

试题 2. 检测一副全框散光眼镜的装配质量

考生准备：水笔

考场准备：试题试件、顶焦度计或电脑焦度计（试题规定不得使用除外）、相关量具。

试题 3. 对一副全框板材眼镜进行整形

考生准备：水笔

考场准备：试题试件、工装及整形工具（套装）、烘灯或加热器（塑胶架需备）、相关量具、清洗清洁工具。

说明：以上设备仪器、相关工具数量根据鉴定人数、场次配备，满足批次鉴定需要。并应在鉴定前由专人检测检修合格，视情况配备备用设备及配件。

中级眼镜定配工操作模拟试题

考件编号：_____

注意事项

一、本试题依据国家颁布的《眼镜验光员国家职业标准》命制；

二、请考生仔细阅读试题的具体考核要求，并按要求完成操作或进行笔答或口答；

三、操作技能考核时要遵守考场纪律，服从考场管理人员指挥，以保证考核安全顺利进行。

试题 1. 顶焦度值为 +1.25—+6.00DS，≤+2.00DC 镜片、半框镜架的双光装配

(1) 本题分值：60 分

(2) 考核时间：40 min

(3) 具体考核要求：加工完成后的眼镜应符合国家标准

(4) 否定项说明：存在下述中的一项则整体成绩计 0 分

　　① 镜架、镜片的选择错误

　　② 配装眼镜质量不符合国家标准

　　③ 镜架或镜片破损

　　④ 操作时间超过 50 min

装配要求：

（监考老师填写）

瞳距		
瞳高		
轴位	R:	L:
备注	Add：+1.00D	

（考生填写）

光度	右眼	
	左眼	

镜架几何中心距	镜圈垂直高度	瞳距(PD)	瞳高	水平移心量	垂直移心量

试题 2. 检测一副全框散光眼镜的装配质量

(1) 本题分值:30 分

(2) 考核时间:10 min

(3) 具体考核要求:能按国家标准检测一副成镜的各项装配偏差

(4) 否定项说明:存在下述中的一项则整体成绩计 0 分

  ① 检测操作不当造成镜架或镜片损伤

  ② 操作时间超过 15 min

试题:(由监考老师现场选择)

☐ PD:58 mm 瞳高:16 mm 左右眼单眼瞳距相等

☐ PD:60 mm 瞳高:17 mm 左右眼单眼瞳距相等

☐ PD:62 mm 瞳高:18 mm 左右眼单眼瞳距相等

考生填写:

瞳距(PD)	光学中心水平距	瞳高	光学中心高度	光度	
				右眼:	左眼:
光学中心水平偏差					
光学中心单侧水平偏差		R:		L:	
光学中心垂直偏差		R:		L:	
光学中心垂直互差					
镜架编号					
外观检查		镜架:			
		镜片:			

试题 3. 对一副全框板材眼镜进行整形

(1) 本题分值:10 分

(2) 考核时间:10 min

(3) 具体考核要求:能按国家标准对一副成镜进行整形

(4) 否定项说明:存在下述中的一项则整体成绩计 0 分

  ① 操作不当造成镜架或镜片损坏

  ② 操作时间超过 15 min

高级眼镜定配工操作模拟试题

眼镜定配工高级操作技能考核准备

试题 1. 根据吊丝长度制作无衬片半框架模板

考生准备：水笔

考场准备：试题试件及备件、工装及整形工具(套装)、相关量具、清洗清洁工具。

试题 2. 0.00～−6.00DS，−0.25～−2.00DC 四孔无框眼镜的加工

考生准备：水笔

考场准备：试题试件及备件、半自动磨边机、顶焦度计、手动磨边机、定中心仪、模板机(试题规定手工制模除外)、钻孔机(装配无框架需备)、抛光机(装配半框及无框眼镜需备)、烘灯或加热器(塑胶架需备)、工装及整形工具(套装)、相关量具、清洗清洁工具、渐进镜片测量卡(装配渐进眼镜需备)。

试题 3. 渐进镜的检测

考生准备：水笔

考场准备：试题试件、顶焦度计或电脑焦度计(试题规定不得使用除外)、渐进镜片测试卡、相关量具。

　　说明：以上设备仪器、相关工具数量根据鉴定人数、场次配备，满足批次鉴定需要。并应在鉴定前由专人检测检修合格，视情况配备备用设备及配件。

高级眼镜定配工操作模拟试题

考件编号：_____

注意事项

一、本试题依据国家颁布的《眼镜验光员国家职业标准》命制；

二、请考生仔细阅读试题的具体考核要求，并按要求完成操作或进行笔答或口答；

三、操作技能考核时要遵守考场纪律，服从考场管理人员指挥，以保证考核安全顺利进行。

试题 1. 根据吊丝长度制作无衬片半框架模板

(1) 本题分值：10 分

(2) 考核时间：10 min

(3) 具体考核要求：根据半框架吊丝上框形和吊丝长度设计并制作无衬片模板

(4) 否定项说明

① 弄断吊丝

② 镜架破损

③ 操作时间超过 15 min

试题 2. $0.00 \sim -6.00DS, -0.25 \sim -2.00DC$ 四孔无框眼镜的加工

(1) 本题分值：60 分

(2) 考核时间：40 min

(3) 具体考核要求：加工装配一副合乎国标要求的无框眼镜

(4) 否定项说明：

① 镜架、镜片选择错误

② 配装质量不符合国家标准

③ 镜架或镜片破损

④ 操作时间超过 50 min

装配要求：

（监考老师填写）

瞳距		
瞳高		
轴位	R:	L:
备注		

（考生填写）

光度	右眼	
	左眼	

镜架几何中心距	镜圈垂直高度	瞳距(PD)	瞳高	水平移心量	垂直移心量

试题 3. 渐进眼镜的检测

（1）本题分值：30 分

（2）考核时间：15 min

（3）具体考核要求：考核考生对渐进镜片的认识、检测。

眼别	OD	OS
商标		
镜片材料		
下加光度（镜片标记）		
远用屈光度		
近用屈光度		
棱镜度		
垂直棱镜度差异量	△	
隐性刻印直线	平行□　不平行□	
瞳距	mm	mm
瞳高	mm	mm
镜片镀膜		
表面损伤		

参考文献

［1］劳动和社会保障部职业技能鉴定中心.眼镜验光员职业资格培训教程(初中级)［M］.北京:海洋出版社,2005.

［2］齐备.眼镜验光员［M］.北京:中国劳动社会保障出版社,2008.

［3］劳动和社会保障部职业技能鉴定中心.眼镜验光员职业资格培训教程(高级)［M］.北京:海洋出版社,2005.

［4］葛坚.眼科学［M］.第二版.北京:人民卫生出版社,2011.

［5］瞿佳.眼镜学［M］.北京:人民卫生出版社,2004.

［6］瞿佳.眼镜技术［M］.北京:高等教育出版社,2005.

［7］唐秀荣.实用眼镜加工学［M］.北京:人民卫生出版社,2002.

［8］陈浩.角膜接触镜验配技术［M］.北京:人民卫生出版社,2005.

［9］谢培英.角膜接触镜并发症及处理［M］.北京:北京大学医学出版社,2008.

［10］吕帆.角膜接触镜学［M］.北京:人民卫生出版社,2005.

［11］谢培英.软性角膜接触镜新技术新进展［M］.北京:北京大学医学出版社,2009.

［12］张景昆.实用验光配镜与软性隐形眼镜［M］.北京:军事医学科学出版社,2008.

［13］李凤鸣.眼科全书［M］.北京:人民卫生出版社,1996.

［14］瞿佳.视光学理论和方法［M］.北京:人民卫生出版社,2004.

［15］刘晓玲.验光技术［M］.北京:高等教育出版社,2005.

［16］吕帆.眼视光器械学［M］.北京:人民卫生出版社,2004.

［17］宋慧琴.眼应用光学基础［M］.北京:高等教育出版社,2005.

［18］粱铨廷.物理光学［M］.北京:电子工业出版社,2008.

［19］徐广第.眼科屈光学［M］.北京:军事医学科学出版社,2005.

［20］王光霁.视光学基础［M］.北京:高等教育出版社,2005.

［21］王燮灿.实用眼镜光学［M］.北京:北京科学技术出版社,2004.

［22］李晓彤,岑兆丰.几何光学·像差·光学设计［M］.杭州:浙江大学出版社,2003.

［23］赵堪兴,杨培增.眼科学［M］.北京:人民卫生出版社,2009.

［24］王育良,李凯.眼视光学［M］.北京:人民军医出版社,2008.

［25］刘祖国.眼科学基础［M］.北京:人民卫生出版社,2011.

［26］谢培英,迟蕙.眼视光医学检查和验配程序［M］.北京:北京大学医学出版社,2006.

［27］徐云媛,宋健.眼镜定配工职业资格培训教程(初、中级)［M］.北京:海洋出版社,2003.

［28］徐云媛,宋健.眼镜定配工职业资格培训教程(高级)［M］.北京:海洋出版社,2003.

［29］王静.棱镜眼镜棱镜度和棱镜基底取向检测方法的探讨［J］.计量与测试技术,2009,36(5).

[30] 白云,张桂香.配装眼镜质量检测应用[J].中国计量,2010,3:84—85.

[31] 李云生,狄家卫.配装眼镜的检验[J].中国眼镜科技杂志,2009,7:122—124.

[32] 王光霁.双眼视觉学[M].北京:人民卫生出版社,2004.

[33] 呼正林.渐进眼镜原理·验光·配镜[M].北京:军事医学科学出版社.2011.

[34] 瞿佳.眼视光学理论和方法实训指导[M].北京:人民卫生出版社,2011.

[35] 郑琦.眼视光技术实训[M].北京:人民卫生出版社,2008.

[36] 孙广仁.中医基础理论[M].北京:中国中医药出版社.2005.

[37] 齐备.综合验光仪的原理和操作方法[M].上海:上海科学技术出版社,2008.

[38] 齐备.隐形眼镜的检测[M].上海:上海科学技术出版社,1996.

[39] 钟兴武,龚向明.实用隐形眼镜学[M].北京:科学出版社,2004.

[40] 刘宜群.中医美容学[M].北京:人民卫生出版社,2009.

[41] 廖品正.中医眼科学[M].上海:上海科学技术出版社,1986.

[42] 1+X职业技能鉴定考核指导手册—眼镜验光员.[M].北京:中国劳动社会保障出版社.2009.

[43] 梅满海.实用眼镜学[M].天津:天津科学技术出版社,2000.

[44] 梅满海.验光配镜问题集[M].天津:天津科学技术出版社,2003.

[45] 章海军.视觉及其应用技术[M].杭州:浙江大学出版社,2004.